2006-2007

药学

学科发展报告

REPORT ON ADVANCES IN PHARMACY

中国科学技术协会　主编
中国药学会　编著

中国科学技术出版社
·北　京·

图书在版编目(CIP)数据

2006－2007药学学科发展报告/中国科学技术协会主编；中国药学会编著. —北京：中国科学技术出版社，2007.3

ISBN 978-7-5046-4527-2

Ⅰ.2… Ⅱ.①中… ②中… Ⅲ.药物学－科学研究－研究报告－中国－2006－2007 Ⅳ.R9

中国版本图书馆CIP数据核字(2007)第024246号

中国科学技术出版社出版
北京市海淀区中关村南大街16号 邮政编码：100081
电话：010－62103210 传真：010－62183872
http://www.kjpbooks.com.cn
科学普及出版社发行部发行
北京中科印刷有限公司印刷
*
开本：787毫米×1092毫米 1/16 印张：13 字数：312千字
2007年3月第1版 2007年3月第1次印刷
印数：1—2000册 定价：35.00元
ISBN 978-7-5046-4527-2/R·1218

2006—2007
药学学科发展报告

REPORT ON ADVANCES IN PHARMACY

首席科学家	张礼和				
专家组成员	（按姓氏笔画排序）				
	马　越	王广基	王凤山	王　平	王思玲
	王晓良	王爱国	王智民	王福清	石京山
	田颂九	史录文	朱　珠	刘全海	刘克良
	刘昌孝	刘镇宇	许景峰	芮耀诚	严惠敏
	杜贵友	杨世民	杨宝峰	杨峻山	杨腊虎
	李大魁	李少丽	李长龄	李　林	李绍平
	李素霞	肖小河	吴春福	吴梧桐	辛华雯
	沈平孃	张天民	张月琴	张礼和	张亮仁
	张致平	张　强	张嗣良	陆　兵	陈凯先
	邵荣光	邵　蓉	林文翰	林瑞超	罗　璨
	金少鸿	周建平	郑荣远	赵志刚	赵树进
	胡晋红	侯世祥	施侣元	恽榴红	姜远英
	贺浪冲	袁锁中	袁勤生	郭　涛	凌沛学
	桑国卫	常　明	屠鹏飞	蒋新国	程卯生
	曾繁典	裘雪友	蔡少青	蔡年生	蔡　溱
学术秘书	王爱国	孙文虹			

序

基于我国经济社会发展和国际社会竞争态势的客观要求，党中央、国务院做出增强自主创新能力、建设创新型国家的战略部署，这是综合分析我国所处历史阶段和世界发展大势做出的重大战略决策。学科创立、成长和发展，是科学技术创新发展的科学基础，是科学知识体系化的象征，是创新型国家建设的重要方面，是国家科技竞争力的标志。在科学技术繁荣、发展的过程中，传统的自然科学学科得以不断深入发展，新兴学科不断产生，学科间的相互渗透、相互融合的趋势不断增强；边缘学科、交叉学科纷纷涌现，新的分支学科不断衍生，科学与技术趋向综合化、整体化。及时总结、报告自然科学的学科最新研究进展，对广大科技工作者跟踪、了解、把握学科的发展动态，深入开展学科研究，推进学科交叉、融合与渗透，推动多学科协调发展，促进原始创新能力的提升，建设创新型国家具有非常重要的意义。为此，中国科协在连续 4 年编制《学科发展蓝皮书》基础上，自 2006 年开始启动学科发展研究及发布活动。

按照统一要求，中国力学学会、中国化学会、中国地理学会等 30 个全国学会申请承担了 2006 年相应 30 个一级学科发展研究任务，并编撰出版 30 本相应学科发展报告。在此基础上，中国科协学会学术部组织有关专家编撰了全面反映这 30 个一级学科的总报告——《学科发展报告综合卷(2006—2007)》。

中国科协是中国科学技术工作者的群众组织，是国家推动科学技术事业发展的重要力量，开展学术交流、活跃学术思想、促进学科发展、推动自主创新是其肩负的重要任务之一。开展学科发展研究及学科发展报告发布活动，是贯彻落实科技兴国战略和可持续发展战略，弘扬科学精神，繁荣学术思想，展示学科发展风貌，拓宽学术交流渠道，更好地履行中国科协职责的一项重要举措。这套由 31 卷、近 800 余万字构成的系列学科发展报告(2006—2007)，对本学科近两年来国内外科学前沿发展情况进行跟踪，回顾总结，并科学评价了近年来学科的新进展、新成果、新见解、新观点、新方法、新技术等，体现了学科发展研究的前沿性；报告根据本学科的发展现状、动态、趋势以及国际比较和战略需求，展望了本学科的发展前景，提出了本学科发展的对策和建议，体现了学科发展研究的前瞻性；报告由本学科领域首席科学家牵头、相关学术领域的专家学者参加研究，集中了本学科专家学者的智慧和学术上的真知灼见，突出了学科发展研究的学术性。这是参与这些研究的全国学会和科学家、科技专家劳动智慧的结晶，也是他们学术风尚和科学责任的体现。

希望中国科协所属全国学会坚持不懈地开展学科发展研究和发布活动，持之以恒地出版学科发展报告，充分体现中国科协“三服务、一加强”(为经济社会发展服务，为提高全民科学素质服务，为科学技术工作者服务，加强自身建设)的工作方针，不断提升中国科协和全国学会的学术建设能力，增强其在推动学科发展、促进自主创新中的作用。

2007年2月

前　言

为贯彻落实科教兴国战略和可持续发展战略，推进各学科交叉、融合与渗透，促进我国药学学科健康、持续发展以及药学科技原始创新能力的提升，受中国科协委托，中国药学会承担2006年药学学科发展研究工作，组织了全国药学领域几十位专家学者组成药学学科发展研究专家组，并分成若干分支学科小组，从2006年6月起开始制订实施方案、召开工作会议、开展调查研究、广泛搜集国内外期刊文献资料和数据，完成初稿后，及时召开了中国科协学科发展讨论会药学分会场会议，对初稿的框架、体例及存在问题等进行了广泛深入的研讨，并提出修改意见，最后进行细致地编辑加工，并由专家审稿定稿，历时半年，编撰成这本《(2006—2007)药学学科发展报告》。

在编制本报告的过程中我们力求集权威性、学术性、前瞻性、规范性、整体性、可读性于一体，客观、简明地阐述药学学科发展及进展状况，内容基本涵盖了2005～2006年内所有药学学科领域的重大学术进展、重要研究成果以及最新热点和前沿等问题，并适当回顾2005年之前的进展和成果。并注意整体的内容、格式、文字、体例上的协调统一，做到严谨、完整。确保使本研究报告成为反映药学学科发展情况的最具权威性的指导性丛书，我们期望本报告能成为药学专业或相关专业技术人员不可多得的参考文献、药品监督管理人员借鉴的参考资料、广大专家学者查找使用方便的工具书。

本报告分为“综合报告”和“专题报告”两大部分。综合报告为了查找方便，按照中国药学会所属专业委员会的分类方法，分为13个小节：生化与生物技术药物、药物化学、药剂学、抗生素、药物流行病学、医院药学、制药工程、药物分析、药事管理、中药与天然药物、老年药学、应用药理、海洋药物，分别进行了概括和总结。专题报告作为综合报告的附件，对综合报告中提到的重大药学学科进展内容进行了专门论述，其体例与综合报告保持一致，内容有充分的依据，所有的数据及观点都有明确的引用来源及参考资料的信息并配有辅助说明的图片、图表及注释等。

本报告内容涵盖药学学科各领域，由于编撰时间有限，疏漏及不当之处难免，欢迎读者批评指正。

本报告在编写过程中，得到了我会所属专业委员会的积极配合和中国科协的指导，并受到中国药品生物制品检定所及各相关部门的大力帮助，张礼和院士、桑国卫院士、刘昌孝院士、陈凯先院士等众多专家为本报告的最终完成做了大量工作，在稿件汇总编辑中孙文虹、徐连敏、奚蕾等同志付出了辛勤的劳动，在此我们一并表示致谢！

中国药学会
2006年12月

目　录

综合报告

专题报告

ABSTRACTS IN ENGLISH

Comprehensive Report

Reports on Special Topics

综合报告

药学学科发展现状与前景

一、引言

本报告主要论述了2006年度药学学科的主要进展和发展现状，以及这些新进展在社会经济发展中的应用和前景。生化与生物技术药物学科的发展和研究开发水平显著提高，使发展享有自主知识产权的新生化与生物技术药物的能力增强，并取得一定成绩。药物化学发展成绩喜人，涌现了许多新的成果，许多具有自主产权的新药研究进展顺利，同时出现了一些新的观点以及化学信息学新学科发展迅速。新型给药系统的研究与生产成为开发重点之一，某些新兴领域（如纳米技术、生物技术药物的给药系统等）的研究发展较快，成为2006年的亮点。抗生素开发的重点是具有新作用机制与全新结构的抗菌药新品种。2006年药品安全性问题越来越多地引起全社会的关注和重视，药品不良反应监测组织体系初步建成，药品不良反应病例报告数量和质量逐年增加和提高，药品不良反应监测信息化建设步伐加快，建立了全国药品不良反应监测信息通报制度，发挥了为药品监管正确决策提供科学依据的作用。临床药学工作更加深入，提倡全程化药学服务；医院药学信息系统建设受到重视，药学服务信息化和智能化加速，电子处方和单剂量分包装机开始在我国使用。中药制药工程2006年在全国形成了广泛的技术协作网络，先后在我国东部、南部、北部和中部建立了国家级中药工程技术中心、中试基地和相关机构等，为中药工业的现代化起到推进作用。当前中药指纹图谱研究是一个热点，药物分析技术在组学（基因组、转录组、蛋白组和代谢物组学）研究中具有重要的地位，快速测定药物国内外近年也发展迅速，包括TLC、NIR、MS及HPLC快速色谱等技术。药用植物的人工种植方面取得突破性进展。常用中草药的化学成分及有效成分研究继续受到关注，苔藓、地衣、真菌（包括内生菌）等低等植物化学成分研究已经引起足够的重视并取得了初步成果。高内涵和高通量活性筛选技术在国内也已经作为活性天然产物发现的重要手段。我国海洋生物活性先导化合物的发现，海洋生物中代谢产物的结构多样性研究，海洋生物基因功能及其技术，海洋生物大分子的研究，海洋药物研发等，在国际上引起高度的关注。应用药理学在药物研发及临床评价中均起着重要作用。另外，在老年药学、药事管理等学科领域也取得了可喜的成绩。

我国在创新药物研发方面与发达国家还有很大差距。我国医药产业结构不合理，多、小、散、乱问题未根本解决，缺乏具有国际竞争力的龙头企业；我国新药创新体系不健全，自主创新能力薄弱，研发投入平均仅占销售收入的1.02%；创新药物临床前、临床评价的规范化尚未得到国际认可，尚不具备参与国际药品研发竞争的能力；我国民族医药产业虽具优势和特色，但其作用远未得以充分发挥。

我国的新药研制关键在于实现从仿制为主向自主创新为主、创仿结合的战略性转轨。应根据我国的国情和企业科研院所的实际情况，创建若干从靶点研究到产品上市完整的新药研发平台。需要从我国新药研究的重大需求和发现重要疾病创新药物的关键科学问题出发，建立基于致病基因调控途径和网络的创新药物研究新模式。未来在生化与生物技术药物方面，要利用基因工程技术开发天然资源贫乏、量少难以获得的生物活性物质；利用蛋白工程研制新药；发展反义寡核苷酸药物；利用人类基因组计划的研究成果研究开发生物技术药物等。分子药剂学等发展迅速，反映出药剂学科的总体趋势，将向着更微观、更多地跨学科，更多地与生物学相结合的方向发展，并将采用更新的研究手段。新制剂研究将从品种创新、追踪创新开始，目标是新技术平台，完整的创新体系，综合的创新能力和系列化的新品种。今后要加强合理用药方面的研究，为政府制订国家药物政策提供依据，加强对中药安全性的研究和监测，加强对药物警戒的研究和 ADR 申报的培训与宣传，提高临床 ADR 报告的质量，加强对现有 ADR 信息和其他药物信息资料的利用、分析和评价工作。应用药理学在解决生物技术药物的药效评价模型、安全评价、体内动力学过程与处置规律、高效药物传递系统等研究中存在的问题以及对纳米颗粒潜在的安全隐患、未知的生物活性等问题将发挥重要作用。另外，要加强我们国家自己开发的、自己创新的制药装备的知识产权保护；加强以代谢流分析为核心所涉及的功能基因、转录谱、蛋白组学、代谢组学、代谢工程与计量化学等研究；利用现代分析化学和生物学技术发展适应中医药特点的中药质量评价体系；开展微量的、具活性的新型骨架化合物的研究、真菌药物成分研究、中药及其复方的药效物质基础研究；开展以老年人医疗保健为重点的社区卫生服务；从海洋天然产物中寻找新药；在药品科学监管、药品价格体系、药品流通体制改革等方面加强研究。

生化与生物技术药物

一、国内生化与生物技术药物的研究开发现状

我国生化药物的研究和开发起步于20世纪的70年代，到了90年代已有许多产品步入产业化。1996年，我国生物技术药物的产值为18亿元，实现利润5亿元；到1997年上市的基因工程药物有12种，年产值达30亿元；2000年产值达69亿元，2003年产值达99亿元，2005年的年产值已达400亿元。有关专家预测，未来若干年内，生化与技术药物的年增长率不会低于12％。

目前，国内市场的生物技术药物主要是基因工程乙肝疫苗、IFN-α、IL-2、GM-CSF、EPO、重组胰岛素、重组链激酶、重组表皮生长因子、促肝细胞生成素等基因工程药物近40个品种(包括药物新剂型)；t-PA、IL-3、重组尿激酶(UK)、rh-SOD等10几种多肽药物在进行Ⅰ～Ⅲ期临床试验，重组凝乳酶等40多种基因工程新药正在进行研究开发，传统的生化药物在质量控制和新剂型改进等方面取得成就，如透明质酸钠、肝素钠、低分子肝素钠等。

2005年，我国批准了4个具有自主知识产权的生物技术药物：重组人脑利钠素、碘^{131}Ⅰ美妥昔单抗注射液、重组人血管内皮抑制剂和重组人五型腺病毒注射液，表明我国的生物药物研究已开始从仿制转入创新的阶段。

截至2006年11月10日，2006年申报的101种生物制品中，有92种生物制品属于国产申报，只有9种是进口申报。92种国产申报产品中有68种为注射剂，有37种是有关干扰素的。24种非注射剂型中，重组人干扰素α_{1b}、α_{2b}及α_{2a}的剂型有19种，包括：喷雾剂，滴鼻剂，口腔粘贴片，阴道泡腾片，栓剂，口含片等。注射剂中有重组干扰素的聚乙二醇化及其他变异体，注射用重组人干扰素α_{2a}与肿瘤血管特异性结合多肽NGR融合蛋白，充分体现了剂型改造及结构改造在生物药物中的重要性。

其他的非注射剂型中，还有重组水蛭素肠溶缓释胶囊、外用重组人粒细胞—巨噬细胞刺激因子凝胶剂、外用重组人酸性成纤维细胞生长因子、重组人粒细胞—巨噬细胞集落刺激因子喷雾剂、口服重组B亚单位/菌体O－139霍乱疫苗肠溶胶囊、重组结核分枝杆菌蛋白38 kDa皮试变态反应原。

申报的新的品种有：重组人组织型纤溶酶原激酶衍生物、注射用重组人甲状旁腺激素、注射用重组促胰岛素分泌素、注射用重组尿酸氧化酶、重组人肝细胞生长因子裸质粒注射液、重组腺病毒BB-102抗癌剂。

12种抗体药物：包括重组人CD_{22}单克隆抗体注射液、重组抗CD_3人源化单克隆抗体注射液、注射用重组抗TNF-alpha人鼠嵌合单克隆抗体、注射用重组人Ⅱ型肿瘤坏死因子受体—抗体融合蛋白、重组人血管内皮生长因子受体—抗体融合蛋白注射液(玻璃体注射)、重组抗EGFR人鼠嵌合单克隆抗体注射液、注射用重组人CTLA4－抗体融合蛋白、

重组抗 CD_{52} 人源化单克隆抗体注射液等。体现了抗体人源化的趋势。

进口申报的品种只有 9 种，包括重组人凝血因子Ⅷ、重组人红细胞生成素-β注射液、b 型流感嗜血杆菌偶联疫苗、乙肝重组疫苗、人乳头瘤病毒(6 型，11 型，16 型，18 型)四价重组疫苗、注射用重组人促甲状腺素 α(CHO)、重组人生长激素注射液。基本上为重组动物细胞表达产品。疫苗方面体现了多价的特点。

二、国内外研究进展比较

从以下两方面分析，我国在生化药物，尤其生物技术药物产品在研发中存在偏离主流的倾向，已在 2006 年的研发中得到一些改善。

(一)哺乳类动物细胞表达研究

欧美哺乳类动物细胞表达产品的种类占 60%～70%，市场份额占 65%～70%，而我国已批准上市的生物技术药物中，大肠杆菌表达产品占大多数，只有 EPO、CHO 表达的乙肝疫苗、P53 重组腺病毒注射液等为哺乳类细胞生产的产品。相比与 2006 年进口申报的生物药物基本上为重组动物细胞表达产品，我国申报的生物药物仍需进一步努力。

(二)治疗性抗体为代表的拮抗剂研究

以治疗性抗体为代表的拮抗剂在临床治疗中表现出副作用小、疗效好等特点，由于可中和某些细胞因子，从而成为欧美新药研发的热点。例如：美国 FDA 至今未批准肿瘤坏死因子(TNF)上市，但是批准了三种中和 TNF 的抗体和融合蛋白，分别是嵌合抗体 Remicade、受体-Fe 融合蛋白(Enbrel)和人源抗体 Humira。故欧美出现拮抗作用为主的新生物技术药物，在我国虽然仍是以细胞因子等激动剂为主，但 2006 年申报的生物药物品种中也已呈现出融合抗体及抗体人源化的趋势。

三、我国目前及未来生化与生物技术药物的研究方向

(一)生物技术药物

根据国际未来 10 年的发展趋势，生化与生物技术药物的开发主要集中在以下 5 个类别的产品上：单克隆抗体、反义药物、基因治疗药物、可溶性蛋白质类药物和疫苗。根据国情，以下几方面可作为重视和加强的领域。

1. 利用基因工程技术开发天然资源贫乏、量少难以获得的生物活性物质

世界各国研究成功的生物技术药物近 100 个品种，并有近千种药物在进行Ⅰ～Ⅲ期临床试验和 FDA 评价。如重组细胞因子和激素类药物：rhGH、rhFSH、rhHCG、rh-SOD 以及 IGF-1、TGF、FGF、NGF 等。

2. 利用蛋白工程研制新药

在研发蛋白质工程药物方面，已成功完成许多工作，如为降低 IL-2 的副作用，将

125位的Cys残基用Ser取代，成为一种新型的IL-2，其生物活性和稳定性提高。利用蛋白质工程技术对现有蛋白质一类药物进行改造，使其具有较好性能，是获得具有自主知识产权生物技术药物最有效途径之一。

3. 发展反义寡核苷酸药物

目前，国外至少有18种反义寡核苷酸药物进入临床试验，包括针对感染性疾病、癌症及炎症的反义寡核苷酸，其中Isis2922是FDA批准的第一个反义核酸药物。

4. 利用人类基因组计划的研究成果研究与开发生物技术药物

利用人类基因组成果研发新药主要包括两方面内容，一是直接利用功能基因表达生产蛋白质类药物；二是以致病基因为靶点研发各种类别的药物（如化学药物、基因药物等）。

（二）传统的生化药物

1. 生化药物的剂型研究

目前，我国生化药物的在剂型方面比较单一，多数药物只有一或两种剂型，限制了其临床应用。其传递系统的改造和创新，大有潜力可为，可以从三个方面考虑。①利用剂型的改变，可增加药物的新用途，扩大其适应证。如玻璃酸钠的注射液、滴眼液、散剂等分别在眼科、关节病及手术外科等有不同的适应证。②通过剂型的改变，方便用药。许多生化药物即时疗效不明显，常常需要长期用药，这使患者对某些剂型（如注射剂）难以接受，影响药物的使用，尤其是用做预防的药物，必须方便用药。例如，利用胸腺激素类药物来提高免疫力，利用低分子肝素来预防血栓，利用玻璃酸钠和硫酸软骨素来防治关节疾病等，都以经口服用药为宜。这方面的工作虽有一定的难度，但已取得良好进展。③现代制剂技术在生化药物的应用，生化药物制剂的研究起点要高，要直接采用新技术、新材料，创制先进的药物传递系统。

2. 生化药物的制备方法和生产工艺

在生化药物的制备工艺方面，过去广泛使用了溶剂提取法、沉淀法、酶解法、吸附法和离子交换法等传统技术，从总体上看，是不够先进的，仍有改进的潜力，在具体操作步骤以及材料和设备方面应不断改革，使其具有先进性。

结合制备工艺的改进，可以修改、提高产品的标准，使产品具有较高的质量，经报批后实施，是生化药物发展的一个重要趋势。

3. 生化药物的生物活性与药理作用及临床应用研究

生化药物作为生物体中的基本化学成分，具有的天然结构，存在着生物活性与药理作用的合理性，但有些生物活性在治疗上远远没有达到预期效果，还需做大量的研发工作。在国内，过去生化药物的新药研发工作，由于种种原因，在申报时往往先选择一项临床最容易试验的内容。今后的研究中，对传统的生化药物，选择有特色的新适应证加以开发，定有成效。另外，根据生化药物本身可能存在的某种优势，通过临床试验来充分发掘，是开拓市场、产生经济效益的重要途径。

四、发展享有自主知识产权的新生化与生物技术药物

(一) 新生化药物资源的研究

从人们传统观念，生化药物的来源仅局限于脏器、组织和代谢物，但实际远远不止这些，凡是有生命的物质都是我们寻找开发的对象，新生化药物资源可以从以下几方面发掘。

1. 动物资源的发掘和综合利用

新生化药物资源的研究是开发我国具有自主知识产权的新生化药物的有效途径。如近年来利用山羊脾脏、鲨鱼肝、扇贝和羊胚胎等作为制备生化药物的原料的研究，都是值得肯定的。

2. 海洋生物资源的开发

海洋是巨大的生物资源宝库，蕴藏着大量的抗菌、抗肿瘤、抗病毒、调节血脂、降血压等生化活性物质，从海洋中开发生化药物是未来研究开发的重点。

3. 多糖与寡糖类药物

包括对已发现的具有活性的多糖进行改造和化学修饰，对大分子活性多糖进行降解，开发低分子和寡糖药物。

(二) 新基因的克隆与表达

天然型的许多细胞因子、酶及酶抑制剂、蛋白质激素几乎全部为国外知识产权所囊括，在批准的生物技术药物中，只有 IFN-α1b 一种是我国自行研制的，可见问题的严重性。目前我国正在积极研发的中国人肥胖基因、新型葡激酶基因、各种蛇毒有效成分基因、东亚蝎神经毒素基因以及鲨鱼血管抑制因子基因等克隆与表达都为新药研究带来希望。

2005 年，我国批准了 4 个具有自主知识产权的生物技术药物：重组人脑利钠素、碘 131 美妥昔单抗注射液、重组人血管内皮抑制剂和重组人五型腺病毒注射液，表明我国的生物药物研究已开始从仿制转入创新的起始阶段。2006 年申报的新品种有：重组人组织型纤溶酶原激酶衍生物，注射用重组人甲状旁腺激素，注射用重组促胰岛素分泌素，注射用重组尿酸氧化酶，重组人肝细胞生长因子裸质粒注射液。

(三)天然药物的分子修饰

在天然基因工程药物品种研究相当普遍的情况下，采用分子修饰这一创造性工作是极其有意义的，因为它可避免知识产权的侵犯，另一方面又为新药研究开辟一条新途径。基因工程药物的缺失体、突变体、嵌合体乃至蛋白质工程的融合蛋白等大有用武之地。例如 2006 年申报的生物药物中，有重组集成干扰素的聚乙二醇化及其他变异体、聚乙二醇化重组集成干扰素变异体注射液、注射用重组集成干扰素变异体。

(四)以天然生化药物为新药的先导化合物

从广义分析,天然存在的生化药物可以认为是新药的先导化合物。如果根据其对物质结构与功能关系的了解,借助于计算机分析技术,将生物化学、分子生物学、药物化学、药理等知识综合起来,进行新型药物的计算机辅助分子设计,就能制成数以万计的新化合物,进行定向筛选,将会大大提高新生化药物研制的成功率,通常采用的策略是:

1. 以化学研究为主的生物活性成分研究

可获得多种活性化合物,并对其进行结构鉴定和分析,并以此为基础,定向研究其药理作用,最终发现新的活性成分。

2. 以药理活性为导向的生物有效成分的研究

以药理活性为导向的天然产物有效成分研究,实际上是活性评价与生物分离相结合的策略。通过药理活性的评价,就可确定需要分离的部位和组成,较快地获得有效成分。

为了提高新技术条件下的工作效率,还应建立生物活性评价的高通量筛选模型,采用高通量药物筛选方法,对快速分离得到的各种样品进行活性评价,获得各种样品的活性信息,并在此基础上建立样品制备及样品信息库。

高通量药物筛选技术是一种新技术,将其应用到生化药物的新药筛选上尚没有一种成熟的方法,只有经过实际的不断摸索,才能充分发挥新技术优势,我们期望借助于此方法能获得更多有自主知识产权的新的生化药物。

参考文献

[1] 张天民.生化药物研制的思路与方法.中国天然药物,2006,4(4):242-245.

[2] 袁勤生.生化药物的研究现状及发展思路.中国天然药物,2006,4(4):246-249.

[3] 李谦,吴梧桐.生物药物的研究与发展策略.中国天然药物,2006,4(4):250-256.

[4] 陈竺,邢雪荣.2005年国内外生命科学与生物技术进展.中国科学院院刊,2006,21(3):224-233.

[5] NEWS IN BRIEF. Gene therapy trial resumes. Nat Rev Drug Discov,2004,3:543.

撰稿人:袁勤生　张天民　吴梧桐　王凤山　李素霞

药物化学

一、药物化学学科国内发展现状

科学技术的发展尤其是生命科学领域和有机合成领域技术的日新月异，促使新药研究进入一个崭新的时代。2006年我国的药物化学发展成绩喜人，在国家大力扶持和科研人员的不断努力下，建立了新的方法和技术，分离和合成了数以万计的化合物，涌现了许多新的成果。许多具有自主知识产权的新药研究进展顺利，同时出现了一些新的观点以及化学信息学新学科的发展。“十五”期间，针对威胁我国人民健康的重大疾病，成功研制开发了一批创新药物，如治疗心脑血管疾病的丁苯酞、丹参多酚酸盐、心肌肽素、新型重组人血管内皮抑制素和治疗艾滋病的唐草片等一批具有自主知识产权的重大创新药物。其中化学药23个新药，目前有109个品种已进入临床试验阶段，同时还有206个创新性强、前景较好的品种处于临床前研究阶段。其他新药的研究也在加速进行，如非甾体抗炎药、海洋药物、抗病毒药、计算机辅助药物设计等方面都有较好的进展。

药物化学学科以发现和发明新药为己任，而新药上市具有重要的社会影响，为患者治愈疾病带来希望，也给经济的发展带来活力。近十多年来，我国的药物化学和药物研究，推动了国内医药产业实现由仿制为主向创新为主的战略性转移，初步创造了较好的社会经济效益。一批自主创新的重大新药已经上市，企业的市场竞争力显著增强。我国研制的心血管病治疗药物丁苯酞注射液、注射用红花黄色素冻干粉针/滴注液、盐酸关附甲素等创新药物，上市后已经取得了很好的效益[1]。

二、药物化学学科国内外研究进展比较

近年我国密切注视国际上新药研究开发的新进展，积极吸取先进的新技术、新方法。尤其在国家支持建立了新药筛选、临床前安全性评价(GLP)、临床试验研究(GCP)、药物代谢动力学等9类技术平台，部分平台研究工作已与国际接轨。建立了一批细胞水平、分子水平乃至基因水平的筛选模型，使新药筛选逐步从经验式、机遇式的普筛向以新理论为指导的定向设计过渡，并积极掌握自动化实验技术，进行了高通量筛选的尝试；不少单位应用计算机辅助设计技术设计出一批有开发前景的新结构化合物；一些单位已开始以体内的活性成分为模板设计新药；尤其在选择中药的活性成分进行结构修饰，获得具有特色的新结构化合物方面取得不少成功的例子。所有这些进展都标志着我国新药研究的开发水平有所提高[2]。

但是我国药物化学的发展与国外差距仍然较大，主要表现在以下几个方面：新药研究开发创新能力差；研究(R)与开发(D)在组织上脱节，在研新药成熟程度差、进展速度慢；重复研制的现象有增无减；药物给药系统的研究项目极少，未受到足够重视。总结原因，

制约我国新药研究开发的主要因素是：药物筛选工作滞后；新药研究与产业化条件差；新药研制的经费投入严重不足、经费管理体制不尽合理。

当前世界创新药物研究的基本现状是这样的，随着药物各大类别的系列产品陆续上市，发现新的药物单体化合物的速度在减缓，研究开发费用越来越高。而且近年来世界场上新化学实体(NCE)上市的数目继续在减少。在近年上市的新产品种中，抗感染药物、心血管药物、中枢神经系统用药和抗癌药物占主导地位。

人类基因组计划的完成以及后续功能基因组、结构基因组和蛋白质组计划的实施，深刻地改变了药物研究开发的思路和策略，形成了新药研究的新模式——从功能基因到药物。在科技发展的推动下，国际上创新药物研究的发展趋势呈现出两个显著的特点：一是生命科学前沿技术如功能基因组、蛋白质组和生物信息学等与药物研究紧密结合，以发现和验证新型药物靶点作为主要目标，取得了显著的进展；二是一些新兴学科越来越多地参与到新药的发现和前期研究中。化学、物理学、理论和结构生物学、计算机和信息科学等与药物研究的交叉、渗透与结合日益加强，使新药研究的面貌发生了巨大的变化，出现了一些新的研究领域和具有重要应用价值的新技术。这些研究的迅速进展和综合集成，将对创新药物的研究与开发产生深远的、决定性的影响。

系统生物学理念和高内涵筛选技术在创新药物研究中的应用，促进了这些新兴学科本身的发展和它们与药学的交叉融合。结合化学基因组、RNA 干扰和功能蛋白质等技术，新药发现研究的技术平台日臻完善，为创制治疗多基因疾病(如肿瘤、神经退行性疾病、代谢性疾病等)和抗病毒感染(如艾滋病、肝炎等)的有效药物提供了前所未有的机遇。随着功能基因组学和蛋白质组学研究的不断深入，在阐明致病基因性状的基础上，根据其调控途径和网络进行药物研究的新模式，已成为现阶段国际创新药物开发的重要发展方向。

三、我国药物化学学科发展目标和前景展望

为加速药物从仿制到创制的转变，关键之一是要加强创新药物的前期基础性研究。没有扎实、宽广的基础和应用基础研究，就不可能产生高水平的创新药物。基础研究薄弱，缺乏创新性的发现，是我国当前药物研究依赖仿制、受制于人的根本原因。因此，要促进药物化学学科与功能基因组学、系统生物学、计算科学、数学和物理学研究的衔接和交叉集成，培养一批高水平的研究人才。

化学药物是国家科技重大专项“重大新药创制”的重点内容，药物化学学科处在化学创新药物研究的源头，是实现药物从仿制到创新的关键。现代创新药物的研究需要从我国新药研究的重大需求和发现重要疾病创新药物的关键科学问题出发，建立基于致病基因调控途径和网络的创新药物研究新模式。与此相呼应，药物化学需要建立健全的新技术、新方法研究平台，在此基础上，针对严重威胁人类健康的癌症、糖尿病、神经系统疾病和病毒感染疾病等重大疾病的发生发展过程及关键致病基因，开展高水平的药物发现研究，为全面提升我国自主创新药物研究的水平奠定坚实的基础。与此同时，需要打造以企业为核心的技术创新平台，加强针对重大疾病的品种研制，研制一批新药，把新药做“多”

做“大”，在创新药物的研制过程中，既要做好“新药”的“研”的工作，又要做好“大药”的“制”的工作。

参考文献

[1] 李素燕，从玉文，毛秉智. 抗血栓药物的研究进展. 国外医学药学分册，2006，33(6)：428-431.

[2] 李洪林，沈建华，罗小民，等. 虚拟筛选与新药发现. 生命科学，2005，17(3)：125-130.

[3] 王爱云，樊贤超，陆茵，等. 抗肿瘤药物靶点研究进展. 实用肿瘤学杂志，2006，20(4)：331-335.

[4] 刘战，全星. 抗艾滋病天然药物的研究进展. 中国医药导报，2006，3(33)：21-23.

[5] 陈秋岑，胡世文，杨承建，等. 抗高血压药物的研究进展和临床应用. 现代医药卫生，2006，22(20)：3130-3132.

撰稿人：程卯生　张礼和　陈凯先　张亮仁

药 剂 学

一、2006 年药剂学科的发展与回顾

2006 年药剂学科仍然是高速发展的一年。在新型给药系统(DDS)研究与生产方面,继续向三定(定速、定时、定位)、三效(高效、长效、速效)、三小(毒性小、副作用小、剂量小)和三化(现代化、机械化、自动化)的方向发展。目前新药研发的总体趋势是新化学结构药物(NCE)难度加大,数量下降,因此新型给药系统的开发更受人关注,并正在成为开发重点之一。在新型 DDS 的研究中,某些新兴领域(如纳米技术、生物技术药物的给药系统等)的研究发展较快,成为 2006 年的亮点。

随着生物技术的飞速发展,多肽、蛋白质类药物已成为新药的主要品种之一。这类药物分子量大、稳定性差、生物半衰期短,由于生物利用度低,一般只能注射给药。这类药物的非注射给药技术已成为当前药剂研究的一大热点和难点,各国一些大的制药公司都投入巨资进行开发研究,并取得了重要突破。其中辉瑞公司参与研制的胰岛素吸入剂 EXUBERA 已在 2006 年被 FDA 批准上市。这应该是大分子药物非注射给药的一个革命。EXUBERA 是包装在泡囊中的白色粉末,1 mg 包装胰岛素的肺部沉积率达 45%,而 3 mg 包装胰岛素的肺部沉积率达 25%。我国在此领域也处于世界先进水平,如 INSULIN 的口腔给药、鼻腔给药、口服给药等都已进入临床研究。

纳米技术在制剂领域的优势主要表现在增加药物的稳定性,提高生物利用度,改变药物的体内过程,降低毒性,提高药物作用的靶向性等。目前国外已有若干纳米脂质体、纳米乳、纳米原料药制成的固体制剂、作为诊断试剂的磁性纳米粒等产品上市,2005 年美国 FDA 批准了白蛋白结合紫杉醇纳米粒注射液(商品名:ABRAXANE)上市,标志着纳米粒技术进入新的阶段。我国在纳米制剂的研究方面也取得一些成绩,有的产品已开始申请临床研究,也有一些保健品进入市场[1-2]。

2006 年透皮给药系统也出现了研究开发高潮,目前开发上市的透皮给药系统(TTS)只有 10 个左右,但今年 FDA 就批准了 3 个新产品。这是由于一些新技术的应用,使更多的药物可能采用 TTS 这一剂型,这一点也是值得关注的。除此之外,其他一些制剂新技术的研究也获得了重要的进展,如口服缓控释技术、口腔与鼻腔吸入给药技术、长效微球的控释技术、微型乳剂的制备及稳定化技术、脂质体技术和靶向给药技术等[3-5]。

在药剂学的基础研究方面,分子药剂学和分子生物药剂学发展迅速。2004 年创办的《分子药剂学》杂志,在 2006 年底将被 SCI 收录,反映出药剂学科向分子水平发展的一个总体趋势。生物大分子药物(如 SiRNA)及其 DDS 成为研究热点,2006 年 SiRNA 的发现者获得当年诺贝尔奖,必将引导更多研究者在分子水平上研究生物大分子给药的体内外过程。在生物药剂学领域对传递体(Transporter)的研究仍然是热点之一。

我国药剂学的人才培养仍然处于增长时期,除了传统的医药院校之外,综合性大学等

普遍增设药学院，大多开设药剂学的课程。目前全国开设药剂学课程的学校（学院/系）已达 200 多家。药剂学研究生的数量也有所增加。

二、药剂学科在社会经济发展中的作用

医药产业是当今四大重点技术创新产业（生物医药技术、材料、能源、信息）之一，是技术密度高、投资大、周期长、风险大、效益高的现代产业，在国民经济的发展中占有举足轻重的地位。药剂学是药学主要学科之一。

药品是特殊制品，药剂学研究是药品研究的最后一环，药物制剂是医药工业的最终产品，是药物研究开发的最终体现。药剂学科不仅要研究新制剂，还要评价其体内过程（如生物药剂学和药动学），故药剂学科是联系药品体内外的一个桥梁。

新药研究开发过程中，有 40％以上的化合物由于其体内的动力学特性不佳或者由于溶解度太低而不能成药，而药物剂型可以改变药物的体内过程，提高药物的溶出度等，因此药剂学对新药研究开发的贡献越来越大。

药品的质量、疗效、安全性和稳定性等与药剂学研究有着密切的关系。一般情况下，药物对疗效起主要作用，但很多情况下剂型对药物疗效也起主导作用，如某些药物的不同处方与剂型，可能分别是无效、低效、高效或引起毒副反应。新型药物输送系统（DDS）可以在相当大的程度上改善药物的理化性质和体内外行为，极大地提高药物的内在品质，不亚于产生一个新药。2003 年美国 FDA 将赛诺菲圣德拉堡公司研发的盐酸阿呋唑嗪控释片 UroXatral 列为 35 个 NMEs 之一，就说明新制剂和新化合物一样重要。

药物剂型与临床用药的方便与否也密切相关，即涉及患者用药的顺应性。随着生活水平的改善和提高，人们对生存质量和用药水平提出了更高的要求，药剂学的重要性将会更加显著。

药物制剂的生产是集药物、辅料、包装、工艺、设备、技术为一体的系统工程，可以说，一个国家的制剂工业是国民经济发展的缩影。

在药物的生产过程中，原料药一旦加工成制剂后，其经济效益会成倍增加，即所谓附加值很高，所以各国都非常重视药物制剂工业的发展。在我国，制剂企业已占制药工业总数的 70％左右，工业总产值和实现利税均占制药工业的 60％以上。

综上所述，药剂学科在社会经济发展中具有非常巨大的作用。

三、药剂学科国内外研究进展比较

发达国家药剂学研究高速发展，近年来出现了一系列的新剂型、新技术和新辅料等。在新化学实体研发更加困难的今天，发达国家对给药系统（DDS）的研究开发越来越重视。如辉瑞、礼来等大力投入 INSULIN 肺部给药的研究，杨森重金买下了著名的 ALZA 公司。全球 DDS 研究呈现明显的增长态势，专门从事释药系统研发的公司已有 350 多家；发达国家在基础研究上投入巨大，在 DDS 研究方面取得巨大成果。

我国在药剂学科的发展与新制剂的研究方面取得了很大成绩，总体上我国新型给药

系统研究开发是紧跟国际先进水平的，在有些领域还比较超前，但仍然存在不少的问题，与发达国家相比还有很大差距。

我国已是药品生产和消费大国，原料药产量占全球第二，但创新制剂的研究水平总体落后。在我国 DDS 所占销售比重很小，估计在 5%以下。创新制剂的研发能力较差，品种少，规格少，质量不稳定，工艺落后，设备陈旧，技术含量低，缺少自主知识产权，生产规模小，缺乏竞争力的现象比较突出。创新药物制剂研究单位不多，主要还是集中在高校和科研院所。企业在创新药物制剂的研发投入非常有限，主要资金来源是国家有限的科研基金。创新主要是追踪性的，原始创新少。

在当前国际上先进的新剂型中，由我们创制的很少；在创新技术平台、新的给药途径和理念的创新方面存在更大的差距。我们的创新主要还是少数品种上的创新。有报道说，中国的 DDS 的论文数量占世界第二位，但的确其中具有创新性的不多。我国在制剂设备和药用辅料方面更是长期以来依赖国外发达国家。原因是多方面的。我国在创新制剂方面总体上还是投入少、积累少、人才少、合作少。创新需要时间，如脂质体从发现到上市经过了 25 年；纳米粒研究了 30 年，目前只有少数品种。事实上，新的 DDS 的研究是要以大量的基础（应用基础）研究为前提的，这一点往往会被忽视。新型给药系统的研究离不开与其他学科的相互交叉，离不开其他学科的最新研究成果，不重视或不能实现这一点，是我国创新药物制剂落后的主要原因之一。当然对于发展中国家来讲，这可能也是正常的，是必须要经过的一个阶段。

四、药剂学科发展趋势预测和研究方向分析

药剂学科发展与本学科中的主要科学问题有关，与当前科学的整体发展方向有关。

药剂学研究目前主要集中在新型靶向给药系统、缓控释给药系统、生物技术药物的新型给药系统以及生物药剂学与药物动力学等的研究上面。在上述研究领域中蕴藏着一些重要的科学问题。例如，不管是控释系统还是靶向系统，都涉及药物分子与载体（或控释材料）分子的相互作用，以及对药物和载体的各种影响等。ADME 研究和大分子给药系统等都涉及药物分子与生物膜的相互作用（跨膜转运等）；相比之下，生物大分子药物的这种相互作用和影响可能更为明显。这些科学问题有一个共同的特点，就是分子水平上的相互作用及其对药物（或 DDS）体内外行为和过程的影响。未来药剂学科将继续研究本学科中重要的科学问题。

当前科学发展的趋势，可以总结为三点，即进一步与生物学结合，进一步向微观发展，进一步的跨学科研究。总体上讲，药剂学科也将按此趋势发展。进一步与生物学结合，是生命科学发展的主流。生物学的发展不仅为新药设计提供了明确的靶点，也为药物输送提供了有用的信息，故受体介导、转运体介导等的 DDS 研究很热；科学的发展给我们更好的手段，可以向微观发展，从微米到纳米，再到分子水平；PK 的研究，现在不仅局限于表型，还要进一步研究其基因型，即基因水平的差异；药剂学本来就是多学科结合的产物，今后与材料科学与生物科学将更多地结合。

综上所述，药剂学科的发展除了在传统领域（如物理药剂学）方面将更多地引入高新

技术，研究将更深入之外，总体上将向着微观、跨学科结合，特别是与生物学更紧密结合的大方向发展，更新的研究方法与手段将不断引入药剂学科中的重要科学问题的研究。

分子药剂学(Molecular Pharmaceutics)是从分子水平上来研究 DDS 的构建、体内外过程与行为、作用规律与机理等，其发展可能是一种必然，代表着药剂学科发展的新趋势。预计分子药剂学(及分子生物药剂学)将在未来 20 年内成为药学学科的一个重要的科研方向。

在新制剂的研究方面，创新是最重要的发展方向。仿制已没有出路。国内的新制剂研究将从新品种开始(新制剂，新辅料)，从追踪创新开始，从 me-toot 和 me-better 开始，最终的目标是新的技术平台，完整的创新体系，综合的创新能力和系列化的新品种。

随着“八五”、“九五”、“十五”科技攻关项目的实施等，获准生产的品种不断增加，我国创新药物制剂的研发能力也在不断提高。我们相信，随着新技术、新工艺、新辅料的不断发展，新型药物制剂将会不断地涌现，新型给药系统的市场前景是非常美好的。

目前国家对科技创新非常重视，相关法规正在完善，国际合作日益加强，市场需要不断扩大，我国创新剂型的发展空间非常巨大，有可能在较短时间内实现较大突破，也有可能成为我国新药研究开发的主要领域。如把更多资金用于创新制剂的研发，可能获得较大的社会效益和经济效益，对提升制剂技术、调整产业结构、全面提高国产药品的国际竞争能力等具有重要的意义。

参考文献

[1] 刘敬伟，王国斌，陶凯雄，等. 丝裂霉素磁性纳米制剂抗肿瘤的研究. 中华实验外科杂志，2006，23(10)：1189-1190.

[2] 厉保秋，高彦慧，甘一如，等. 紫杉醇纳米制剂的药动学、荷瘤小鼠组织分布及系统毒性. 食品与药品，2005，7(10)：40-44.

[3] 熊长友，奚炜，张书银. 氨氯地平贴片的体外释药特性. 中国医院药学杂志，2006，26(10)：1252-1254.

[4] 陶涛，赵雁，岳鹏，等. 石杉碱甲鼻用原位凝胶的制备及其经鼻脑靶向性评价. 药学学报，2006，41(11)：1104-1110.

[5] 秦凌浩，唐星. 注射用克拉霉素乳剂的制备及其体内外评价. 药学学报，2006，41(10)：945-949.

撰稿人：张强　周建平　蒋新国　侯世祥　王思玲

抗 生 素

一、新抗生素研究

近年疾病相关基因和病原微生物基因组序列的解明，抗微生物新靶位的陆续发现与运用[1]，微生物耐药性分子机制的进一步阐明，以及外排泵抑制剂[2,3]、群体感应(Quorum Sensing)抑制剂[4]等制服耐药菌新理念的探索等都为微生物来源的新药筛选打开了新思路、提供了新靶位，突出表现在新抗生素筛选模型、方法的研究建立取得了显著进展。

(一) 新筛选模型与方法的研究建立

发达国家大的制药公司和国家专属研究机构一贯重视新药筛选，以市场为导向不断研究建立新的筛选模型与方法，不断推出新型药物。过去我国长期以仿制新药为主，这方面远远落后于国际先进水平，但近年由于建立了国家微生物药物筛选中心、微生物药物研究工程中心等，研究建立了几十种新的高通量筛选模型与方法，包括筛选抗肿瘤、抗病毒、抗耐药菌、抗真菌、抗炎、抗结核菌、抗骨质疏松、防治动脉粥样硬化及老年性疾病等药物的模型。例如抗病毒的 HIV-1 整合酶抑制剂筛选模型；以肿瘤细胞侵袭、转移为靶标的、抑制血管生成的、干扰细胞周期的、作用于细胞信号通路等肿瘤药物筛选模型；以人 bmp-2 启动子为靶点的促 BMP-2 上调的抗骨质疏松药物筛选模型；以基因重组可溶性受体 s IL -IR、s TNFR55、s IL -6R 、s IL -4R 为靶标的抗炎药物受体拮抗剂筛选模型；以泛酸合成酶为靶点的抗结核杆菌药物筛选模型；以及用荧光标记检测的人高密度脂蛋白的受体活性调节剂筛选模型等。

(二) 新活性化合物的筛选、鉴别

运用上述新建立的一大批高通量筛选模型，对土壤和海洋微生物来源的放线菌、真菌、植物内生菌、小单孢菌等进行了大量筛选，分别从数以千、万计的菌株中获得了各自的若干阳性菌株，并对其次级代谢产物——活性化合物进行了分离、纯化、鉴别，从而获得了一批具有各种生理活性的新化合物，正处于深入研究中，为新药研究开发打下了物质基础。例如：华北制药集团新药研究开发中心筛选获得了牵连青霉素(Penicillium implicatum)NCC646，所产生的抗生素是环六肽的新结构化合物，具有较强的抗真菌活性，与临床已应用的棘白霉素类抗真菌药物具有相似的母核结构，有望进一步研究开发为具有我国自主知识产权的新的棘白霉素类抗真菌药物[5]；厦门大学生命科学院在开发海洋微生物资源过程中，从红树植物内生真菌 A-1-2-3 菌株的代谢产物中分离得到 2 个罕见的环氧二烯型聚酮类化合物 A-5 和 Y10，具有抗肿瘤活性。从 HLY-Z 菌株中分离得到一结构新颖的新化合物，体内抑瘤活性较强，推测可能有较独特的作用机制[6]。

与过去相比，明显的进展是，在筛选来源上有所扩展，除土壤微生物外已加强了开拓

海洋微生物和植物内生真菌资源等的研究与开发；在筛选对象上除传统的抗肿瘤、抗病毒、抗细菌、真菌感染的药物外，重视了抗耐药菌、防治心血管疾病和老年病等药物的筛选。

二、新抗生素和抗菌药新品种开发进展

(一) 国外新品种上市情况

为克服日益增长的细菌耐药性，近年研究开发的重点是具有新作用机制与全新结构的抗菌药新品种。自 2001 年至今，先后有 16 种新抗生素与合成抗菌药上市，其中 2005 年上市的有三种：日本的抗细菌抗生素多利培南(doripenem，商品名 Finibax)；美国的抗细菌抗生素替吉环素(tigecycline，商品名 Tygacil)；德国的合成抗真菌药宝剎康唑(posaconazole，商品名 Noxafil)。2006 年上市的有一种：美国的抗真菌抗生素阿尼芬净(anidurafungin，商品名 Eraxis)。

多利培南，属碳青霉烯新抗生素，其特点是对 β-内酰胺酶与肾脱氢肽酶稳定，抗革兰阳性菌与阴性菌的活性比较平衡，是当前碳青霉烯中抗铜绿假单胞菌活性最强者。治疗呼吸、尿路、腹腔、外科、妇科感染的有效率均达 90%以上[7]。

替吉环素，是甘氨环素类化合物，属四环素类的新抗生素，对临床分离的重要致病菌包括耐四环素、糖肽与氟喹诺酮类的革兰阳性菌有广泛的活性，对 MRSA、耐青霉素肺炎链球菌(PRSP)与耐万古霉素肠球菌(VRE)的作用优于万古霉素、合杀菌素(synercid)与利奈唑酮(linezolid)[8]。

宝剎康唑，是合成抗真菌药，其特点是抗曲霉菌活性比两性霉素 B 强，抗念珠菌活性与依曲康唑相似，不良反应轻微[9]。

阿尼芬净，是由 pneumocandin B(纽莫康定 B)修饰获得的脂肽类抗真菌抗生素，可选择性抑制 β-(1,3)-葡萄糖合成酶，干扰真菌细胞壁合成[10]。

(二) 国内新品种研究开发进展

国内抗生素或抗菌药新品种的研究，基本上处于应用近年研究构建的筛选模型进行高通量筛选，获得了较多的活性化合物，对其中具有新结构、新来源、新活性的化合物正进行深入的研究开发当中，尚未见有创新性的新品种上市。

目前已进入临床研究的新抗生素主要有以下几种。

1. 基因工程药物必特螺旋霉素

是中国医学科学院医药生物技术研究所用基因工程技术研制的新的抗感染抗生素。对革兰阳性菌，尤其对耐红霉素、产 β—内酰胺酶的金葡菌、肺炎链球菌、化脓性链球菌有较好的抗菌活性，对部分阴性菌如卡它球菌、淋球菌、流感杆菌和部分军团菌及厌氧菌有效，尤其对肺炎支原体的活性显著；该药口服有较好的生物利用度，组织渗透性好，组织分布广，维持时间长，在新一代大环内酯类抗生素中毒性最低，现正进行Ⅱ期临床试验。至今尚未见有进入临床试验的基因工程抗生素问世的报道，因此该项目研究在解决基因工

程抗生素实用化方面走在了世界前沿。

2. 抗肿瘤抗生素力达霉素(Lidamycin)

是中国医学科学院医药生物技术研究所从我国湖北省潜江市土壤分离获得的一株放线菌 streptomyes globisporus C-1027 的代谢产物中筛选出来的抗肿瘤抗生素。其化学结构新颖,作用迅速,机制独特;对肿瘤细胞有强烈的杀伤作用,对小鼠移植性肿瘤包括实体瘤和白血病均有显著抑制作用,对移植于裸鼠的人体肺癌、结肠癌、乳腺癌、胃癌、肝癌等均有显著疗效。2005 年已完成Ⅰ期临床试验,2006 年 10 月已获准进入Ⅱ期临床试验。与此同时,将力达霉素作为高效"弹头"药物,用于构建抗体靶向药物的研究工作正在实验室进行中[11]。

3. 目前国内进入临床试验的新抗生素和抗菌药——硫酸威替米星和甲磺酸西那沙星

此外,已研制成功的重要仿制抗生素新品种有:西罗莫司(原名雷帕霉素 rapamycin),是微生物产生的新型、强效且肾毒性最低的免疫抑制剂。国外已作为肾移植抗排斥药物用于临床。福建省微生物研究所自我国土壤中分离到西罗莫司的产生菌吸水链霉菌 FC904,并完成了新药研究、开发。现拥有先进完整的生产技术,原料药纯度达 99%以上,达到国际先进水平。已于 2005 年 6 月获得新药证书[12]。

三、抗生素基础研究

近年抗生素相关基础研究主要侧重在细菌耐药与药物作用机制方面。

(一) 细菌耐药研究

近年国外关于细菌耐药性的研究有新的进展,提出 MSW 新的假说:在研究喹诺酮类抗菌药耐药性时发现耐药突变体的选择性富集在很大程度上依赖于所处药物浓度,耐药突变体的富集只能在一个特定的药物浓度范围内实现,将这一浓度范围定义为突变体筛选窗(MSW),并经深入系统的体外试验研究后提出、创立、完善了 MSW 的新理论。该理论从一个新的角度看待耐药性的产生,认为并不是由于治疗浓度低于 MIC 时易使耐药菌出现并扩增起来,而是当药物浓度高于 MIC 但低于抑制全部耐药突变体生长的浓度(MPC)时药物敏感菌的生长受到抑制,而耐药菌群选择性地扩增,因此提出只要避免使抗生素的靶组织治疗浓度落入突变筛选窗(MSW),耐药突变体的富集就很难实现。这一假说或理论的意义在于:

(1)当今抗生素的使用在绝大多数情况下其治疗浓度恰恰正好落在 MSW 范围内,因而有助于耐药菌选择性扩增。这就提出一个问题:一直提倡的合理用药指标仅考虑保持抗生素治疗浓度高于 MIC 的原则是否正确?

(2)同时 MSW 的新理论对传统的新抗生素开发策略也有了重要的更正与完善。即筛选新抗生素时不仅要考虑具有最低 MIC 的化合物,还应同时考虑降低 MPC 值,即防耐药突变体富集的浓度,只有兼顾对敏感菌与耐药突变体活性的平衡,才有望开发出既对敏感菌有良好临床疗效又能推迟甚至防止耐药性产生的新一代抗菌药物。

(3)MSW 理论为如何更好地通过联合用药来抑制抗生素耐药性的产生提供了新的依据。即应选择药代动力学匹配的两个或多个药物,使 MSW 缩小甚至关闭,达到有助于抑制耐药性产生与蔓延的目的。

近年国内解放军 301 医院临床药理室等单位,在 MSW 新理论的指导下,也正与国外合作进一步开展此项研究。

浙江医科大学第一医院传染科发现了一种新的 β-内酰胺酶,命名为 SHV_{28},用于临床检测,有助于对三代头孢类抗生素的选用。

(二)抗生素作用机制研究

据国外最新报道[13],研究者已找到一个具有新作用机制的新抗生素,命名为普拉特霉素(platensimycin),它是由普拉特链霉菌产生的代谢产物。其对医院中分离到的耐甲氧西林金葡菌(MRSA)及耐万古霉素的肠球菌(VRE)有独特的作用。药物的作用靶位是脂肪酸合成中的 FabF/B 酶,对 FabF/B 凝固酶具有很强的抑制作用,而且特异性很强。

国内抗生素作用机制的研究,主要是围绕具有我国自主知识产权的新抗生素开展得较多,如对抗肿瘤新抗生素力达霉素(LDM)的作用机制多年来已有深入研究,近一两年又研究了 LDM 诱导不同 P53 基因型人结肠癌细胞死亡的特征,以期探索 LDM 的抗肿瘤作用机制与抑癌基因 P53 之间存在何种关系。研究结果表明,LDM 诱导人结肠癌 HCT_{116} 细胞死亡具有剂量依赖的特征。该研究结果不仅有助于深入了解 LDM 独特的分子生物学作用机制,而且为针对不同 P53 基因型肿瘤提供差异性剂量治疗方案,实施个体化治疗,以提高 LDM 抗肿瘤疗效、降低毒副反应具有切实的指导意义。

四、抗生素质量研究与监控

抗生素质量直接关系到人民的生命安全,一直受到政府与专业研究机构的高度重视。近年在抗生素质量分析研究及质量监控方面做了大量工作并取得新的进展。

(一)质量标准的研究与修订

(1)随着我国新抗生素与抗菌药研究的进展,上市的品种也逐年增加,因此在《中国药典》2005 年版新增加抗生素收载品种及制剂 76 个,其中喹诺酮类抗菌药 16 个。新版药典对 2000 年版收载的 183 个抗生素品种及制剂中的 132 个品种的方法或项目进行了不同程度的修订。

(2)根据我国抗生素产品的具体情况,对现行质量标准进行修订完善。如吉它霉素,由于我国生产菌种与日本菌种不同,其产品的组分含量也存在差异,为有效地保证产品质量,在《中国药典》2005 年版中对吉它霉素各组分含量都进行了控制。

(3)《中国药典》2005 年版中还对抗生素有关物质检查项、异常毒性检查项、细菌内毒素检查项,含量测定方法等进行了相应的修订。

(4)抗生素质量标准研究中扩大了新技术、新方法、新科研成果的运用，并在《中国药典》2005年版有所体现。

(二)药品质量的检测与监控

近年伪劣药品时有出现，尤其是应用最广泛的抗生素屡屡发现假药事件，直接关系到人民的身体健康与生命安全，仅靠药品监督抽验已不能适应打击假药的需要。近年中国药品生物制品检定所研制成功了药品快速检测系统——药品检测车，把药品快速检测提升到一个更高的层次，为基层药品监督管理提供了强有力的技术保障。[14]

此外，国内对上市后抗生素药品不良反应(ADR)的监测工作也有很大进展。近年ADR的监测有国际化、规范化、标准化的发展趋势，我国也正结合国内实际情况，努力建立与完善起一个具有中国特色的ADR监测系统。

参考文献

[1] Dougherty TJ, Barrett JF. The prospects for microbial genomics providing novel exploitable, antibacterial targets[J]. *Annual Reports in Medicinal Chemistry*, 2002, 37: 95.

[2] Renau TE, Lemoine R. C. Efflux pump inhibitors to address bacterial and fungal resistance[J]. Drugs Future, 2001, 26(12): 1171.

[3] 星野一树. キノロン系薬およびエフラックポンプ阻害薬の開発[J]. 日本化学療法学会雑誌, 2004, 52(7): 355-360.

[4] Norikawa M. The Possibility of inhibitors of bacterial Quorum Sensing [J]. 最新医学, 2004, 59(12): 2590.

[5] 张华，董悦生，路新华，等. 微生物来源的新的抗真菌化合物NCC646的研究。创新药物及新品种研究开发学术会议论文集, 2006: 96-100.

[6] 沈月毛，郑忠辉，黄耀坚，等. 厦门海洋微生物抗肿瘤药物研究进展. 创新药物及新品种研究开发学术会议论文集, 2006: 258-263.

[7] 山口惠三，柴孝也，斎藤厚ら. Doripenem[J]. 日本化学療法学会雑誌, 2005, 53 (Suppl. A): 78.

[8] Ethan R, David V. Tigecycline, a novel glycycline[J]. Drugs, 2005, 65: 1317.

[9] Alder P, John LB. Second generation azole antifungal agents[J]. Drugs Today, 2005, 41(2): 81-90.

[10] Clements MJ, Beckett PR, Hunter MG. Antibiotic Activity and characterization of BB-3497, a novel peptide deformylase inhibitor [J]. Antimicrob Agents Chemother, 2001, 45: 563.

[11] 甄永苏. 抗肿瘤抗生素与癌症靶向治疗. 中国抗生素杂志, 2006, 31(2): 65-67.

[12] 程元荣，郑卫. 新分子靶位m TOR与雷帕霉素类药物. 创新药物及新品种研究开发学术会议论文集, 2006: 65-72.

[13] Wang J, Soisson SM, Young K, et al. Platensimycin is a selective FabF inhibitor with potent antibiotic properties. Nature, 2006, 441(7091): 358-361.

[14] 金少鸿. 我国药品快速检测的最新进展. 2006年中国药学会学术年会大会报告集, 22-28.

撰稿人：蔡年生　张致平　张月琴　金少鸿　邵荣光

药物流行病学

一、2006 年度药物流行病学的新进展

药品安全性问题是药物流行病学关注和研究的重要内容之一。2006 年药品安全性问题越来越多地引起全社会的关注，药品不良反应报告和监测工作也得到政府和广大医药工作者前所未有的重视。目前，全国药品不良反应报告和监测工作已呈现迅速发展的局面，主要体现在：法规建设逐步完善；药品不良反应监测组织体系初步建成；药品不良反应病例报告数量逐年增加，药品质量也在不断提高；药品不良反应监测信息化建设步伐加快；建立了全国药品不良反应监测信息通报制度，发挥了为药品监管正确决策提供科学依据的作用。

(一)药物不良反应监测与药品监督管理

根据国家药品不良反应监测中心的监测，截止到 2006 年 5 月 31 日，共收到鱼腥草注射液等 7 个注射剂品种的不良反应病例报告 5 000 余例，在临床应用中出现了过敏性休克、全身过敏反应、胸闷、心悸、呼吸困难和重症药疹等严重不良反应，甚至有引起死亡的病例报告。2003 年，国家药品不良反应监测中心曾以《药品不良反应信息通报》的形式对鱼腥草注射液引起的严重不良反应情况进行了通报[1]，提醒医生注意临床合理用药，提示患者注意用药安全。近年来，使用鱼腥草注射液等品种引起的严重不良反应病例报告急剧增加，监测表明此类制剂在临床使用中存在较大的安全隐患。

为切实保障公众用药安全，对公众健康高度负责，国家食品药品监督管理局采取了紧急控制措施，从 2006 年 6 月 1 日起暂停鱼腥草注射液等 7 个注射剂品种的使用和审批[2]。此后，国家食品药品监督管理局启动了安全性鉴定和再评价工作，根据专家鉴定意见及对相关品种的基础研究、生产及不良反应的发生情况等进行的调查和分析，按照区别风险，分步骤分阶段有条件地恢复使用的原则，作出了关于鱼腥草注射液等 7 个注射剂有关处理决定[3]。

2006 年 5 月广东等地发现部分患者使用了齐齐哈尔第二制药有限公司生产的“亮菌甲素注射液”出现了严重不良事件，最终导致 9 人死亡，该事件引起了政府和大众的高度关注。调查发现在“亮菌甲素注射液”生产过程中，一些人员为了私利，以“二甘醇”代替了“丙二醇”。随即，国家食品药品监督管理局对该药厂进行了严肃查处，最后吊销了其《药品生产许可证》，收回了其《药品 GMP 证书》[4,5]。

2006 年 6～7 月，青海、广西、浙江、黑龙江、山东等省(区)部分患者使用克林霉素磷酸酯葡萄糖注射液出现了胸闷、心悸、心慌、寒战、肾区疼痛、腹痛、腹泻、恶心、呕吐、过敏性休克、肝肾功能损害等临床症状。鉴于本次临床中出现的严重不良事件均与“安徽华源”生产的克林霉素磷酸酯葡萄糖注射液有较明确的关联性，为保障公众用药安全，国家

食品药品监督管理局已责成该药品生产企业全部收回了其 2006 年 6 月份以后生产的所有批次的克林霉素磷酸酯葡萄糖注射液，责令其暂停该产品的生产、销售和使用，确保不良事件不再蔓延和重复发生[6]。

2006 年 2 月，国家药品不良反应监测中心发布的《药品不良反应信息通报》(第 10 期)[7]回顾了自 2003 年 1 月 1 日，国家药品不良反应监测中心在第 3 期《药品不良反应信息通报》中对葛根素注射剂可引起急性血管内溶血等相关安全性问题进行了信息通报以来的相关情况，发布了《警惕葛根素注射剂引起急性血管内溶血》的专题文章；重申了第 3 期《药品不良反应信息通报》中的有关内容。对有严重不良反应发生的药品进行跟踪监测，并为相关部门依法及时采取行政措施提供科学依据，这是药物流行病学对我国药品监督管理工作的重要贡献。

(二)其他

陈和平、曹丽君等人[8,9]研究了美国等发达国家的药品召回制度，对比美国药品召回与药品撤出市场的不同，分析了国内对药品召回制度认识上的误区以及当前实施药品召回制度的条件存在的不足，探讨了美国药品召回制度对我国药品监督管理工作的借鉴意义。

二、药物流行病学国内外研究现状和进展比较

(一)国外研究现状和进展

近年来，随着各国对药物流行病学的高度重视，该学科得到了快速发展。学术方面，Walter Spitzer 教授领导的加拿大 McGill 大学的药物流行病学项目中心，美国 Brian Strom 博士为首的宾夕法尼亚大学医学系临床流行病室，英国药物监测机构创始人 William Inman 教授参加的南安普顿大学药物流行病学部，瑞典 Falke Sjoqvist 和 Bengt-ErikWiholm 为首的设在 Huddinge 大学医院内的卡罗林斯卡学院临床药理系均已成为国际著名的药物流行病学学术中心。此外，欧美许多大学的临床药理系或社会药学系都开设了药物流行病学课程，开展相应研究。

目前，国际上已经建立了许多用于药物流行病学研究的大型自动记录连接系统，包括牛津记录连接研究系统、PugetSound 团体健康合作组织数据库、南北加州 Kaiset Pesmante 数据库、Saskatchewan 卫生计划数据库、医疗补助收费库、医疗数据库。这些大型记录连接系统依托大型数据库，用于药物不良反应监测与药物流行病学研究，通过分析，揭示许多药物与疾病间的关系在统计学上有显著差异，以此形成假说，为进一步研究提供重要依据。

在评价药物安全性的方法方面，国际上也取得了明显的进展，主要表现在[10]：

1. 风险探测

利用药物 ADR 报告的管理分析来发现趋势、模式、事件的比例或组群，利用同类药物的 ADR 资料和暴露前后的资料进行分析，利用数据库和病人登记资料进行主动监测。

2. 风险研究

将观察到的不良事件与病人人口的背景发生率比较；在控制已知风险因素后，进行流行病学研究来测试风险的关系（例如：年龄、性别、用药情况、合并症、并用药物、是否吸烟）。

3. 风险评价

进行安全性研究来估计发生率，并描述不良事件发生的模式和结果，确定高风险的亚组——年龄（如儿童或老年人）、病史（如以前患过肝病）、合并症（如慢性心衰、肾病）、合并用药（如 P450 抑制药）。

4. 风险最小化

主要研究风险干预的效果，包括病人/医师知晓水平、药物使用的趋势/模式、药物标签的依从性、实际不良事件发生率等。

2004 年，美国 FDA 发布了 3 个公共风险管理指南。这 3 个指南是：Premarketing Guidance（用于指导上市前的风险评估）、RiskMAP Guidance（用于指导如何开发和应用最低风险行动计划）、Pharmacovigilance Guidance（讨论上市后风险评估、上市后监测规范和药物流行病学的评估）。通过执行这些指南，将有助于医药企业发现和评估一个药品上市前和上市后潜在的安全性风险[11]。

此外，国际上药品不良反应监测的概念在不断的发展，已经从药品不良反应监测向药物警戒发展[12]；工作方向在不断突破，从原来以发现新的和严重信号为重点到强调药物合理使用和对药品的准确评价；并且通过统一术语、报告要求和评价方法等方面使药品不良反应监测工作更加国际化。

（二）国内研究现状和进展

1. 药品不良反应监测

目前我国药品不良反应监测体系框架初步形成。31 个省、自治区、直辖市都已成立省级药品不良反应监测中心，机构建设与人员力量及工作覆盖面都有了长足进步。据统计，国家 ADR 中心 1998～2005 年间，收到药品不良反应报告分别是 519、595、4 708、7 718、17 000、36 852、70 074、173 480 份，年增长率分别为 14.67%、691.26%、63.93%、120.26%、116.78%、90.15%及 147%[13]，药品不良反应病例报告质量逐渐规范，报告的利用率逐年提高。2001 年，国家中心启动了 ADR 信息网络建设工程。2003 年 11 月，二期网络进入运行，为省级药品不良反应监测中心及全国 30 万基层用户提供了即时在线录入上报的技术手段，信息的收集更加及时和准确，数据利用的时效性也大幅提高[14]。此外，国家还不定期发布《药品不良反应信息通报》，指导药品监管和合理用药。

虽然我国药品不良反应监测体系的基本框架已初见端倪，相关的法律法规体系、工作机制的建设已经初步建立，但是，较之国际先进水平和 WHO 有关国际标准，尤其是与欧美等发达国家相比还相差较远。特别是我国药品上市后的用药风险问题目前依然严峻，药品不良反应漏报情况普遍存在，WHO 推荐的理想监测系统的报告率，应该是每百万人口年均药品不良反应病例报告为 200～400 份，且严重不良反应报告占 30%以上。而我国目前收到的病例报告每百万人口约为120多份，严重不良反应报告约占4.6%，低的报告水平，使我们不能及时发现药品安全性问题[12]。此外，对病例报告的分析评价不够，对药品安全性信息的利用还处于初级阶段，信息的可利用率较低，尚不能满足管理的要求。药品安全性信息交流亦不够。药品警戒的概念尚需加大普及和宣传的力度。

2. 药品上市后评价

我国药品上市后评价水平远远滞后于上市前评价，对于如何建立符合我国国情的药品上市后评价体系，政府相关部门和学术界已做了大量基础工作和探索工作。目前确立的工作思路为[15]：构建技术评价体系（包括技术体系、支持体系、信息体系）、建设药品使用指导系统、建设后效应评估机制。在技术体系方面，通过对国内外法规和国内现状基础进行调研，建立了多项技术规范，对药品上市后评价方法学进行了大量研究，如通过试点品种探索不同评价方法，临床药理学方法的应用，循证医学评价方法在基本药物调整中的应用，药物流行病学方法适用性研究及常规评价模式在非处方药遴选中的应用等等[14]。

3. 其他

相对于欧美国家，我国在药物流行病学领域的普及宣传工作相对滞后，专业人才严重缺乏。在我国传统的医学教育体制下，医药院校没有设置专门的药物流行病学课程和专业，没有系统大量培养专业人才，该学科长期以来没有自己的专业队伍。该领域的研究经费严重不足，由此在一定程度上也制约了药物流行病学的发展。

三、药物流行病学发展的趋势预测和研究方向建议

由于全球更多的不同人口使用药物导致更复杂的潜在的相互作用，全世界人口的老龄化，每年大量的新药上市等等原因，药物流行病学正面临着许多严峻挑战。如何研究非常罕见但严重的ADR（如癌症风险），如何确定“风险窗”和分析各种暴露时间，如何处理OTC和草药，如何判断药物流行病学研究产生的发现等等都是迫切需要研究和解决的问题。

（一）药物流行病学未来发展的趋势

1. 药物风险—效益评估

研究长期用药安全性以及药物整体的风险—效益评估的方法和途径。

2. 实施药物风险最小化

将有更多的研究用于药物的安全性评价以及使药物的风险最小化，此类研究也可用于测定药物风险最小化项目的效果。

3. 资料的收集和利用

药物流行病学研究的资料来源会更丰富更快捷，将有更多更大的保健相关数据库可以利用，一些国家临床资料、处方资料、医院资料、实验室资料、癌症登记、死亡率资料之间将有更多的联结，电子医疗记录（EMR）数据库（如英国的GPRD，德国和法国的Med-Plus，美国的GE Health数据库等）数量将会不断增加。这些数据库可以用来积极地评估

一些与使用新药有关的不良事件。

4. 新的研究设计方法的应用

如病例交叉设计(自我对照),倾向匹配,荟萃分析等。

5. 其他学科新技术在本学科的应用

基因组学和蛋白组学可用于基于人群的不同药物作用/反应的研究。药物基因组学研究可以帮助鉴别“正常”或“异常”反应者,从而指导“个体化用药”,使用药者的风险最小化,疗效最大化。

6. 研究团体将不断增加

在学术界、政府机构和制药工业中,更多的人才将加入到这个领域,将出版更多的相关出版物(书籍和杂志),将出现更多的组织和论坛、更多的培训项目。

(二)研究方向建议

1. 为政府制定国家药物政策提供理论和实践依据

国家药物政策的重要目标是保证向公众提供的药品符合安全、有效和质量合格的基本标准,从而提高合理用药水平。合理用药也是药物流行病学研究的主要内容之一。药品安全性监测、药物风险—效益评估、药物利用研究等药物流行病学研究领域,都将为我国国家药物政策的制定和基本药物政策的实施提供技术上的支持。

2. 加强对药物警戒的研究和宣传

目前在我国,药品花费是医疗花费的主要部分,所以药物警戒就变得格外重要,在实际工作中,我国的不良反应监测系统收集到各类安全性信息已不仅是药品不良反应,很多是因为药品质量和不合理用药造成的药害事件,这说明药物警戒在保障人民用药安全方面有重要作用。

3. 加强对中药安全性的研究和监测

由于对中药组成成分和药理毒理作用的了解很有限,加上中药通常缺乏严格的质量控制,以及长期以来中药的安全性被过高评价,中药的从业者很少报告 ADR 等原因,中药使用过程中的风险问题越来越突出,因此加强中药安全性的研究和监测势在必行。

4. 加强 ADR 申报的培训与宣传,提高临床 ADR 报告的质量

加强对现有 ADR 信息和其他药物信息资料的利用、分析和评价工作。

5. 鉴于我国药品上市后严峻的用药风险问题

有必要对我国在过去 10 年发生的严重药物不良反应/严重不良事件(如药源性死亡)的情况做大规模人群的、系统全面的药物流行病学调查。

6. 利用药物基因组学和蛋白组学研究人群对不同药物的作用/反应

指导临床合理化用药,使用药者的风险最小化,疗效最大化。

参考文献

[1] 国家药品不良反应监测中心.药品不良反应信息通报(第4期).2003,9.

[2] 国家食品药品监督管理局.关于暂停使用和审批鱼腥草注射液等7个注射剂的通告(食药监安[2006]218号).2006-6-1.

[3] 国家食品药品监督管理局.关于鱼腥草注射液等7个注射剂有关处理决定的通知(国食药监办[2006]461号).2006-9-5

[4] 国家食品药品监督管理局.对齐齐哈尔第二制药有限公司生产的亮菌甲素注射液采取紧急控制措施的通知(特急)(国食药监电[2006]3号).2006-5-9.

[5] 国家食品药品监督管理局.关于吊销齐齐哈尔第二制药有限公司《药品生产许可证》的通知(国食药监安[2006]211号).2006-5-18.

[6] 国家食品药品监督管理局.关于加强对安徽华源生物药业有限公司收回药品监督管理的通知(国食药监市[2006] 421号).2006-8-16.

[7] 国家药品不良反应监测中心.药品不良反应信息通报(第10期).2006,2.

[8] 陈和平,吴晔.关于实施药品召回制度所面临若干问题的探讨.中国药物警戒,2006,3(3):157-163.

[9] 曹丽君,吴晔,邵蓉.美国药品召回制度及对我国的借鉴意义.中国药物警戒,2006,3(3):161-163.

[10] 薛松林.药物流行病学的新的挑战和机遇:国际观察.第五届药物流行病学学术会议论文集,2005:102.

[11] http://www.fda.gov/Cder/guidance.

[12] Edwards R, Faich G, Tilson H. Points to consider: the roles of surveillance and epidemiology in advancing drug safety. Pharmacoepidemiol Drug Saf, 2005, 14: 665-667.

[13] 颜敏 边振甲.我国药品不良反应报告和监测工作的现状与策略.药物流行病学杂志,2006,15(5):257-260.

[14] 曹立亚,陈易新,沈璐.关于我国药品不良反应监测技术工作发展的思考.中国药房,2004,15:132-134.

[15] 曹立亚,张承绪,郭晓昕,等.关于我国药品上市后评价技术工作的思考.中国药物警戒,2006,3(1):1-5.

撰稿人:曾繁典　辛华雯

医院药学

一、政府、医院管理者和医务人员对药师作用的认识加深，临床药师的需求日趋旺盛[1-3]

近年来，随着医药卫生体制改革的不断深化，我国医院药学学科发展迅速，2002 年 1 月，我国卫生部、国家中医药管理局颁布的《医疗机构药事管理暂行规定》中指出："药学部门要建立以病人为中心的药学管理模式，开展以合理用药为核心的临床药学工作，参与临床疾病诊断、治疗，提供药学技术服务，提高医疗质量。"这表明医院药学的工作模式开始由简单的保障药品供应型向综合药学服务的方向转变。医院药学工作需要在开展原有的药品采购、保管、调剂、调配、制剂等工作基础上，逐步向面向患者的临床药学、治疗药物检测和药学服务等方向拓展。

在美国，每年至少有 4.4 万～9.8 万人死于医疗差错，而其中药物治疗差错造成每年 7 000人死亡。在发展中国家，情况可能更为严重。随着我国"看病难、看病贵"的现状出现(有较大部分原因是患者需求增加、高科技成本增加、医疗保险覆盖率太低)以及人民群众维权意识的增强，医疗纠纷在全国发生增长率迅猛，现已成为医院管理者非常棘手的大事，很多医院管理者和医师逐步认识到到了药师的作用，邀请药师参加院长、主任查房、会诊和死亡病理讨论逐渐增多，对临床药师进入临床的态度也有所改善。问题的关键是药师必须有过硬的本领，在医、药、护团队中发挥应有的作用。

二、卫生部等联合发布了《抗菌药物临床应用指导原则》，药师开展工作有了依据，但责任增加，各地落实差距较大

2004 年卫生部等联合发布了《抗菌药物临床应用指导原则》，随后各省和医院依据《抗菌药物临床应用指导原则》，制定了更为具体的一些制度、办法、实施细则等，在制度、办法、实施细则的制定中，药师参与其中，有些地区，药师甚至发挥主要作用。在卫生部医院管理年活动中，医院药师重点依据《抗菌药物临床应用指导原则》检查全国许多医院的抗菌药物使用情况，检查结果发现，被检查医院的抗菌药物使用依然存在诸多问题，但与以前相比，都有或多或少的改进，许多医院将《抗菌药物临床应用指导原则》的责任落在药剂科，所以药师的责任增加。

三、医院制剂总体仍呈萎缩状，区域制剂中心将是发展趋势

新的《中华人民共和国药品管理法》规定：医疗机构配制的制剂，应当是本单位临床需要而市场上没有供应的品种。这从法律上限制了医院制剂的品种，也打破了医院制剂为医院创造经济效益的格局，迫使医院对现有制剂品种进行筛选，主动淘汰市场上已有供应

的品种，医院制剂工作者除了提高保留制剂的质量控制，并开始着眼于临床，大力挖掘传统药物，寻求有价值的新药物、新剂型、新配方。凭借临床用药取得第一手验证资料的条件，有计划地开展基本用药目录中药品的配伍和生物利用度等研究，在给药途径、药物配伍等方面为临床提供实验支持。此外，医院制剂还出现了与有实力的制药企业、科研院所开展多方位合作，开发疗效好、市场短缺和附加值高的新制剂，比如在控释制剂、靶向制剂、透皮吸收制剂等方面有所突破、创新。同时将临床应用多年、疗效好的制剂品种拿出去，进行深入研究，将医院制剂部门逐步发展为药物新产品研发基地[4]。

四、医院药学的图书发生变化，实用型、国外教材翻译图书增加

2005年以前，针对医院药学的药学图书大多为药品手册类，既是重复劳动，又浪费了大量资源。近年来，为了促进我国临床药物治疗学的发展，促进我国的合理用药水平，鼓励青年医院药学工作者学习和总结合理用药经验，中国药学会医院药学专业委员会名誉主任委员汤光教授和中国药学会副理事长、现任医院药学专业委员会主任委员李大魁教授积极筹集主编“临床药学系列丛书”，2005～2006年系列丛书已出了近11本，包括《注射剂安全应用速查手册》、《妊娠及哺乳期安全用药手册》、《合理用药评价》、《药品通用名别名速查》、《中成药安全应用手册》、《医院药学工作规范指南》、《细胞因子临床安全合理应用》、《药物相互作用速查手册》、《安全处方速查手册》、《药师咨询常见问题解答》、《中毒与解救速查手册》等。将国外药学图书翻译在国内出版的也逐渐增多，如金有豫教授翻译的《治疗学的药理学基础》、李大魁教授组织翻译的《澳大利亚治疗指南》系列(11本)、徐翔教授翻译的《注射药物相溶性手册》(4本)、翟所迪教授组织翻译的《牛津临床治疗药物学手册》等，美国的*Martindale*也在翻译过程中。这些图书的出版为药师工作提供极大的帮助，提高了工作效率。

五、学术交流、培训更加广泛和注重实用，国际交流加强

近年来，国内的学术交流更加活跃，中国药学会医院药学专业委员会每年召开学术年会、FIP中国卫星会、全国青年药师成才之路论坛等，除此之外，针对不同主题的各种论坛、研讨会、培训班近100个，极大地活跃学术交流。近五年来，中国药学会医院专业委员会积极组织全国的优秀药师参加国际会议，如世界药学联合会每年举办FIP会议、美国ASHP每年举办的年会、日本药学会每年举办医疗药学年会、亚洲临床药学教育大会(ACCP)等，中国药师由刚开始的只是作为看客发展到张贴壁报、小组发言、大会发言，参加国际学术会议不仅开阔了眼界，及时了解国际发展动态，还锻炼了队伍，而且展示了中国药师的进步和成就。

六、建设医院静脉药物配置中心[5]

药物的静脉输注是疾病治疗过程中最基本、最有效、最常用的途径和手段之一。我国

一些医院药学部门开始学习和借鉴国际的药学服务模式，建立了静脉药物配制中心，开展细胞毒性药物、全肠外营养液、抗生素和普通输液的集中配制。传统的静脉输注药物通常由护士遵医嘱在各个病区自行配制，但由于对药学知识的掌握和应用相对薄弱，护士们往往凭经验配制静脉药物而忽视多种药物混合时可能出现的相互作用，还有最适载体的选择及滴注速度的控制，以及对于废弃物和一次性容器的处理等，药剂师们也缺乏足够的知识和经验。建立医院静脉药物配置中心后，可通过受过专业培训的药技人员，严格按照相关程序进行静脉药物配置，保证病人静脉输注药品的质量，为临床医疗提供优质服务。2006 年全国建立静脉药物配置中心的医院数继续增加，超过了 100 家，而且主要为经济状况较好的大中型医院，更多的医院仍处于观望之中，原因是配制室标准不明确、管理规范不统一、投入大、原有建筑不适合、病区使用注射剂过多、国家不允许收费等(个别省已批准收费)。

七、医院药学管理模式和发展方向发生变化[6]

医院药学部门具有贯彻执行药政法规和实施医院药品管理的职能，是代表医院对全院药品实施监督管理的机构，在医院的整体工作中发挥着重要作用。但同时医院药学部门又有开展临床药学、临床药理、制剂生产的要求。医院药学工作的双重任务要求我们反思医院药学现有的发展模式，可尝试分工组建药品职能管理中心和药学信息服务中心。管理中心主要承担全院的药品采购、保管、供应和管理职能，紧随国家药政改革及医疗保险制度改革步伐，加大药品使用的监管力度，保证医院药事管理工作的顺利开展。药学信息服务中心主要承担全院的药品信息系统的建立和以合理用药为中心的临床药学工作，构建服务于临床医疗、护理、科研、教学的药学信息平台，全面提升以病人为中心的药学服务水平。有鉴于此，许多医院成立了采购中心，药品的采购和库房管理由采购中心承担。

八、药房托管在一些地区试点，但认识存在差异，结果并不尽如人意，走势有待观察

多年来，国家有关部门推行医药分业，希望将医院门诊药房从医院脱离出来，从而切断医生与销售代表的联系，杜绝医生的不合法处方行为，并规定在青岛、西宁、南宁等 4 个城市试点，但试点工作进展非常不顺利，主要原因为国家没有足够的投入，门诊药房从医院脱离出来后的补偿难以落实。另外，门诊药房从医院脱离出来后能否解决医生的处方行为值得探讨。2006 年江苏的一些医院施行了医院门诊药房的托管改革并在南京举办了一次全国性论坛，大家对门诊药房托管的形式、方法、效果、可否推广进行了讨论，看法各异，利弊如何，有待进一步观察和论证。

九、卫生部推行医生处方实行通用名，具体执行细节尚需探讨

2006 年卫生部等联合发文，要求医师处方实行通用名，从世界各国的情况和发展规

律看，实行处方通用名是必然趋势。结合各国使用通用名的过程看，实施处方通用名应有两点论（充分尊重消费者的选择权），并有一个试点、鼓励、支持到强制的过程。如果不考虑国情，不做好相应的准备工作（包括试点、操作细节等），一下子全部执行，可能难度巨大。这也可能是文件下发后全国反响强烈而又未见实施的原因。

十、药品招标采购仍将存在，但形式和操作将进一步规范

药品作为一种商品，当供大于求时，实施招标采购是世界通行的方式，但我国实施药品招标采购的目的和出发点则有所不同，主要侧重于杜绝商业贿赂和降低药品价格。而药品集中招标采购是一项复杂的系统工程，项目管理环节多、程序复杂、专业性强、数据处理工作量大，管理不到位就会出现这样那样的问题，如新的腐败现象、药品价格回升、中标药品短缺、医院大量使用合资或进口药品等。因此，加强药品集中招标采购的管理和监督、完善药品招标采购的流程、减少中间环节、降低成本、节约资源等是下一步需关注的重点。

十一、医院药师职称考试和药店药师执业药师考试仍执行双轨制

由卫生部人事司主管的医院药师职称考试依然进行，在高级职称的晋升上，从 2005 年开始，医院药师多了一种选择，即主管药师可以选择晋升副主任药师，也可以选择晋升副主任临床药师，目前尚处在试点阶段，卫生部属的一些医院为试点单位，今后可能逐步推广，从而使临床药师的作用和定位得到认可。由国家食品药品监督管理局主管的执业药师考试目前仍只在药店药师中有作用，医院药师拥有执业药师证无用处。两个部门何时能够协调一致，切实为药师解决实际问题是大家期盼已久的愿望。

十二、药学技术服务收费制度亟待完善

近年来由于政府引导，医院重视，药学技术人员的努力，药学技术服务有了很大发展，对提高药物治疗水平，改善人们生活质量发挥了很好的作用。开展药学服务在人力、物力、技术上都有很大的投入，不失时机地建立药学服务收费制度是十分必要的，而完善药学服务收费对于进一步提高、完善药学服务质量提供必要的资金保证，对此，卫生部、医院管理者和药师已做了较充分的研究和推进。

作为 21 世纪的朝阳职业，医院药学具有广阔的发展前景，但目前相对医院其他学科，医院药学发展仍比较慢。目前我国开展的医疗卫生体制改革将对医院药学的发展产生巨大影响，我们应在新形势下抓住机遇，迎接挑战，加快药学人才的培养，提高医院药学人员的综合素质，实现由过去单一制剂、经营型向生产、科研、多种服务一体化方向的转变，促进医院药学工作更好地服务于临床，服务于患者。我们只要坚定信心，大胆实践，就一定能开创医院药学管理和服务的新局面。

参考文献

[1] 杨明俊. 医院药学的发展和临床药师的培养. 社区医学杂志,2006,4(1):48-49.
[2] 郭涛,赵庆春,党大胜,等. 医院药学前瞻. 中国药师,2005,8(11):936-937.
[3] 吴晓玲,老昌辉,卢梅生. 医院临床药学模式的探讨. 中国医院,2006,10(2):62-64.
[4] 蔡卫民. 我国医院药学面临的机遇与挑战. 中国医院药学杂志,2005,25 (5):471-472.
[5] 张晓乐,赵蕊,黄志文,等. 药物静脉配置中心与现代医院药学. 中国药学杂志,2004,39 (1):70-71.
[6] 张宜,汤韧. 医院药学的格局演变和医院药师的定位分析. 中国医院药学杂志,2005,25(2):174-176.

撰稿人:李大魁　袁锁中　赵志刚　常明　朱珠

制药工程

一、中药制药工程

(一)现状与进展

2006年,在国家的重视和支持下,中药制药工程在全国形成了广泛的技术协作网络,先后在我国东部、南部、北部和中部建立了国家级中药工程技术中心、中试基地和相关机构等,为中药工业的现代化起到推进作用。该领域的研究重点是:促进中药新工艺、新装备、新技术、新材料、新剂型的开发,开展中试和工程化放大试验,推进GMP等规范的实施步伐。全国中药生产企业的制药工业技术和生产设备有了较大的改进,新建或改建了一大批制药生产厂家。不少厂家经过技术改造,生产厂房、生产工艺、技术、设备等方面都有了很大改善和提高,基本上消除了简易厂房、手工切制、敞口煎煮、明火直取等落后的生产方式;有的企业还引进了国外先进的生产线或设备以及各种检测仪器等;有的企业还实现了计算机的全面管理。GMP的实施,大大提高了中药生产的整体水平。

目前已推广应用的中药制药工程高新技术有:中药炮制全浸润工艺及其装备超微粉碎技术;中药动态逆流提取工艺及其装备与自控系统;中药提取、浓缩、纯化过程的工业集成制造技术;超临界二氧化碳萃取技术及装备;大孔树脂吸附技术;工业膜分离技术及其装备;中药浓缩颗粒剂标准化、规范化生产工艺技术的应用;一些已基本成熟的其他中药制剂技术,如絮凝沉淀、工业化色谱分离技术,粉碎、干燥、提取等各工序中的节能设备,如低温粉碎机组、一步制粒机、喷雾干燥塔、洗灌封联动机组等;新剂型、新辅料的推广应用项目,如膜剂、气雾剂、鼻腔给药、栓剂、缓释与控释制剂的推广及羟炳基β-环糊精、交联聚乙烯吡咯酮、木糖醇、甲壳胺等新敷料的应用;中药生产中空气净化技术的应用;中药生产中的环境治理工程;中药制药工程单元操作系统的其他主要装置,如中药提取工艺生产线自动化控制系统、中药用三效节能浓缩装置及其密度检测微机自控系统、中药喷雾干燥装置及其微机自控系统、高效低耗真空冷冻干燥工艺装置、实验用小型多功能提取浓缩干燥装置、各种中药制粒及干燥装置、中药静电干燥技术的应用及其装置、中药荷电提取技术的应用及其装置、高频中药灭菌机、中药粉体工程成套装置及其自动控制系统;还有中药包装机械等。

(二)发展趋势

要加强我们国家自行开发的、自主创新的制药装备的知识产权保护。在今后10~15年可能在下列几方面产生知识产权:

(1)中药制药工程集成技术的创新,特别是产业化生产中有效成分或有效部位提取、浓缩、纯化过程工业集成制造技术的创新。

(2)中药在生物基因工程方面的创新技术及其装备。

(3)中药提取、分离、纯化工艺技术及其装备的创新。

(4)中药粉体工程技术及装备的创新。

(5)中药干燥工程工艺及装备的创新,特别是干燥方法的创新。

(6)逆流层析分离技术。

(7)中药生产过程的智能化。

二、生物制药工程

(一)研究现状

生命科学与生物技术不断取得重大突破,为生物新药的新产品开发或新技术利用提供了重要基础。但如果没有明显的成本优势,就不可能被生产所采纳。解决成本问题的关键是加强生物技术中下游的研究,特别是工程化技术研究。

生物反应器中的生物过程工程研究是生物制药工程研究的核心问题之一。它主要研究各类生物反应及生物加工过程(包括微生物发酵、动植物细胞培养和组织工程、生物催化与生物转化等)的特征与本质,揭示过程放大、过程优化对生物反应器系统设计和操作的要求,在此基础上致力于研究并揭示生物反应器的设计放大规律,建立满足过程需要的生物反应器系统强化和优化策略,使有关生物过程能迅速而有效地从实验室过渡到生产规模或提高现有生产过程的生产效率。

我国生产细胞株构建技术落后,至今用于大规模工业生产的生产用细胞株,几乎都是从国外高价引进,我国的生物制药产业缺乏核心竞争力。同时,以生物反应器为核心的装备技术落后。无法生产 SIP 自动灭菌与 CIP 清洗的全自动生物反应器,缺乏自动取样与分析系统,一些重要器件如耐高温灭菌的隔膜阀还需进口。特别是一些符合 GMP 要求的高端生物制药产品所需的装备或成套设备主要还是由国外公司提供。国内公司普遍缺乏生物过程的研究力量,不能随着生物技术的发展同步推出生物反应器,例如对于大规模动物细胞生物反应器,至今国内还没有符合要求的定型产品推出。

华东理工大学拥有生物反应器工程国家重点实验室和国家生化工程研究中心,在生物制药工程研究领域取得了巨大成就。对生物反应器过程的多尺度复杂系统研究,为解决生物反应的宏观和微观问题,回顾总结了长期来生物过程优化与放大所依据的基本思想和方法后,提出了以细胞代谢流的分析与控制为核心的生物反应工程学的观点,通过实验研究,形成了基于参数相关的生物过程多水平问题研究的优化技术和过程多参数调整的放大技术。随着过程传感技术和计算机技术的发展,开展工艺、工程、装备一体化研究。从生物过程的多尺度现象进行系统研究,认为以活细胞为主体的大规模生物反应过程,实质上是基因分子尺度的网络结构、细胞代谢尺度的网络与生物反应器系统介尺度的宏观网络结构的复杂系统。

(二)发展趋势

生物反应器的系统生物学将是未来学科研究的方向。其中包括以代谢流分析为核心所涉及的功能基因、转录谱、蛋白组学、代谢组学、代谢工程与计量化学等研究。

由于不同产品的代谢调控特性不同，在前述组学研究的基础上，必须根据不同的产物代谢特性，进一步在反应器操作条件下研究环境条件对产物生产的影响，实现过程最优控制。

生物过程检测参数除了常规热工参数如温度、通气流量、罐压力等测量外，为了考察代谢物质流的分布变化，反映过程中的菌体细胞的生理特性或工程水平的混合传递特性，需要添加测量参数。这些参数可以是生物量、中间代谢物、代谢途径中的酶、能量载体，甚至是基因转录或翻译过程中的 DNA 或 RNA。其中有些是根据上述直接测定的参数组成的各种间接参数。

在细胞特性已经确定的情况下，反应器装备放大后所引起的培养环境条件变化就成为主要矛盾。理论上已经证明不可能在反应器放大后做到完全的几何相似、流体运动学相似和流体运动相似，只要某个对菌体生长敏感但在一定试验条件又不被观察到的环境条件发生变化，就成为过程放大的主要因素。因此过程放大必须完成以下研究：①敏感参数寻找、分析与研究，作为过程放大和工程设计的依据；②计算流体力学研究；③用于过程放大数据采集的中试研究。

三、化学制药工程

（一）研究现状

我国化学制药工程经过半个多世纪的发展，使得我国的化学制药工业从小到大，现已成为国际化学原料药的主要生产国。这些原料药物都是过了专利期的普药。2004 年出口近 60 亿美元，2005 年 80 亿美元。2005 年全国医药工业销售收入达 4 372.71 亿元，与 2004 年完成的 3 476.15 亿元相比增长了 25.78%。与 2004 年相比，化学原料药工业利润增长突出，中成药工业利润和生物制药工业利润均有所增长，化学制剂工业利润增幅下降。化学制药工程技术较落后。

（二）发展趋势

近年国外制药企业发展非常快，基本形成了以超大规模制药集团为主体的制药工业，一些小公司的生存空间相对较小。世界药品销售增长率约为 15%～20%。世界著名的制药企业注重创新，每年美国的新药研究开发费达数百亿美元。与国际制药大公司相比，国内制药企业在新药创制方面的投入非常有限，化学原料药和制剂依然是以仿制品种为主。在产品种类、产品质量、新产品的开发、市场运作、管理模式等诸多方面都处于不利地位。外商独资企业、中外合资企业、国有企业、民营企业等不同所有制和管理模式的制药行业已形成一个大的产业群。我国的制药企业在产品质量、生产技术以及企业规模方面在面临严峻的挑战。随着各种设备性能和工艺的不断改进，制药企业将彻底与劳动密集型的生产方式告别，充分说明了我国已对提高制药企业的技术含量、生产设备和管理水平采取了实质性的措施，体现了我国与国际接轨的决心。

化学制药工程学科发展的主要趋势是:加强工艺研究的二次创新,强化过程控制研究,发展环境友好的绿色制备工艺技术。在达到质量标准的前提下,市场竞争就是价格竞争,而价格竞争的实质就是生产工艺的竞争。其中许多大品种,更是集中体现工程技术上的竞争。制药产业要大发展,上新台阶,离不开制药工程技术的发展。不仅新品种要依托工程技术,实现产业化、商品化。老品种提高质量,降低成本,也要依托工程技术的提高。工艺研究方面,近年来环境友好的绿色制备技术发展很快,树立安全意识、质量意识和过程控制意识,发展制药新工艺、新技术已成为化学制药工程的发展趋势。

降血脂药物、降血糖药物、降血压药物、抗抑郁药物、抗肿瘤药物、抗病毒药物、质子泵抑制剂等等是今后化学制药工程学科研究的重点领域。降血脂药物中降胆固醇药物HMG-CoA还原酶抑制剂已经被全世界作为调节血脂的首选药物。从第一个洛伐他汀问世以来,陆续有七个他汀类药物面世,而且一经上市便都很快成为世界重磅级的药物,并产生了阿伐他汀这样100亿美元销售额的超重磅级药物。他汀类药物包括:洛伐他汀(Lovastatin,Mevacor),普伐他汀(Pravastatin),辛伐他汀(Simvastatin,Zocor),氟伐他汀(Fluvastatin,Lescol)和阿托伐他汀(Atorvastatin,Lipitor)等。近几年国内市场调脂药物的发展非常迅速,特别是他汀类用药的迅速增长,引领着调脂市场的发展。随着辛伐他汀、普伐他汀专利的到期,全球各地的仿制产品正在迅速地增长,近几年国产的他汀药物也发展迅速,有几个产品上市后很快就占领了较大份额。苯氧芳酸类(贝特类)如非诺贝特(Fenofibrate)、吉非贝齐(Gemfibrozil);中成药类如脂必妥、血脂康、绞股蓝总苷;不饱和脂肪酸类包括ω-3脂肪酸、角鲨烯、复方亚油酸、月见草油;类肝素类如硫酸软骨素A、藻酸双酯钠、甘糖酯;烟酸类如维生素E烟酸酯和阿西莫司及其衍生物等也有一定的市场。

降血糖药物重点品种如磺酰脲类降糖药格列齐特(Gliclazide)、格列吡嗪(Glipizide)、格列喹酮(Gliquidone)、格列美脲(Glimepiride)、格列本脲(Glibenclamide)、甲苯磺丁脲(Tolbutamide),双胍类降糖药二甲双胍(Metformin),α-葡萄糖苷酶抑制剂阿卡波糖(Acarbose)和伏格列波糖(Voglibose),膳食葡萄糖调节剂(促胰岛素分泌剂)瑞格列奈(Repaglinide)和那格列奈(Nateglinide/Starlix),以及胰岛素增敏剂、胰岛素类、中成药类等。

四、制剂工程

(一)研究现状

制剂工程紧紧围绕药物制剂技术的发展和演变而发展。

口服释药产品在其市场上发展较快的技术主要有四类:口内速释技术、口服控释技术、口服复方制剂和遮味技术。注射剂新技术涉及采用生物降解聚合物为载体将药物制成微球、微囊、脂质体和在位凝胶等释药系统以及纳滤,预填充剂、聚乙二醇化注射剂和无针头注射剂等。世界透皮制剂市场新剂型主要有贴片、凝胶剂和无针头粉末/液体喷射剂等,大多用于激素替代治疗、心血管疾病和中枢神经系统疾病。为了促进药物透皮吸收,研究人员已开发多种技术如:离子渗透技术、高频能量脉冲技术、微针透皮释药新途径等。吸入剂发展趋势是治疗用途扩大,逐渐革除影响臭氧层的 CFC 抛射剂,代之以 HFA 抛射剂的定量吸入剂或粉雾剂、各种新颖的给药器具(如呼吸辅助控制给药剂量和可控制药物动力学和药代动力学的给药器具)和鼻腔给药品种不断增多。

(二)发展趋势

1.纳米生物技术

纳米生物技术在生命科学中的应用相对较新。诸如碳布凯球(Buckyballs)、树状聚合物(Dendrimers)和金属纳米粒等纳米材料可用于体内和体外释药与诊断,有的产品接近上市。目前,纳米生物技术产品主要可分为三类:释药系统、显像剂和生物传感器。

应用超临界流体萃取技术、大孔树脂吸附分离技术、膜提取分离技术、超声提取技术、高速逆流色谱提取技术、微波萃取技术、高速离心技术、超滤、超微粉碎技术、纳米技术、采用特殊吸附剂的新吸附技术、喷雾干燥、冷冻干燥和一步制粒等新工艺可开发质量上乘的新制剂、新剂型。

2.微机电系统及芯片技术

微机电系统及芯片技术与传统药物控释系统相比,纳米技术和药物传送技术的交叉对靶向给药系统的研究主要涉及微机电系统及芯片技术。微机电技术应用于给药系统有多种形式,进展趋快的有基于 MEMS 的微针技术和智能微芯片给药系统。

3.药物洗脱支架

药物洗脱支架(DES)的问世开辟了经皮冠状动脉介入治疗的新纪元。DES 植入后,释放一种或多种生物活性物质至血流和周围组织,通过抑制炎症反应和细胞增殖、延缓血管内皮化,使术后的支架再狭窄率从普通支架的 15%~20%降至 10%以下。

药物分离工程的研究主要集中在超临界流体(SCF)萃取与分离、膜分离等。超临界 CO_2 萃取在用于药用成分提取和分析方面的应用研究取得较大进展,在制药工程中具有独特的优势。膜分离技术用于抗生素和氨基酸的生产、液体澄清、医药生产过程中的工艺用水、洗瓶水、口服液、注射液用水、纯水等,为医药生产的提取、分离、浓缩、纯化一体化工程技术的解决提供了保证,对于提高医药生产企业的整体水平奠定了基础。

4.GMP

药品质量关系人们生命安危,作为药品必须安全、有效。至 2005 年底全国共有 4 400 多家药品生产企业获得共计 7 200 余张《药品 GMP 证书》。

GMP 问世至今将近半个世纪,在国内外都得到了长足的发展,使它更具适用性、针对性和权威性。近年来 GMP 的进展具有以下特点。

(1)GMP 作为药品生产和质量管理的纲领性文件,它更注重药品生产的理念。

(2)为实现药品质量的万无一失,GMP 强调对药品生产和管理实施全程控制。

(3)为更好地体现 GMP 的原则性,使条款不必随工艺技术进步而频繁修改,GMP 中不列入具体操作要求和技术措施内容,以求适用所有药品,并鼓励在满足 GMP 要求前提下,因地制宜创新实施。

(4)强调各级人员在GMP实施中的责任，确定受权人(企业药品质量最终责任人)在实施GMP中的核心地位，从而完善了质量保证体系，使得有关药品质量的一切活动，都具有可追溯性。

参考文献

[1] 狄留庆. 中药制药工程学的内涵与外延初探. 南京中医药大学学报，2005，6(2)：117-117.

[2] 曹光明. 中药制药工程理论研究与实践. 世界科学技术——中药现代化，2002，4(5)：12-17.

[3] 刘明言，元英进，等. 中药现代化进展. 中草药，2002，33(3)：193-196.

[4] 潘五九，肖小河，等. 中药生产关键共性新技术研究进展. 中草药，2004，35(4)：361-366.

[5] 孙喜斌. 现代中药生产中的新技术. 吉林中医药，2006，26(10)：70.

[6] 翟海斌，程翼羽，等. 论加速建立现代化中药制造工业的若干支要工程技术问题. 中国中药杂志，2003，28(10)：904-906.

[7] 冯毅，史淼直，等. 中药水提液冷冻浓缩的研究. 制冷，2005，24(1)：5-8.

[8] Du Qizhen，Jerz Gerold，Waibel Reiner，et al. Isolation of dammarane saponins from Panax notoginsengby hish-speed counter-curent chromatography. J Chromatography A，2003，1008：173-180.

[9] Quan Cem. Li shufen，Tian Song Jiang，et al. Supercritical fluid extraction and clean-up of organochlorine pesticides in ginseng. The Jourhal of Supercritical Fluids，2004，31(2)：149-153.

[10] Seeram N，Lee R，Hardy M，et al. Rapid large scale purification of ellagitannins from pomegranate husk. Separation&Purification Technology，2004，41(1)：49-55.

[11] Walsh G. Biopharmaceuticals and biotechnology medicines：an issue of nomenclature. Eur. J. Pharmaceut. Sci，2002，15：135-138.

[12] 沃尔什 G. 生物制药学. 宋海峰等译. 北京：化学工业出版社，2006.

[13] 中华人民共和国科学技术部农村与社会发展司，中国生物技术发展中心. 中国生物技术发展报告. 北京：中国农业出版社，2004.

[14] 王宏广. 发展生物技术引领生物经济. 北京：中国医药科技出版社，2005.

[15] 黄胜炎. "十一五"药物制剂开发思路 . 上海医药，2004，25(12)：542-546.

[16] 黄胜炎. "十一五"药物制剂开发思路 . 上海医药，2005，26(1)：21-26.

[17] 张强. 2006 中国药学会年会报告(广州).

撰稿人：陆兵

药物分析

一、分析技术新进展

在过去的两年中，发表在国际著名学术期刊如美国《Analytical Chemistry》、《Journal of Chromatography A》和《Journal of Chromatography B》，德国《Electrophoresis》和《Chromatographia》等有关药物分析的论文有近300篇[1-3]，涉及的分析方法和技术主要有高效液相色谱法（HPLC）、气相色谱（GC）、高效毛细管电泳（HPCE）、色谱质谱联用技术以及化学计量学等（见图1，图2）。

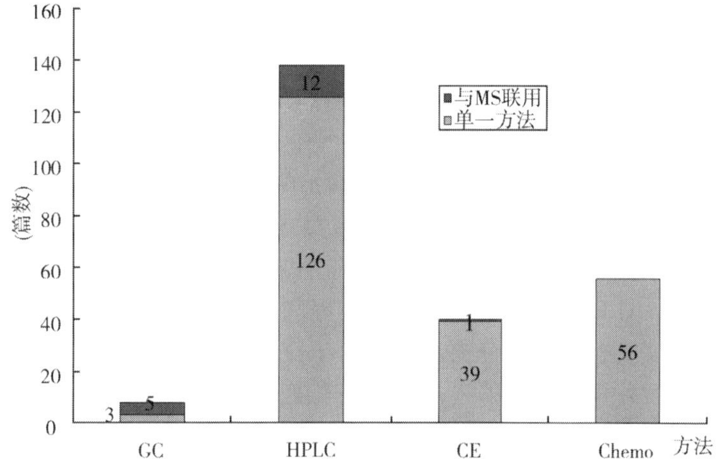

图1　2005年7月至2006年6月国外著名学术期刊有关药物分析论文统计

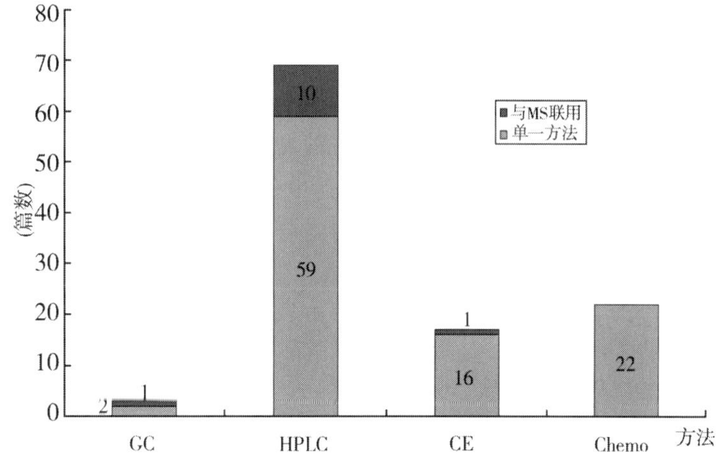

图2　2006年国外著名学术期刊有关药物分析论文统计

(一)色谱联用技术

随着科学技术的发展,药物分析新技术也在不断涌现。联用技术如 SPME-GC,HS-GC/MS[4]、PT(吹扫捕集)-GC-MS、热裂解-GC-MS 和 LPME(液相微萃取)-HPLC 等可使样品制备与分析一体化,而 HPLC-DAD、LC-MS[5]、LC-NMR、多柱色谱(柱切换技术)和二维色谱(二维气相色谱、二维液相色谱及二维电泳)等大大提高了对被分析物的分离分析与鉴定能力,这些技术的应用促进了药物分析方法向自动化、智能化和微量化发展。

其中,多柱色谱是采用柱切换技术即利用一个或多个切换阀(switching valve)将两根或两根以上的色谱柱联结,构成一定的色谱网络系统,从而在特定时间内使两种或两种以上流动相以不同流路或走向洗脱不同柱子,以达到多种不同分离目的技术。其主要目的是:①增加色谱的分辨率及选择性;②富集微量组分;③在一个色谱网络中达到多个分离目标;④在线衍生化,提高检测灵敏度及衍生化重现性;⑤在线净化样品,使前处理自动化。此技术对于分析复杂样品如中药成分和体内药物具有广阔的应用前景。

二维色谱则能够显著提高峰容量以适应复杂样品的分离分析。二维色谱最早应用于纸色谱和薄层色谱,即使用不同溶剂进行双向展开,分离效率大大提高。实际上,全二维气相色谱(GC·GC)和全二维液相色谱(LC·LC)的出现,使二维色谱分离技术进入了一个崭新的天地。全二维色谱联用时,接口不仅承担将前一级色谱的组分传递到后一级色谱中,而且还要对前一级色谱的某些组分发挥收集式聚集作用。目前,二维色谱尤其是二维电泳在蛋白组学研究中极为活跃,可检测具有差异化的蛋白,联用基质辅助激光解吸电离飞行时间质谱(MALDI-TOF-MS)及电喷雾串联质谱(ESI-Q-TOF)技术鉴定目标蛋白。而色谱聚焦-无孔硅胶反相分离和强阳离子交换(SCX)-反相(RP)分离等二维液相色谱技术弥补了二维电泳的不能很好显示低丰度、疏水性、偏碱性、极大和极小蛋白、费时、费力、难以自动化等不足,有望成为蛋白组学及大分子化合物分析的有力手段之一。

(二)光谱分析技术

在药物分析中,光谱法作为经典的定性、定量分析方法得到了长足的发展。近年来,更被广泛应用于植物药、动物药、矿物药的鉴别研究中。其中近红外光谱(NIR)鉴别法将中药材复杂的化学组分作为整体,对其有效成分进行质量控制,是一种专属性强,重现性好的鉴别方法,利用其对中药进行整体质量评价,具有不破坏样品,无化学处理,方法快速、有效等优点。近红外方法常用于易混淆、真伪中药材的鉴别研究,也可用于定量分析。它能够反映样品的综合信息,易于在线应用,加之各种解析复杂红外光谱软件的推广应用,近红外光谱法将会成为中药鉴别的有力手段。

核磁共振技术(NMR)及仪器在结构生物学中具有重要的影响,它的应用也已延伸到药物分析学科中,许多种类的蛋白和蛋白与配体的相互作用研究都可依赖 NMR 技术完成。

(三)化学计量学方法

化学计量学作为一门新兴的化学分支学科,综合运用数学、统计学、计算机科学以及其他相关学科的理论与方法，优化化学量测过程，并从化学量测数据中最大限度地提取有用的化学信息。化学计量学方法在药物分析中应用日渐广泛，主要有聚类分析(CA)、主成分分析(PCA)、偏最小二乘法(PLS)、人工神经网络、主成分回归法(PCR)—偏最小二乘法(PLS)、主成分分析(PCA)—人工神经网络、小波变换—人工神经网络以及运用于色谱峰定性的直观框导式演进特征投影等分辨方法进行药物成分的定性定量评价。

二、体内药物分析

(一)药物代谢动力学分析

随着临床药学、药动学和生物药剂学等研究领域的迅猛发展，以人或动物体液及各种组织器官中药物及其代谢物浓度测定为基础的体内药物分析已成为国内外药学研究领域引人注目的前沿技术之一，也是国内药物分析的热点，中药药代动力学的研究更是方兴未艾。但值得注意的是，中药药代动力学是一门新兴学科，加之中药及其复方应用的特殊性与复杂性，常规化学药物代谢动力学研究方法显然难以客观反映含有该成分的中药及其方剂的药代动力学特点。因此，探索与建立适合中药临床实际的药动学研究方法是当务之急。

(二)手性药物分析

手性是自然界存在的一种普遍现象，在药物化学领域尤为突出，已知药物中有30%～40%是手性的，而手性药物的不同对映体常显示出不同的药理学、毒理学和药代动力学特性如β-受体阻断剂普萘洛尔(Propranolol)的两个对映异构体的体外活性相差98倍。因此，手性分离对于研究手性药物对映体的药物动力学、药效学和手性药物质量控制就显得尤为重要。手性色谱学，尤其是手性高效液相色谱法、手性气相色谱法和手性毛细管电泳法等的发展，为手性药物对映体的分离提供了有效的手段。色谱法分离药物对映体的方法主要有间接法(手性衍生化试剂法)和直接法(手性流动相添加剂法和手性固定相法)，手性萃取的发展使简便、快速、经济地大量制备手性对映体成为可能。

三、药物分析学科重点发展方向

用现代化分析方法科学、有效和全面地控制药物的质量，了解药物复杂体系的作用过程规律，一直是药物分析界努力探索和研究的重大课题。今后重点发展方向具体包括以下几个方面。

(1)系统的中药物质基础研究。

(2)中药物质基础与药理作用相关性研究。

(3)中药有效组分与中药方剂的体内过程比较研究。

(4)化学计量学在复杂体系药物分析中的应用研究。

(5)药物代谢组学研究。

(6)手性药物的高效拆分介质与分析技术研究。

(7)药物与靶体相互作用研究。

(8)适用于低剂量药物体内分析的高灵敏分析方法研究。

参考文献

[1] Krispin Stoob, Heinz P Singer, Sandra Stettler, et al. Exhaustive extraction of sulfonamide antibiotics from aged agricultural soils using pressurized liquid extraction. J Chromatogr A, 2006, 1128(1-2): 1-9.

[2] J Poerschmann, R Carlson. New fractionation scheme for lipid classes based on "in-cell fractionation" using sequential pressurized liquid extraction. J Chromatogr A, 2006, 1127(1-2): 18-25.

[3] Attawadee Sae-Yun, Chitchamai Ovatlarnporn, Arunporn Itharat, et al. Extraction of rotenone from Derris elliptica and Derris malaccensis by pressurized liquid extraction compared with maceration. J Chromatogr A, 2006, 1125(2): 172-176.

[4] M. Silvia Díaz-Cruz, Damiȧ Barceló. Highly selective sample preparation and gas chromatographic-mass spectrometric analysis of chlorpyrifos, diazinon and their major metabolites in sludge and sludge-fertilized agricultural soils. J Chromatogr A, 2006, 1132(1-2): 21-27.

[5] M Silvia Díaz-Cruz, M José López de Alda, Damiȧ Barceló. Determination of antimicrobials in sludge from infiltration basins at two artificial recharge plants by pressurized liquid extraction-liquid chromatography-tandem mass spectrometry. J Chromatogr A, 2006, 1130(1): 72-82.

撰稿人:贺浪冲　田颂九

药事管理

我国药事管理学科始于20世纪30年代至20世纪80年代，各高等药学院系相继成立了药事管理教研室，开设了药物管理法、药房管理、药事组织学等课。1980年，卫生部药政管理局举办了全国药政干部进修班，正式开设药事管理课程。1984年《药品管理法》颁布后，药事管理学科进入新的发展时期。各高等药学院系逐步将药事管理学列为必修课程。1993年吴蓬教授主编的《药事管理学》教材出版[1]。1996年杨世民教授主持承担了国家教委“药事管理学教学内容、方法、手段的改革”，对药事管理学科进行了系统的研究。邵蓉教授也承担了教育部“深化药事法规法学类课程改革”的课题研究。教育部颁布的药学专业业务培养要求（六个方面），其中一条为“药事管理和药事法规的基本知识”；教育部规定药学专业主干课程有16门，专业课6门，“药事管理学”为其中之一；国家人事部、国家食品药品监督管理局实施执业药师资格制度，“药事管理与法规”被列为三门必考科目之一。这些均从政策上保证了本学科的发展。目前，药事管理学教材已达8种之多，建立了一支结构较为合理的师资队伍，有13所高校招收培养药事管理学研究方向的研究生，中国药科大学、沈阳药科大学已相继招收药事管理专业的本科生，沈阳药科大学、中国药科大学、四川大学华西药学院、天津大学等院校陆续招收药事管理学博士研究生。药事管理学研究者申报、主持了国家、省、部级研究课题，开展了许多横向课题的研究，发表了大量学术论文，出版了一批药事管理学专著，取得了良好的社会效益和经济效益[2]。近年来，药事管理学科在教学、科研、学科建设等方面又取得了一系列新进展。

一、药事管理学科的新进展

药事管理学科在我国有了较大的发展，主要表现在以下9个方面[3]。

（一）药事管理学课程地位得以加强

药事管理学被国家教育部门列为药学专业的主干课程，从政策上保证了该学科的发展。截至2005年，大部分高等医药院校均将其列为必修课程，部分院校指导本科生进行药事管理毕业论文设计，在生产实习中也列入药事管理的内容。除药事管理课程外，一些高校还为本科生、研究生开设了药事管理学系列课程，如管理学基础、药学史、药学概论、药品质量管理与监督、医院药房管理、药品生产经营质量管理、药品市场学、新药开发管理、药事法规、药学研究方法概论、药品生产企业管理等。

（二）药事管理学教材建设有了较快的发展

供研究生、本科生、高职高专各层次药学生使用的药事管理教材已有10余种。2006年8月，人民卫生出版社出版了药事管理、医药市场营销专业的全国高等学校规划教材，包括：《医药市场营销学》、《医院药事管理》、《药物经济学》、《药物信息应用》、《国际医药贸易》、《医药消费者行为学》。

(三)建立了一支专职的师资队伍

2004 年全国设置有药学、中药学、药物制剂、制药工程专业的普通高等学校为 347 所，目前从事药事管理学的师资有 350 多名。

(四)药事管理学研究生培养工作得到加强

有 13 所高校招收培养药事管理学研究方向的研究生，至 2005 年，已招收硕士研究生 260 余名，毕业 134 名。沈阳药科大学、中国药科大学还招收了药事管理方向的博士研究生。

(五)设置药事管理本科专业

国家在本科专业目录中设置了药事管理专业(专业代码为:100810)，业务培养要求为:本专业学生主要学习药学、法学、行政学、管理学等社会科学的基本理论和基本知识，掌握现代社会科学基本理论和研究方法，精通药学专业知识，具有计划、协调、组织和决策方面的基本能力。2006 年，中国药科大学招收药事管理专业的本科生 60 名。2006 年，沈阳药科大学经批准开始招收药事管理专业本科学生 30 名，学制 4 年。

(六)药事管理学术团体力量加强

药事管理学科成立了学术团体，中国药学会和部分省级药学会组建了药事管理专业委员会，一批药事管理干部、药学技术干部、药事管理学教师担任了专业委员会的学术职务，并以此吸引了大量的药事管理干部、药学技术人员和教师参加药事管理学科的活动。全国高等药学院校也成立了药事管理学科发展协作组，已召开了 8 次学科交流会。中国医院管理协会成立了药事管理委员会。

(七)创办药事管理学杂志

创办了《中国药事》等药事管理学杂志，其他一些药学期刊也专门开辟了药事管理栏目，为学科交流提供了园地。据《中国药事》杂志 2002 年第一期报道，1999～2000 年我国有 146 种期刊登载了药事管理方面的文献 1 305 篇。

(八)实施执业药师资格制度

1993 年，药事管理专业委员会建议中国药学会向政府部门反映制定药师法。

自 1995 年起，我国实施执业药师资格制度。国家执业药师资格考试将“药事管理与法规”列为必考科目。国家组织了专家编写了考试大纲及《药事管理》、《药事法规汇编》应试指南。药事管理教师承担了有关工作。2000 年，国家有关部门启动执业药师立法基础调研，药事管理工作者参与了此工作。

(九)药事管理科研工作广泛、深入的开展

围绕药品管理的中心工作、热点问题，开展了系列研究，如实行处方药与非处方药制

度的分析研究、关于健全我国新药法律体系的研究、国外药事法规体系的研究、中国医药产业组织结构研究、基本医疗保险用药管理研究、医院药物利用与合理用药的研究、医院药师地位和作用的研究、建立药师管理的法律体系研究、执业药师法立法基础研究、高等药学教育人才培养模式、课程体系的改革研究、我国社会药房实施药学服务的研究、药品连锁化经营战略的研究。

二、药事管理学科新进展对药学事业、药品监督管理

产生的影响和作用

(一)药事管理学对药学教育及药学专门人才培养的影响

使学生由单一的药学知识、技能发展为具有药学知识、技能和药事管理与法规于一体的综合知识结构，了解了药品管理的法规，明确了药师职业道德，能辨别合法和非法行为，为毕业后从事药学实践工作、参加执业药师资格考试奠定了良好的基础。

(二)促进了药事管理干部专业化发展

举办了各种类型的药事管理干部培训班，使其除具备行政管理的知识、能力外，药事管理专业的知识、能力得到了加强，为药事管理工作科学管理、决策提供了理论依据。

(三)改进了药学技术人员的知识结构，弥补了药事法规知识的欠缺

通过执业药师资格考试、药学技术人员继续教育等，强化了药事管理、药事法规的知识、技能，提高了药学技术工作的水平，促进了我国药学科学的发展。

(四)促进了药品科学监管工作，保障了人民用药安全

通过药事管理的科研工作，取得了一批研究成果，如实施执业药师资格制度的研究，处方药与非处方药分类管理制度的研究，药品生产、经营、研制、中药材种植等环节的研究等。为药品监督管理部门制定法律、法规提供了参考依据，并对药事管理实践工作起到了很好的指导作用。

三、药事管理学科国内外研究进展比较

(一)内容方面

国外药事管理学科研究的内容主要集中在药物经济学、药物政策、药学服务、临床药学等方面，以人为本，以合理用药和科学制定医药政策为核心开展研究。国内药事管理学科围绕医药实践领域的热点问题开展研究，内容集中在药品研制、生产、经营、使用以及药品监管等环节的管理。

(二)方法方面

从国内药事管理研究论文看,药事管理研究与相关学科交叉融合的特点日趋突出,管理学、系统工程学、经济学、法学和社会学等学科的理论和方法在药事管理领域运用趋于广泛。但有关研究方法还欠科学,定性探讨的多,定量阐述的少,尤其缺乏严谨的设计、科学的论证和恰当的讨论,所得结果说服力不强。而国外研究普遍表现为研究路线清晰可行,方法运用恰当,论证严密科学,数据处理得当,结果多能定量表达[4]。

四、药事管理学科发展的趋势预测和研究方向建议

(一)药事管理学科发展的趋势预测

面对构建和谐社会对医药卫生事业发展提出的要求,以及国外同学科发展的态势,我国药事管理学科必须锐意创新、有所作为,实现新的跨越式发展。今后药事管理学科发展将呈现以下趋势特点。

1. 学科研究更加注重以人为核心

药事管理学科发展要从以往的以药品为核心,以人为对象的内容转向以人为核心,以药品为物质对象,运用信息学等学科知识,研究人与药品的社会关系;研究心理因素对用药的影响与变化;在加强药品质量管理的同时,研究药学事业中各分支系统如何以人为中心,为患者提供全面的药学服务,从而体现维护人民身体健康用药的合法权益的宗旨。

2. 学科交叉渗透引发新的学科生长点

药事管理学是一门交叉学科与边缘学科,其发展根植于药学、社会学、管理学、经济学、法学、心理学、行为科学等传统学科,随着这些学科在基础理论与方法的创新和发展,必将促进药事管理学科在基础和应用研究方面革新,引发药事管理学新的学科生长点。如近年来信息处理、数据挖掘等技术的发展,将使药事管理学科在药品电子商务、药品物流、医药数据库等方面取得新突破;而系统工程方法将会对医药卫生决策、药品政策评估、药品安全预警等提供理论和技术支持,加快药事管理研究的科学化进程[5]。

3. 学科研究基础平台进一步完善

药事管理学科将充分利用学科周边人、财、物资源,打破学科界限,积极筹备建立各种形式的研究基础平台,如中心、研究所等。平台的建立突破了原有模式的局限,充分利用学科资源,争取各类经费的支持,改善硬件和软件条件。通过这些研究基础平台的建设,还将利于承接各类合作项目,积累科研发展资金,改善研究人员待遇,激发工作动力;在横向合作发展同时,整合人员、信息、成果等已有资源,积极申报国家各类纵向科研基金,并会取得相应突破。

4. 各级药品监督管理干部的主力军作用进一步加强

药品监督管理干部处在药品监督管理的最前沿,实践经验丰富,最熟悉药品监督管理过程。在执法中发现问题,及时解决,使药事管理学科在实践中不断充实、完善。药品监

督管理干部善于总结药品监督管理的经验，将其上升为理论，并及时把学科最新研究理论与实际相结合，进一步指导实际工作。一批药品监督管理干部在高校兼任该学科教师，讲授药事法规、药品注册管理等课程，协助培养青年教师。今后，药品监督管理干部主力军的作用进一步加强，将不断探索、推动我国药事管理学科的发展。

5. 药品生产、经营、医疗机构药学技术人员的作用更加突出

药品生产、经营、医疗机构的药学技术人员处在药学实践的第一线，他们能及时地发现实践工作中存在的各种问题，并积极主动地对其进行有针对性探索和研究，使现行药品管理的规章制度日臻完善。在药事管理学科发展的过程中，他们的作用将更加突出。药品生产企业的药学技术人员对执行 GMP 的过程中遇到的问题进行研究解决，在实践中不断充实和完善 GMP。药品经营企业的药学技术人员通过对处方药和非处方药的销售、管理，探索出在实践中行之有效的药品经营管理方法。医疗机构的药学技术人员在与患者的接触过程中，不断加深对医院药学服务的认识，积极开展有关药学服务的研究。

6. 药事管理学术组织的作用进一步发挥

药事管理学术组织举办继续教育培训班、学习班；提供信息，组织合作，加强联系、交流。专业委员会接受政府部门的委托，组织药事管理学教学质量评估，评审科研课题、优秀论文和成果，为学科的建设发挥桥梁纽带作用。今后其作用将得到进一步发挥。

（二）药事管理学科发展的研究方向建议

药事管理工作者应及时把握国家政策导向，认真研究《国家中长期科学和技术发展规划纲要》（2006～2020 年），敏锐跟踪医药卫生制度改革的新趋势，结合国家药品监督管理的需要，凝练学科研究方向，确定研究的热点重点，发挥药事管理学科研的特色和优势。在今后一段时间内集中精力开展以下主题的研究[6,7]。

1. 药品科学监管体系研究

随着一系列重大药品安全事件的发生，药品科学监管日益迫切，如何在经济转型期严把药品质量关，成为当前关乎国计民生的大事，必须着力建设药品科学监管体系，本学科围绕该主题开展以下研究：药品科学监管的内涵研究，构建保证药品质量的科学监管体系研究，医药市场监管机制研究，整顿药品生产和流通秩序研究，药品上市后安全用药监测与预警研究，国家基本药物制度研究等。

2. 药品价格体系研究

药品价格体系研究一直是研究热点问题，今后研究方向主要集中在：药品定价研究、药价虚高的整治研究、科学合理的药品价格政策研究等方面。

3. 药品流通体制改革研究

包括药品零售企业发展研究，医药物流发展研究等。

4. 医疗卫生体制改革研究

集中在医疗机构药房管理模式改革、药品集中招标采购模式与规范化管理，社区药学服务，安全、合理用药等问题的研究上。

5. 药学人员资格制度、药师立法研究

完善药学人员资格制度，制定药师法及相关配套法规仍将是今后一段时间内的研究焦点。

6. 药事管理学科基础研究

包括学科基础理论的概念、内容范畴、研究方法的探索和创新等。

参考文献

[1] 吴蓬. 药事管理学. 3 版. 北京：人民卫生出版社，2003.

[2] 杨世民. 药事管理学. 2 版. 北京：中国医药科技出版社，2006.

[3] 杨世民，侯鸿军，裘雪友. 我国药事管理学科建设与展望. //中国药学年鉴（2002～2003 年卷）. 上海：第二军医大学出版社.

[4] 胡明，李毅，蒋学华，等. 药事管理类硕博论文分析及相关问题探讨. //2006 年中国药事管理热点问题研讨会论文集. 64-49.

[5] 胡元佳，赵静，邵蓉，等. 中国内地及港澳台地区药事管理研究动态介绍. 药学教育，2006，22(2)：54-57.

[6] 国家食品药品监督管理局局长邵明立提出：食品药品监督管理应树立科学监管理念. http://www.sfda.gov.cn/.

[7]《国家中长期科学和技术发展规划纲要》(2006～2020 年). http://www.gov.cn/.

撰稿人：杨世民

中药与天然药物

一、中药及天然药物学科发展的新进展、新思路、新方法和新成果

(一)生药学研究

新药用资源的开发扩大了生药研究的范围。针对生物资源的保护,中国中医科学院中药研究所提出了"核心种质"的概念。核心种质是保存种质资源的一个核心子集,以最少数量的遗传资源最大限度地保存整个资源群体的遗传多样性,同时代表了整个群体的地理分布。核心种质的研究不仅可以保护中药种质和遗传资源,加强优选优育和中药种源研究,而且为防止品种退化,解决品种源头混乱问题提供一条出路。

药用植物的人工种植方面取得突破性进展,人参、黄连、杜仲、天麻、黄芪等 12 种天然药物实现了人工栽培,川贝母、肉苁蓉等已达到中试规模。稀缺重要资源的人工培养有大量的报道,对人参、灵芝、冬虫夏草等贵重药材的人工培养已取得了阶段性成果。日本和韩国已经在人参悬浮细胞和不定根培养的工业化方面取得了成功。我国已经有通过人参愈伤组织培养开发的产品,如丁佳宜系列化妆品等。韩国、巴西和我国台湾省等国家或地区在灵芝多糖的产量与人工培养液的组成方面进行了成功的探索。重庆中药研究院已经在冬虫夏草的人工培育方面取得可喜进展,在真菌的制种与繁殖技术,寄主昆虫的繁殖与饲养技术,菌虫结合(接种)技术,感菌幼虫饲养、生长生态环境控制技术及病虫害防治技术等四个环节解决了冬虫夏草的人工繁育难题。该研究组繁育的人工冬虫夏草经过生药学、真菌学、植物化学、药效学等方面对比研究,表明与天然冬虫夏草在形态、化学成分、药效等方面无差异。目前该研究成果已经成功应用于工业化生产。中药鉴定技术出现了跳跃式的进步,色谱指纹图谱广泛应用于药用植物及其成药的品种鉴别和质量控制。指纹图谱技术正在走向成熟,并获得了整个行业的认可。沈阳药科大学已经研制成功"中药指纹图谱超信息特征数字化评价系统"软件,初步解决了中药指纹图谱定性评价和定量评价的关键性技术,为率先进入中药指纹图谱信息化研究领域奠定了坚实的基础。生物技术逐渐渗透到了生药学研究领域,DNA 分析技术、酶联免疫吸附技术等在药材的鉴定方面不断应用。国外已有报道制备了 30 多种常用中药有效成分的单克隆抗体(如:黄芩苷、甘草酸、青蒿素、人参皂苷 Re 和 Rg1、柴胡皂苷 a 和 b 等),可以用于微量快速检测有效成分的含量,取得多项专利。

(二)天然药物化学研究

化学成分是中药药效的物质基础,现代科技的发展使化学成分的分离和鉴定速度大大提高。制备色谱技术、各种逆流色谱技术、高分辨质谱和大功率核磁波谱仪的应用,使

很多微量的新化合物成功地得到了分离和鉴定。据不完全统计，从 2005 年 1 月到 2006 年 9 月，各国学者从陆生植物、动物及海洋生物中分离得到化合物 6 000 余个，其中新化合物 3 600 余个。常用中草药的化学成分及有效成分研究继续受到关注，苔藓、地衣、真菌（包括内生菌）等低等植物化学成分，以及海洋生物的化学成分的研究已经引起足够的重视并取得了初步成果。

随着对天然产物中化学成分研究的不断深入，植物化学的研究出现了一些新的规律和进展。具体表现在以下几个方面。

1. 黄酮类化合物虽然仍有新的结构出现，但新化合物的数量越来越少

结构类型中已没有经典的黄酮及黄酮醇类，多为双黄酮、黄烷醇、紫檀烷等少见类型。新的活性也很少出现，因此可以认为黄酮类化合物的研究范围已经基本覆盖，新化合物的发现可能不再是天然化合物的研究重点，但是具有植物化学分类学的意义。多糖类化合物的研究报道虽较少，但是近年来却报道了很多种具有明显生物活性的多糖类化合物。传统观念认为多糖分子量大，不易被吸收，但是有研究表明多糖类具有抗肿瘤、免疫调节等多方面的生物活性。特别是在免疫调节方面，日本学者的研究结果表明多糖凭借与细胞膜上的受体结合发挥其免疫调节作用，并且分子量越大作用越明显。研究较活跃的结构类型主要是萜类化合物、三萜皂苷、生物碱和木脂素类，在新近发表的所有新化合物中，这四类化合物的数量占了绝大多数。这些化合物不仅新结构类型多，活性表现也比较明显。具活性的新型骨架化合物的研究已成为热点，并会在长时间内成为研究的主要方向，如：降三萜类、二萜生物碱类、各种类型结构的多聚体以及水溶性成分等。

2. 除了新的活性化合物的发现，植物化学研究还能为植物的分类学提供化学上的分类依据

随着传统药用植物的化学研究的深入，化学成分在植物分类中的作用越来越受到重视。这一方向尚有待进一步地深入发展，以便解决目前存在的某些植物在分类学地位上的混乱问题。

3. 与植物资源相对应，海洋天然产物的发现也成为近期的热点，特别是几个海洋动物中发现的新药已进入临床

海洋天然产物研究目前集中在红树林植物、珊瑚、海绵和海洋真菌几个领域，新化合物也以活性比较明显的大环内酯类、二萜类、多肽为主。由于海洋生物分类学研究的滞后，使研究材料的获取及鉴定成为海洋药物研究的瓶颈，因此海洋天然产物的研究也需要多学科的合作。

（三）中药及天然产物活性研究

新方法、新技术不断应用于中药及天然药物的活性研究。整合药学相关学科的科研条件，建立了 ADME/Tox 研究平台。从药物的吸收、分布、代谢和排泄方面，综合研究中药及天然药物的体内过程，为中药现代化研究提供了一种新的思路。高内涵和高通量活性筛选技术在国内也已经作为活性天然产物发现的重要手段。有人提出使用 Caco-2 模型模拟人体对药物的吸收，进行药物吸收的体外试验，在吸收的化合物中寻找有活性的成

分。药物的吸收研究也包括中药进入体内后在肠中的代谢产物研究。中药进入体内后对P450代谢酶的研究也取得了很多成果。这些研究成果阐述了中药成分在体内的化学变化及其对不同代谢酶的抑制,解释了中药的药物一药物相互作用,为中药复方的复杂组成提供了一些合理的解释。生物化学技术的进步导致各种不同结构功能的蛋白质不断出现,使各种体外试验模型不断建立,特别集中于抗肿瘤、抗炎、抗病毒、抗心血管疾病方面。中药药理学研究的热点主要集中在抗肿瘤、心脑血管疾病、糖尿病等重大疾病的作用机理研究。由中国科学院武汉植物园与美国科研人员合作开展的中药雷公藤抗癌机理研究证实,雷公藤中的抗癌活性成分雷公藤红素(Celastrol)是一种癌细胞抑制剂,通过控制癌细胞的蛋白酶体进而诱发癌细胞凋亡,这一研究成果已发表在国际癌症研究权威杂志《癌症研究》(*Cancer Research*)上。中国与加拿大共同建立的全球联合药物实验室在胰岛素分泌失调和胰腺功能障碍修复研究方面取得了突破。经过近十年的通力协作,通过研究桑叶、玉竹、荞麦、山药、黄芪、枸杞子、人参、女贞子等复方中药,首次发现了对"焕胰素"含量有内源性激活与外源性补充作用的中药配伍技术组合。

中药及天然药物的药理学研究是中药及天然产物活性成分发现的基础和重要手段。随着天然产物研究的发展,从植物中分离出了大量的化合物,但用于新药研发尚需要大量积累化合物的量并更多地结合活性筛选,因此主要通过分离鉴定新化合物进行药用植物开发的思路有待于调整。在转变研究思路的实践中,植物提取物的药理学研究越来越受到重视。与中药单体成分的体外活性测试相比,粗提取物的药理学研究结果(包括体内和体外)更能反映药物真实的药效。因此采用先对粗提取物进行药理学研究然后进行活性追踪分离的方法寻找活性成分,有助于防止分离过程中活性化合物的结构变化或丢失,增加研究的可靠性,特别是对于中国传统的中药及其复方的研究,这一理念越来越被广泛认同。新的活性筛选靶标不断被发现并用于活性追踪研究方面。另外,也已经建立植物成分的同步多通道分离技术结合高通量活性筛选的思路和平台。

二、中药及天然药物学科最新进展在社会发展中的应用、成效

中药及天然药物学科最新进展在社会发展中的应用体现在以下几个方面。

(一)生物技术在天然药物学科中的应用

DNA分子遗传标记技术不断应用于中药及天然药物品种鉴定、天然药物分子育种和药材道地性分析,为生药品种鉴定提供了一种新的鉴别方法,标志着传统生药鉴定已从细胞和亚细胞水平向遗传物质DNA分子水平发展。但是为适应干药材的鉴别,该项技术还有待于进一步发展和完善。转基因、诱导子和反义核酸技术等在中药细胞培养和基因工程中也开始应用,为中药优良品种的培育打开了广阔的空间。

(二)现代分析测试技术在天然药物学科中的应用

HPLC-MS、HPLC-NMR、HPLC-MS-NMR、生物质谱仪已经应用于天然提取物活性成分的在线结构测定,对天然药物的鉴定、微量化学成分的发现以及中药和天然药物的代

谢研究起到了推动作用。天然活性成分的高通量筛选（HTS）及在天然药物的分离和鉴定领域的应用，为中药复杂体系的研究提供了有力的科学手段。高速逆流色谱（DCCC）技术和膜分离技术的应用促进了水溶性的、结构相似的化学成分的分离和制备。

（三）计算信息学在天然药物学科中的应用

借助计算机图形学、计算机三维重建、体视学和图像分析系统等手段，将中药组织形态学研究推向三维化、可视化、定量化。有研究报道分别建立了10种川产道地药材的显微图像模式识别系统和道地药材计算机三维仿真模型及其可视化技术。研究结果有助于形象生动地把握生药整体和局部的概貌、特征以及特征细胞的空间相互位置关系及其定量化参数。目前人工神经网络、专家系统、模糊数学、灰色系统理论、数值分类等技术应用异常活跃。例如中药组织形态图像模式识别，道地药材计算机三维仿真模型图鉴，近缘及易混淆中药物种数值分类，药用植物DNA指纹图谱模式识别，道地药材经验鉴别专家系统，以及中药化学质量模式识别等。

中药及天然药物学科最新进展在社会发展中的应用成效主要体现在以下几个方面。

1.为中药GAP基地的进一步建立和完善及道地药材成因研究提供理论基础

中药材是一种特殊商品，在中药产业体系中，中药材既是原料药，又是成品药，中药材生产规范化及质量标准化是中药产业的基础和关键。中药及天然药物学中每一个学科的进展都为药材GAP的进一步建立和完善提供了理论基础。

2.在质量控制标准和质量评价标准两个层面上，对药材的质量研究产生了深远的影响

天然药物质量研究目前基本上停留在质量控制标准研究阶段。具体表现在：①药材商品规格：道地药材是来源于某一特定产地的名优正品药材，自古以来道地药材是人们借以辨识和评价中药材真伪优劣的独特标准。以经验鉴别（性状鉴别）为主要手段，以道地药材为标准药材，建立量化可控的药材商品规格标准，将是中药质量标准化研究不可或缺的重要内容。②内在质量标准：以HPLC，MS，NMR，IR，UV，GC，CE等及其联用技术进行化学指纹图谱定性和有效成分或指标成分定量，并结合人工智能技术，建立天然药物化学质量模式识别系统，将是实现天然药物质量标准规范化、国际化的重要途径。③生物活性评价：建立基于中药药理学、分子生物学和临床天然药物学的具有特异性和客观性的中药活性筛选与质量评价系统，阐明天然药物及中药方剂的物质基础与药效学关系。

3.为指导新药开发与综合利用提供借鉴

天然药物新药开发将是21世纪我国天然药物研究长期优先发展的大课题。新药开发特别是单体有效成分和有效部位的开发是天然药物学研究为人类健康事业服务的最有效的方式之一。在防治心血管疾病、骨质疏松症、衰老、肿瘤、病毒性肝炎等方面，天然药物疗效确切，资源丰富，展现出十分光明的前景。如石杉碱甲、双环醇、丁苯酞等。天然药物保健食品、保健用品、生物农药等综合开发利用也方兴未艾。

4.为中药及天然药物的资源保护和可持续利用提供基础

（1）生物技术应用：生物技术在天然药物学中的应用将是21世纪生药学研究最富活

力和前景的领域之一。从资源创新角度,天然药物生物技术可望在以下三大方面取得重大突破和巨大效益。①天然药物分子标志育种。②利用转基因植物生产活性物质:利用转基因技术,将外源药用基因导入植物的基因组,通过高效表达获得新型药物和基因工程疫苗,已引起人们的广泛关注,植物表达体系具有高效表达且表达产物可糖基化、酰胺化等转译后加工性强的特点,在免疫原性、安全性、来源和成本等方面较细菌、酵母、昆虫细胞及哺乳动物细胞等表达体系更具潜在的优势。目前一些名贵生物医药制品如基因工程疫苗、活性多肽和蛋白质药物已能在转基因薄荷、颠茄中整合、转录和表达。③组织细胞培养:主要引用组织培养和细胞培养技术,生产天然活性产物以及进行药用植物快速繁殖。

(2)新中药材或原料药开发:世界天然药物资源丰富,同时人工制品、代用品、新药部位及引种药材将成为天然药物资源创新的又一大渠道。

(3)世界民族医药学及其比较研究:开展民族医药学及其比较研究,不仅有助于丰富世界传统医药文化宝库,而且可为新药开发提供丰富而重要的线索。世界民族医药资源广泛,应用经验丰富,在我国特别是藏、蒙、维、彝等民族医药已成为筛选天然活性物质的最热点之一。

(4)植物化学分类:根据植物化学亲缘关系,寻找和扩大中药资源。随着植物化学成分的不断分离和鉴定,一方面建立基于化学成分的植物分类系统将成为可能,另一方面将为天然药物新资源寻找和利用提供基础。

三、中药及天然药物学科发展动态和趋势

微量且具活性的新型骨架化合物的研究、真菌药物成分研究、中药及其复方的药效物质基础研究为今后的主要趋势。常用中草药的研究已经从简单的化学成分分离和活性筛选深入到中药复杂体系和体内过程,多学科交叉融合,应用多种技术联合攻关的科研局面已经初步形成。中药的标准化和规范化建设得到完善;中药的安全性研究受到极大的关注;中药炮制技术的传承和创新亦得到重视;中药的知识产权得到重视;中药的国际化已开始实施。传统药物和民族药物的研究也引起研究人员的极大兴趣,特别是特效民族药物和民间秘方的挖掘整理工作已开始启动。海洋药物研究越来越受关注,海洋天然产物具有显著而多样的生物活性,因此从海洋寻找新药已经成为新药研究与开发的新亮点。

四、中药及天然药物学科发展目标和前景展望

(一)目标

(1)构建核心种质,加强药用植物种质资源研究。具体体现在中药材野生变家种家养研究,植保技术研究,发展绿色药材研究,中药材新品种培育,开展珍稀濒危中药资源的替代品研究等。进行中药资源的再普查,保证合理利用与保护中药资源。

(2)加强中药安全性和有效性研究,提高临床疗效,保障用药安全。

(3)努力促进民族药物、动物药和海洋药物的开发研究。充分利用现有的动植物、海洋资源,积极研发具有特殊疗效的民族药物、动物源药物和海洋药物。

(4)完善中药和天然药物的技术标准体系。

(5)中药复杂体系研究模式的探索。

(6)适合中医药特点的中药新剂型、新敷料的研究、开发和应用。

(二)发展前景展望

(1)为和谐社会的构建,提供优质、高效、价廉中药,提高中医药的应用水平。

(2)加快中药国际化进程,提高中药的国际市场竞争力。

(3)显著提高中药创新药物研究水平。

(4)实现中药资源的可持续和合理利用、环境保护、山区农民脱贫致富,解决人民看病难、吃药贵的难题。

(5)继承和挖掘民族医药的宝库,推动民族药物的现代化。

(6)丰富学科内容:①构建核心种质,保护中药种质和遗传资源,加强优选优育和中药种源研究,防止品种退化,解决品种源头混乱的问题。②扩大和深入研究开发动物及海洋生物来源的天然活性物质。继续从哺乳类、鸟类、昆虫类、爬行类、两栖类等动物中寻找具有特殊功能的天然药物。努力促进海洋药物和海洋活性物质的开发研究。海洋活性物质在抗肿瘤、抗炎、抗心脑血管疾病、抗放射、降血脂与海洋前列腺素等方面已取得重要进展,今后将加快对海洋活性物质如多肽、萜类、大环内酯类、聚醚类、海洋毒素等化合物的筛选及其化学修饰和半合成研究,以获得活性强、毒副作用少的有药用价值的海洋活性物质。另外充分利用海洋资源,积极研发海洋保健功能食品、海洋医用材料以及海洋中成药也是亟待发展的重要领域。③微量的、具活性的新型骨架化合物的研究,以及苔藓和真菌药物成分研究。④中药及其复方的药效物质基础研究。⑤综合应用现代生物技术,加速天然药物的创新和产业化。通过基因工程、细胞工程、酶工程、发酵工程、抗体工程、组织工程等现代生物技术的综合应用,不仅可以解决天然生物活性物质的规模化生产,而且可以对活性多肽、活性多糖、核酸酶等生物大分子进行结构修饰、改造,进而进行生物药物的创新设计和结构模拟,再通过合成或半合成技术,创制和大量生产疗效独立、毒副作用少的新型生物药物。⑥中西结合创制新型生物药物。“中国医药是一个伟大的宝库”,我国在发掘中医中药,创制具有我国特色的生物药物方面已取得可喜的成果,如人工麝香、天花粉蛋白、骨肽注射液、香菇多糖、复方干扰素、药用菌和食用菌及植物多糖等,都是应用生物化学等方法整理和发掘祖国医药遗产及民间验方开发研制成功的。祖国医药学是几千年来我国人民与疾病作斗争的成果,具有丰富的实践经验,结合现代生物科学,一定可以创制一批具有中西结合特色的新型药物,如应用分子工程技术将抗体和毒素(如天花粉蛋白、蓖麻毒蛋白、相思豆蛋白等)相偶联,所构成的导向药物(免疫毒素)是一类很有希望的抗癌药物。应用生物分离工程技术从斑蝥、全蝎、地龙、蜈蚣等动物类中药分离纯化活性生化物质,再进一步应用重组 DNA 技术进行克隆表达生产也是实现中药现代化的一条重要途径。

五、中药及天然药物学科发展趋势预测和研究方向建议

现代疾病对人类的威胁正在或已经取代了以往的传染性疾病，医疗模式已由单纯的疾病治疗转变为预防、保健、治疗、康复相结合的模式，各种替代医学和传统医学发挥着越来越大的作用。化学药物毒副作用大，易产生抗药性等，很难满足人民日益提高的健康需求。在全世界药品市场上，由天然物质制成的药品所占的比重越来越大。传统医药在"回归自然"的世界潮流中再次焕发出强大的生命力并展示出广阔的发展前景。

中药在药效和安全性评价、生产工艺、质量标准、制剂技术、临床研究等方面的发展比较滞后；高效、速效、体积小、单剂量小，以及贮存、携带、服用方便的优质大品种不多，其主要原因除了基础性的科学研究比较薄弱外，还有在产业化的过程中对现代工程技术研究、应用不够，在专业标准规范如 GLP、GCP、GMP、GSP 等实施方面与国际先进水平差距较大，因而影响了中药产品的市场竞争能力。这几方面也是中药研究的趋势所在。

(1)中药质量控制模式的多样化、多层次。原药材的质量直接影响到了中成药的质量和医疗的质量。加快实施中药材种植 GAP 管理，对中草药原植物及药材进行品种真伪和质量优劣的鉴定，研究如何尽快以 GMP、GLP、GAP、GSP 来全面规范中药产业，才能从源头上保证药材质量的可行性、稳定性。同时可持续地提供出一批批优质、安全、无公害及质量可控的道地药材。

(2)中药炮制技术的现代化和规范化建设。很多中药在炮制后减毒增效的机理还没有定论，另外，在中医理论的指导下如何将炮制工艺规范化，制定全国统一的炮制品规格质量标准也是亟须解决的问题。

(3)单味药和复方的水溶性成分及多成分间相互作用的研究。进一步研究单味药的化学成分和药理作用，并在药效学基础上明确有效成分以及各成分之间的关系。

(4)中药复方的物质基础和作用机理研究。研究药物之间的相互关系，从而阐明中药复方的配伍规律，进而也可进一步解释中医基本理论和用药经验。

(5)中药新剂型、新型给药系统的研究开发。

(6)中药复方药代动力学的研究。中药正面临着走向国际市场的大好机遇，著名的国际学术性机构纷纷介入中药的基础性研究，资金投入将会大幅度增长。同时，分子生物学与生物工程技术的应用，会进一步带动中药基础性研究的发展。

综上所述，应该把以下几点作为中药研究的研究方向建议：

(1)中药资源可持续发展研究。

(2)中药材质量研究。寻找快速鉴别中药材的标准方法以及实现中药质量的可控性，建立具有我国独立知识产权的中药质量检验标准系统，是中药实现现代化和走向世界的重要途径。

(3)中药药效物质基础的研究。中药研究要与 20 世纪 90 年代以来迅猛发展的分子生物学(尤其是人类基因组的研究)和一些新兴学科相结合，逐步搞清疗效的活性物质基础和作用机制(靶点)。

(4)中药药理研究动物模型的建立和药理作用机理的研究。在中医理论的指导下建

立适应现代中药研究的动物模型，并通过动物模型搞清中药的作用机理是药效学研究至关重要的问题。

(5)中药药效、机理和物质基础间的相关性研究。特别是多成分、多层次、多靶点的作用机制还有待于研究阐明。

(6)方剂配伍理论的研究。从现代医学的角度证实中药配伍理论的科学性，寻找发挥增效、减毒作用的最佳组合，指导临床用药，揭示中药方剂配伍的内在规律，探索现代中药配伍理论，带动中医药现代化发展和新药研制。

(7)中药剂型现代化的研究。剂型现代化是中药走向世界的关键步骤之一，高效、低毒的现代剂型有利于药物的稳定性和可控性释放，提高中药的安全性和疗效。

(8)中药毒理学研究。

(9)中药智能化学全息数据库的建立。以道地药材的化学指纹图谱为质量控制指标，把药材样品的各种不同分析方法或其不同操作条件用专家系统及计算机软件联系起来，借此把由各个分析方法及各个操作条件所得到的大量的实验结果相互贯通起来，作为统一的图谱或数据进行综合分析研究。用这种方法测定一味中药的各种样品的化学成分整体信息，确定该中药优质药材或道地药材具有的特征性化学信息。将统一综合智能分析所得数据资料存入计算机数据库，从而建立该中药的“中药智能化学全息库”。该法能克服现行只测定少数成分来控制中药质量的分析方法所难以避免的片面性，建立中药客观、可靠、合理、有效的质量评价与质量控制方法，实现中药质量标准化控制的目标。

参考文献

[1] 赵文英. 海洋来源抗肿瘤活性物质研究进展. 中草药，2006，37 (2)：289-293.

[2] 陈立军，等. 青蒿素及其衍生物抗肿瘤研究进展. 中草药，2005，36 (11)：1754-1755.

[3] 任风芝，等. 两头尖的抗肿瘤活性成分研究. 中草药，2005，36 (12)：1755-1759.

[4] 单磊. 皂苷类成分抗肿瘤活性的研究进展. 中草药，2005，36 (2)：295-299.

[5] 夏文斌. 杜鹃兰化学成分及肿瘤细胞毒活性研究. 中国中药杂志，2005，30 (23)：1827-1730.

[6] 张晓云. 鬼臼毒素纳米脂质体抗肿瘤作用的研究. 中国中药杂志，2006，31(2)：148-151.

[7] 赵良才. 植物雌激素干预乳腺癌的研究进展. 中国中药杂志，2006，31(12)：957-960.

[8] 周瑞芳. 中药逆转乳腺癌多药耐药研究进展. 中国中药杂志，2005，30 (22)：1797-1801.

[9] 梅文莉. 海南龙血树抗肿瘤新用途研究. 中药材，2005，28 (10)：871-874.

[10] 陶小军等. 九节龙皂苷Ⅰ对小鼠 Lewis 肺癌和裸肝癌 SMMC-7721 的抑制作用. 中药材，2005，28 (7)：574-578.

[11] 杨文豪. 海绵提取物 S1～S3 抑制肝癌细胞和肺腺癌细胞增殖作用的实验研究. 中药材，2005，28(3)：202-205.

[12] 郭晓农. 治疗胰岛素抵抗的中药及活性成分研究进展. 中药材，2005，28 (4)：350-354.

[13] 叶希韵. 山楂叶总黄酮对糖尿病小鼠糖脂代谢的影响. 中草药，2005，36 (11)：1683-1687.

[14] 冯长根. 中草药来源的醛糖还原酶抑制剂的研究进展. 中国中药杂志，2005，30 (19)：1496-1500.

[15] 张慧灵. 银杏内酯药理作用的研究进展. 中草药，2005，36 (11)：1741-1744.

[16] 金文闻.亚贡的植物学及其药理作用研究概况.中草药，2006,37 (4):633-636.
[17] 王辉，等.莲心碱的体外抗氧化作用.中国中药杂志，2005,30 (14):1132-1135.
[18] 华浩明，等.牛磺酸对心血管系统作用及机理的研究进展.中国中药杂志，2005,30(9):653-658.
[19] 田泽.天然环菠萝蜜烷三萜化合物生物活性研究进展.中国中药杂志，2006,31 (8):625-629.
[20] 吴斐华.毛平车前降血糖调血脂作用的研究.中国中药杂志，2005,30 (15):1179-1183.
[21] 魏小勇等.植物中药功能基因研究.中草药，2005,36 (8):1251-1254.
[22] 胡俊.中药诱导干细胞定向分化的研究进展.中草药，2006,37 (1):147-149.
[23] 朱华.基因芯片技术在药用植物研究中的应用.中草药，2005,36 (10):1441-1444.
[24] 方和桂.基因技术在中药鉴定中的应用.中草药，2006,37 (2):315-316.
[25] 张高红.槐花提取化合物 K3 体外抗 H IV-1 活性的研究.中药材，2006,29(4):355-358.
[26] 陈执中，HPLC-MS-NMR 联用技术及其在天然药物活性成分研究中的应用进展.中国民族民间医药杂志，2006,4:187-191.
[27] 肖小河，舒光明，李江陵，等.麦冬类中药组织形态计算机三维重建模型图鉴.药学学报，1997,32(6):461.
[28] 肖培根，21 世纪中药研究的进展方向.中药研究与信息，2005,7(6):6-7.
[29] 孙晓萍，王莉.浅谈中药质量控制与国际接轨.时珍国医国药，2004,(1):35-36.
[30] 曹均告，张明，谢军.中药炮制的现状与发展趋势.西南军医，2003,(2):37-38.
[31] 王锡，中药产业发展趋势-2006 年中国医药市场发展趋势将凸显六大特点.中国现代中药，2006,(1):34-35.
[32] 闫希军，薛汉喜，论现代中药产业的发展趋势.世界科学技术——中医药现代化，2005(2):3-8.
[33] 黄璐琦.药用植物种质资源研究的发展——核心种质的构建.中国中药杂志，2005,30 (20):1565-1568.
[34] 姜国银等.人工培养冬虫夏草菌祛除色斑临床观察初报.微生物学杂志，2006,26 (4):89-90.
[35] 孙国祥等.中药色谱指纹图谱潜信息特征判据研究.药学学报，2006,41(9):857-862.
[36] Thorsten Maier, et al. Isolation of hydroxycinnamoyltartaric acids from grape pomace by high-speed counter-current chromatography. Journal of Chromatography A, 2006 (1128):61-67.
[37] Alexandre B. Schefer, et al. Application of high-performance liquid chromatography-nuclear magnetic resonance coupling to the identification of limonoids from mahogany tree (Switenia macrophylla, Meliaceae) by stopped-flow 1D and 2D NMR spectroscopy. Journal of Chromatography A, 2006 (1128):152-163.
[38] Bingnan Han, et al. Aurilides B and C, Cancer Cell Toxins from a Papua New Guinea Collection of the Marine Cyanobacterium Lyngbya majuscule. J. Nat. Prod., 2006 (69):572-575.
[39] Feng Xu, Shaoqing Cai, et al. Absorption and metabolism of Astragali Radix decoction: in silico, in vitro and a case study in vivo. Drug Metabolism and disposition, 2006(34):913-924
[40] IAMedeiros, et al. Cardiovascular effects of Sida cordifolia leaves extract in rats. Fitoterapia, 2006 (77):19-27.

撰稿人：杨峻山　蔡少青　林瑞超　王智民　屠鹏飞

老年药学

一、老年药学会的发展与回顾

老年药学会有一批国内外较知名的专家教授，他们在各自的研究工作岗位上对老年药学和老年生物基础研究做出突出贡献。20 世纪 80 年代由南京药科大学李耐三教授率先在国内报告了 D-半乳糖复制大鼠衰老动物模型，这一模型对抗衰老药理以及基础研究都做出了非常重要的贡献；进入 90 年代李电东教授对糖化应激反应机理做了深入的研究；杜贵友和王巍教授利用微透析技术在中药脑保护作用机理方面做出很大贡献，并用了 13 年的时间开发出治疗血管性痴呆的新药——天智颗粒[1-4]；另外，宣武医院李林院长建立了脑老化研究技术平台，并开发出了治疗早老性痴呆的药物——益智胶囊。所有这些方面的研究都对我国老年药学研究做出很大的贡献[5-7]，同时对我国老年药学的发展起到了极大的推动作用。

二、老年重大疾病防治药物的研究

与老龄相关的疾病主要有老年性痴呆（AD）、帕金森病（PD）、心脑血管病、糖尿病和骨质疏松等。这些疾病是严重危害人类健康的重大复杂性疾病，具有高发病率、高患病率和高致残率的特点。目前国内外对于上述疾病的治疗，多采用对症治疗，而且多是针对单一靶点的治疗，疗效有限，或因副作用较大不易长期坚持服药。

中医药是中华民族的优秀文化，是我们祖国的宝贵财富。中医药事业是我国卫生事业的重要组成部分，中药产业是我国具有原创知识产权的优势民族产业。实践说明，中医药防治重大疾病的潜力巨大，中药复方的多成分可多环节、多靶点调整人体，对病因不清的复杂性重大疾病的防治具有优势。

另外，现在我国 60 岁以上的老年人增加，老年人保健就成了一个全社会关注的大问题，利用中医中药治疗和预防老年病也具有广阔的前景。重视中医中药治疗和预防老年病，可以延长人们的寿命，提高老年人的生存质量。

因此，建议加强针对老年重大疾病的创新药物（尤其是中药）的研究，基础与临床紧密结合，产学研紧密结合，促进科研成果的转化和产业化。

三、开展社区老年药学服务

我国人口老龄化的趋势不断增长；老年人需要较多的药物治疗，老年人的用药问题已成为热点。由于老年人患有多种疾病，接受多种药物治疗，同时其肝肾功能下降，所以老年人较一般人群更易发生因药物使用不当所致药物不良反应而导致入院，从而使医疗费用也相应的增高。因此，老年人不合理用药造成的问题应在我国引起高度关注。

今后老年卫生工作的目标是，开展以老年人医疗保健为重点的社区卫生服务，力争在未来5年内把老年人50%～60%的基本健康问题解决在社区。我国发改委也发出通知要发展社区药学，这也说明开展社区药学已成为必然趋势。

社区老年人常规使用的药物有：抗生素、降压药、抗心律失常药、镇静催眠药。同时国家整合多社区资源建立社区卫生服务中心，提高社区卫生质量。鉴于此，我们可以结合社区老年人使用抗生素的特点，与社区卫生服务中心合作开展一系列药学服务和研究，以减少老年人使用药物不良反应的发生，从而提高生活质量。

(一)建议开展的工作

(1)在社区诊所提供老年人药学教育，其中包括正确识别药品名称；药品的正确储存方法，药物使用的时间、剂量和使用方法，识别药物与药物、药物与食物之间的相互作用，正确识别药物的不良反应等。

(2)建立老年人健康教育评估体系和不良反应监测网络。

(3)在社区建立药物咨询门诊，由医院专业药师轮流对老年人进行用药咨询。

(4)设计调查问卷进行研究来分析出影响因素，这样就可以对老年人用药行为进行干预。

(5)与媒体合作，将老年大学的教育模式深入到社区中。

(二)预期效果

(1)开展社区老年人药学服务，可以减少老年人药物不良反应，提高依从性，改善老年人的生活质量，同时也可以减少医疗费用，降低我国医疗资源的过度消耗。

(2)老年人合理用药的研究达到国内领先或国际水平。

参考文献

[1] 杜贵友，陈楷，周文全，等. 天麻促智冲剂治疗老年血管性痴呆临床观察. 中国中药杂志，1998，23(11)：695-698.

[2] 王巍，赵德忠，王卫霞，等. 清醒自由活动大鼠脑酪氨酸羟化酶活性的测定. 中国中药杂志，2002，27(2)：132-134.

[3] 傅建华，杜贵友. 天麻促智颗粒对反复脑缺血再灌小鼠脑组织递质性氨基酸含量的影响. 中国中药杂志，2001，26(1)：53-56.

[4] 曹春雨，杜贵友，左萍萍，等. 天麻促智颗粒的脑保护机制研究. 中国中药杂志，2001，26(4)：269-272.

[5] 谢文杰，李林，楚晋，等。D-半乳糖导致小鼠海马基因表达谱变化. 基础医学与临床，2005，25(1)：16-19.

[6] 谢文杰，李林，魏海峰，等。二苯乙烯苷对D-半乳糖拟痴呆小鼠海马基因表达的影响. 中国药理学与毒理学杂志，2005，19(1)：24 28.

[7] 李春阳，李林. 蛋白质组学技术对中医药研究的影响. 中国中药杂志，2005，30(14)：1062-1063.

撰稿人：杜贵友

应用药理

应用药理学在药物研发及临床评价中均起着重要作用。生命科学相关技术的发展和应用对药物的研发、临床应用、评价模式产生了革命性的影响，也对应用药理学科的发展提出了更高的要求。中药现代化研究是我国药学研究的重要组成部分，其中以中药体内作用物质基础确证及有效成分/组分筛选为主体技术的创新中药研究，中药及其制剂的安全评价研究，中药方剂多组分、多靶点的整体药效作用模式与复杂配伍规律的发现、评价研究均是应用药理学科的重要科学命题。开拓思路，发展新的技术、模型以适应和推动中药现代化研究是应用药理学工作者的重要使命和迫切任务。基础研究薄弱是制约我国创新化学药物研发的重要因素，充分利用国际生命科学尤其是功能基因组的研究成果，加强药物作用靶点的发现，建立高通量、高内涵的药物筛选体系，应用药剂、药代、药效三相结合的结构优化设计理念，以提高我国在药物研发中的自主创新能力十分迫切[1-4]。重组人P53腺病毒注射液的自主创新标志着我国创新生物技术药物研究迈出了坚实的一步，如何解决生物技术药物的药效评价模型、安全评价、体内动力学过程与处置规律、高效药物传递系统等研究中存在的问题对应用药理学提出了许多新的挑战。纳米药物技术的发展与引入对于增强药物的靶向性、稳定性与控释性等带来了飞跃性的发展，但纳米颗粒潜在的安全隐患、未知的生物活性问题是应用药理学所必须面临的新的科学问题[5-6]。总之，创新药物研究的发展与变革对应用药理学研究提出了巨大的挑战，同时也带来了良好的发展机遇，充分汲取生命科学研究尤其是功能基因组、蛋白组、代谢组、药物代谢组等组学研究的最新成果，多学科交叉融合，应用药理学研究必将迈上一个新的台阶。

参考文献

[1] 姜颖，贺福初.蛋白质组学与新药研发.//贺福初等.后基因组时代的药物发现.北京：军事医学科学出版社，2004：5-8.

[2] 陈凯先.后基因组时代的药物发现.//贺福初等.后基因组时代的药物发现.北京：军事医学科学出版社，2004：9-16.

[3] 刘昌孝.代谢组学在药物发现和研究开发中的意义.//贺福初等.后基因组时代的药物发现.北京：军事医学科学出版社，2004：5-8.

[4] 刘昌孝.中药的药代动力学研究的难点和热点.//中国工程院.中国科学技术发展前沿.北京：高等教育出版社，2005：137-160.

[5] Zhang YD. Nano-pharmaceuticals. //Nanobiotechnology. Beijing：Science Press，2004：102-145.

[6] Sun YD，Wei H，Chen ZM，et al. Environment，health and safety of Nanotechnology Nanomaterials and nanopharmaceuticals. Asian J Pharmacodynam Pharmacokinet，2007，7(1)：17-36.

撰稿人：刘昌孝　王广基

海洋药物

海洋是地球上最大的生命栖息地，是一个生物多样性也即化合物多样性的世界，是海洋药物研究与开发的基础和源泉。海洋生物生活的环境极其特殊，在海洋中，生物体用整个机体来吸收稀薄的营养而且极易遭受病原微生物以及猎食动物的侵袭。这些环境因素和生物链之间密切相关，使得海洋生物次生代谢产物的生物合成途径和酶反应系统与陆生植物相比有着巨大的差异，从而使海洋生物具有无与伦比的、奇特、新颖的化学结构。在疾病谱快速更替而药物研发显得力不从心的今天，越来越多的科学家把注意力转向海洋，希望从中搜索到具有全新模式结构和崭新作用机理的高活性、高药效先导化合物治疗各种疾病提供新的思路。

本文总结 2005～2006 年我国海洋生物的研究与开发主要内容，包括海洋生物活性先导化合物的发现与优化；候选新药的临床前及临床研究；海洋生物基因工程及生物材料的研发等。我国海洋生物技术领域的相关学科研究取得令人瞩目的成果，形成了以专业科学研究单位，高等院校和企业为主体的海洋生物的基础研究和应用开发体系。以海洋药物研究为目标导向的海洋生物资源研究已从沿海、浅海延伸到深海和极地的资源研究，特别是海洋生物活性先导化合物的发现，海洋生物中代谢产物的结构多样性研究，海洋生物基因功能及其技术，海洋生物大分子的研究，海洋药物研发等，在国际上引起高度的关注。在国际高水平的学术刊物上发表大量的学术论文，申请了大量的我国自主知识产权的发明专利和部分国际专利。

一、我国海洋药物研究和开发现况

(一)我国海洋药物研究

我国目前已有多烯康、角鲨烯、河豚毒素、藻酸双酯钠、甘糖酯、烟酸甘露醇等海洋药物获国家批准上市，还有多个海洋新药进入临床研究。目前新型抗艾滋病海洋药物 911 的研究开发，已获准进入Ⅱ期临床试验，成为我国具有自主知识识产权的第一个进入临床试验的抗艾滋病药物。抗肿瘤新药 K-001 也已进入临床前的研究，并建立了专门的原料养殖基地。甲壳质衍生物“916”抗动脉粥样硬化新药也申报了临床研究。抗海洋碱性蛋白酶和溶菌酶的研究，已获得产酶菌最佳培养条件、液体浓缩酶的制备工艺和最佳稳定剂配方，构建了基因库等等。海洋抗老年痴呆症新药“917”目前已进入一期临床研究。此外，已开发成的海洋药物包括治肾衰药“肾海康”等。

抗菌药物：与海洋生物共存的微生物是一座丰富的抗菌宝库，目前从海洋生物中已分离得到脂肪酸类、丙烯酸类、苯酚类、吲哚类等具有抗菌活性的化合物，国内已开发了系列头孢菌素等海洋抗菌药物。

抗病毒药物：已分离得到萜类、核苷类、生物碱类、多糖类、杂环类等具有抗病毒活性的化合物，国内市场上已有珍宁注射液、珍珠贝壳层酸性提取物等产品上市。

抗肿瘤药物：我国正在开发的抗肿瘤药物有硫酸软骨素、海洋宝胶囊、脱溴海兔毒素、海鞘素、刺参多糖钾注射液等药物。目前，只有3个海洋抗肿瘤药物进入临床研究，更多的处于临床前研究。用乌贼加工时丢弃的墨囊制成“海墨止血片”，对消化道等各种出血有效，尤其对妇女功能性子宫出血效果佳，产品远销东南亚国家，但没有进一步深入研究。现在发现乌贼墨具有抗肿瘤作用，国内对其作用机制做了大量研究，已获重大进展，并不断有新的发现，主要集中在免疫方面。

抗心血管疾病药物：已研究出多种可供预防和治疗心血管疾病的药物，如萜类、多糖类、多不饱和脂肪酸、肽类和核苷类等物质，均具有抑制血栓形成和扩张血管作用。有多种海洋生物毒素不仅具有强心作用，而且还有很强的降压作用，现对河豚毒素的抗心律失常作用研究较多。此外，螺旋藻类对高血脂和动脉粥样硬化有较好的预防和辅助治疗作用。

消化系统药物：从海洋生物中提取的海星皂苷和总皂苷对胃溃疡的愈合作用优于甲氰咪胍。壳聚糖衍生物对胃溃疡的疗效确切、治愈率高，已进入临床试验。国内药厂配合中药制成的海洋胃药在临床上取得较好效果。

消炎镇痛药物：从海洋天然产物中分离的磷酸酯酶抑制剂，在20多年前已被作为典型的抗炎剂在临床应用。

泌尿系统药物：褐藻多糖硫酸酯具有抗凝血、降血脂、防血栓、抗肿瘤及改善微循环、抑制白细胞等作用，临床上用于治疗心脏、肾血管病，特别对改善肾功能、提高肾脏对肌酐的清除率作用尤为明显。首先用于治疗慢性肾衰及尿毒症，有明显疗效，且无毒副作用，现已按国家二类新药获准进入临床研究。

传统海洋中成药和中药材的开发利用：近年来配伍海洋中药材治疗肿瘤、心血管等疾病的报道倍增，其中常见配伍的海洋中药材有海藻、昆布、牡蛎、石决明、乌贼骨、瓦楞子、紫菜、海参、干贝、海龙、海马、珍珠母、鲨鱼肝油、鲨鱼软骨等，应合理开发。

功能食品：这些活性物质包括甲壳素及其衍生物、鱼油保健品、海藻保健品、浓缩水解蛋白、牛磺酸、维生素、磷脂质、活性多糖、膳食纤维、矿物元素等。

据不完全统计，全国海洋药物正常生产品种近30种，仅海洋药物生产企业就有40余家，年产值约10亿元。

抗菌药物与海洋生物共存的微生物是一座丰富的抗菌宝库，目前从海洋生物中已分离得到脂肪酸类、丙烯酸类、苯酚类、吲哚类等具有抗菌活性的化合物，国内已开发了系列头孢菌素等海洋抗菌药物。抗病毒药物如国内市场上已有珍宁注射液、珍珠贝壳层酸性提取物等产品上市。

1. Ⅰ类抗心律失常新药 A1998

中山大学药学院中药与海洋药物研究室将人心律失常疾病相关基因Kv1.5克隆在蟾蜍卵母细胞上，建立高通量抗心律失常药物筛选模型，对我国南海海域多种海洋活性物质进行筛选，并进行结构修饰，评价出具有明显的抗心律失常作用的新化合物A1998。近几年完成了A1998对Beagle狗长期毒理学研究以及致畸变毒性实验；进一步完善其药理、药效学实验；生产出供临床前研究使用的、纯度为99%的A1998共15 kg；并获得该化合物合成方法及医药用途的国家专利授权，同时还申请了国际发明专利优先权 PCT 及美国专利。该方法因直接采用人类疾病相关基因进行药物筛选，可保持与临床试验结果的相关性，大大降低新药开发的风险。

2. Ⅰ类抗老年性痴呆新药 HSH-971：

HSH-971 是中国海洋大学开发的一种海洋酸性寡糖，2001 年获国家海洋“863”资助，2003 年已基本完成临床前研究内容，即将进入临床研究。确定了 HSH-971 制备工艺路线（包括反应条件、精制方法）、化学结构，完善了其原料药的质量标准，进行了原料药的初步稳定性实验，并正在进行制剂学研究，完成了 HSH-971 体内外的主要药效学试验研究、完成了急性毒性试验、一般药理学研究，并即将完成长期毒性试验、特殊毒性试验和药代动力学试验研究。药代动力学研究表明该化合物在脑脊液中含量最高，解答了该种化合物能否通过血脑屏障的疑问，为全面完成临床前研究奠定了基础。

3. Ⅰ类抗肝炎新药鲨肝刺激物质 sHSS：

该项目由中国药科大学承担，在药学方面改进了分离纯化工艺，建立了中试工艺粗制与纯化两个实验室；优化了制剂配方，制定了暂行质量标准；sHSS 已完成了全部药效学研究、一般药理学实验和急性毒性实验，现在正准备进行长期毒性和药代动力学实验。该项目申请了两项发明专利，在 Genebank 登录了一个新基因。

4. Ⅰ类抗乙型肝炎新药海鞘醇肝靶向缓释微球

解放军传染病研究所和北京中医药大学等单位，以抗病毒生物活性测定为导向，从我国优势海鞘品种中分离得到了具有明显的体内外抗乙肝病毒活性化合物海鞘醇，并申请我国发明专利。“十五”期间，在国家 863 项目的资助下，将其研究开发成肝靶向缓释微球，该制剂单次给药可维持有效浓度 7 d，体外对乙肝 e 抗原抑制率可达 70%，毒副作用极低，且原料丰富，成品价格低，有望成为一个新型的抗乙肝病毒Ⅰ类新药。目前已建立一个规模化野生海鞘养殖基地，研制了较成熟的海鞘醇微球制剂工艺，制定了海鞘醇微球质量标准，完成海鞘醇微球部分药效学和毒理学实验。

5. Ⅰ类镇痛新药芋螺毒素 SO3

本项目由军事医学科学院生物工程研究所承担，已经完善了 SO3 的制备方案；建立了 SO3 的质量标准和检定规程；开展了样品稳定性及制剂研究；还提前进行了 SO3 的主要药效研究、部分毒理学研究以及芋螺毒素镇痛的分子机理研究，并取得了初步结果。

6. Ⅰ类抗脑缺血新药 D-聚甘酯：

D-聚甘酯是褐藻酸经降解、分级、纯化、化学修饰而制得的一种低分子量的硫酸多糖类药物，由中国海洋大学承担其开发工作。该项目已完成Ⅰ期临床，包括 D-聚甘酯的安全性和耐受性试验，突破了这一多糖药物的药代动力学问题，并于 2003 年 3 月进入Ⅱ期临床研究。提前完成了产业化的研究，形成了年产 100 t 原料药的能力。

7. Ⅰ类抗爱滋病新药泼力沙滋

泼力沙滋是由中国海洋大学从褐藻提取分离，经分子修饰而成的海洋硫酸多糖类抗艾滋病药物，2003 年 1 月经国家药品监督管理局批准进入Ⅱ期临床研究。经深入研究发现，泼力沙滋的抗艾滋病毒作用与其同病毒表面 gp120 结合，抑制病毒进入细胞，从而抑制病毒增殖有关；同时泼力沙滋对机体免疫功能的增强作用也是其发挥治疗艾滋病作用的一个重要方面。此外，泼力沙滋已完成了产业化研究，建立了一套年产 10 t 的工业化流水线。D-聚甘酯和泼力沙滋两个项目都已成功地实现了成果转化，转化经费达 4 800 万元人民币。

此外，正在开发的抗肿瘤海洋药物还有 6-硫酸软骨素、海洋宝胶囊、脱溴海兔毒素、海鞘素 A、扭曲肉芝酯、刺参多糖钾注射液和膜海鞘素等药物，但其长期疗效还有待于进一步观察评价。

（二）我国海洋生物中活性物质及其代谢产物结构多样性研究

目前我国已建立一批海洋生物研究单位，包括北京大学、中科院上海药物研究所、北京药物所、第二军医大学、中山大学、厦门大学、中科院海洋所、中科院南海所等。在科举部等基金的支持下，国内一批天然药物研究学者联合攻关，对我国海洋生物进行大规模的化学和生物学研究。研究内容包括海洋生物样品的采集、生物活性筛选及有效部位确定、单体化合物的分离和结构鉴定、化合物活性筛选、海洋天然产物样品库及信息库的建立等等。

“十五”期间，我国海洋生物工作者通过对 300 种海洋动植物的提取物进行与人类重大疾病相关的生物活性（抗肿瘤，抗病毒，抗糖尿病，免疫调节，抗菌，抗炎）评价的基础上，选择 80 种具有较强生物活性的海洋动植物进行系统的代谢产物结构多样性研究，应用现代色谱和波谱学技术，确定 1 068 种海洋天然产物的化学结构，其中 380 种为国际上首次发现的新颖结构化合物，16 种为全新骨架化合物，使我国海洋天然产物总数占国际海洋天然产物数据库（Marilet）的 5%，为进一步的药物筛选提供了丰富的海洋天然化合物资源。申请和获得国家发明专利 46 项。发表学术论文 174 篇，其中 SCI 论文 113 篇。建立了我国第一个海洋天然产物的信息库和样品库，为我国海洋生物药用资源的系统化管理提供了平台。对 1 000 种纯化合物的生物活性测定结果，发现 45 种化合物对多种肿瘤细胞，T 和 B 淋巴细胞的增殖反应和免疫调节有显著活性；7 个化合物对与糖尿病 2 型直接相关的蛋白质酪氨酸磷酸酯酶 PTP1B 有显著的抑制作用。确定 4 种具有新药发展前途的药物先导化合物，其中 3 种进行了临床前的抗肿瘤的体内药效、毒性和药学评价，探讨了其抗肿瘤作用的机理，发展成具有我国自主知识产权的药物先导化合物，对一种药物先导化合物进行无依赖强镇痛药效的新药临床前研究。同时，对 5 种强抗肿瘤活性化合物进行半合成和结构优化研究，为进一步新药开发提供了药源保证。

1. 红树化学及生物活性研究

红树是生长在热带、亚热带地区的河口、海岸沼泽区域的耐盐性常绿灌木或乔木树林，是陆地到海洋过渡的生态系。红树林植物具有多种独特的生存方式包括胎生苗繁殖、排盐、保水叶片以及多功能支持根与呼吸根等等。这种特殊的生存环境和生态功能使其展现出独特的次生代谢过程，产生出特殊的化合物类群。

北京大学林文翰研究组从我国南海红树林植物白骨壤和木榄中分离并鉴定 100 余种天然产物的结构，其中 30 多种为新化合物。结构类型包括二萜（新的 ent-kaurane 骨架和

ent-beyerane 型)、木脂素、硫代化合物、黄酮等。部分化合物的立体结构由 CD 谱确定。其中部分化合物显示出中度细胞毒活性。此外,从红树植物桐花树 Aegiceras corniculatum 中分离得到的一系列醌类化合物均含有长的脂肪链,对于 HL-60,Bel7402,U937,Hela 等细胞株的体外活性筛选显示具有强烈的细胞毒活性,并研究了其生物活性的作用机理。一个罕见的大环多硫代骨架化合物由郭跃伟等从中国红树林木榄中分离得到,该化合物具有三个重复的 1,3-二硫丙醛-2-醇结构单元。关于这类含硫取代有机化合物在红树植物的生命周期中起到何种生物学作用还要进行进一步探讨。吴军等从采集于海南的红树植物木果楝中分离得到多种独特的 8,9,30-phragmalin 原酸酯,由 X-单晶衍射确定了其结构,同时提出了这些新化合物的可能的合成途径。此外,从老鼠簕中还发现了一系列新的苷类化合物,其苷元包括芳基乙醇、香豆酸、megastigmane 以及脂肪醇等,其中,Z 型的香豆酸为首次从植物中分离得到。

2. 海藻化学及生物活性研究

近年来海藻化学研究主要集中在多溴苯酚类化合物的寻找和生物活性筛选方面。石建功研究组及青岛海洋所范晓研究组从采集于山东威海海域的红藻 Rhodomela confervoides、褐藻 Leathesia nana 及 Dictyopeeris divorcata 中共分离得到了 20 多个新多溴苯酚类化合物,部分化合物表现出抗菌、拒食、α-葡(萄)糖苷酶以及选择性细胞毒作用。

近几年来,大量研究显示高度不饱和脂肪酸具有多种重要的生理功能如抗动脉粥样硬化、抗血栓、抗高血脂、抗高血压以及消除炎症等等。相对于陆生植物而言,海洋藻类更富含长链高度不饱和脂肪酸,范晓等利用毛细管气相色谱对黄渤海海域常见的 17 种红藻、12 种褐藻以及 7 种绿藻的脂肪酸含量进行了分析研究[27],该结果对大型藻类的分类差异具有一定的意义,并且为合理利用海洋藻类提供了依据。

3. 海绵化学及生物活性研究

刘宏伟等从海绵 Phyllospongia dendyi 中也分离得到 11 个多溴联酚类化合物,其中新化合物 2 个,部分化合物显示出良好的微管蛋白抑制活性。肽类和蛋白质在海洋生物中含量极其丰富,且具有多种生物活性,尤其是环肽化合物,可以作为抗生素、毒素、免疫抑制剂、离子转移调节器、蛋白黏合抑制剂、酶抑制剂等。2003 年,上海第二军医大学的易杨华等从海绵 P. fusca 中分离得到一个具有强烈细胞毒活性的七元环肽 phakellistatin 13,其对人肝癌 BEL-7404 的 ED_{50} 小于 10^{-2} μg/mL。萜类化合物是海绵中最常见的次生代谢产物,具有多种生物活性,其化学结构与陆生植物具有很大的区别。北大医学部林文翰教授实验组从南海海绵 Rhabdastrella aff. Distincta 中分离得到 13 个异玛拉巴烷型三萜,其中新化合物为 4 个,所有的化合物对几种人肿瘤细胞如 HL-60,PC-3MIE8,BGC-823,MDA-MB-423,Bel7402,Hela 均显示细胞毒作用。简单的构效关系研究显示,δ 内酯环上 C-23/C-24 双键是必需的活性基团。此外该实验组还从南海海绵 Hyrtios erectus 中分离得到四个新的二倍半萜,其中两个化合物具有罕见的 hyrtiosal 型骨架。13 个具有抗菌、抗真菌活性的新 Tetramic Acids 类化合物由王炳贵等从南海海绵 Melophlus sarassinorum 中获得,由 NMR 和 ESI LC/MS 分析确定了其立体构型和长链的具体结构。徐小华等从南海海绵 Phakellia fusca 中分离得到 5 个 5 位 F 取代的新型碱基衍生物,5 位 F

取代的烯碳信号为 135～140×10^{-6} 左右，其与 F 的耦合常数(J_{C-F})通常为十分典型的 225-230 Hz，由 X 单晶衍射确定了其具体结构。从南中国海海绵 lotrochoto birotulata 中还分离得到一系列 6 位溴取代吲哚类生物碱，它们的区别仅在于 3 位侧链取代不同[31]，在讨论海洋生物含吲哚片段生物碱类化合物的生物合成途径时具有很好的参考价值。

4. 软珊瑚化学及生物活性研究

软珊瑚是结构各异的倍半萜、二萜类化合物和甾醇及其苷类化合物的天然宝库。沈亚清于台湾柳珊瑚 Junceella juncea 中寻找到 3 个新颖的 Briarane 型二萜，其中化合物 juncenolides C 对于人肝癌 HEPA 59T/VGH 细胞株和人口腔上皮癌 KB 细胞株显示微弱的细胞毒活性；张思等从中国南海柳珊瑚 Junceela juncea 中也分离得到了 3 个 briarane 型的二萜类化合物，化合物均为四环取代，文章没有报道其药理活性内容。中山大学曾陇梅等从软珊瑚 Sarcophyton tortuosum 中分离得到了两个新的具有细胞毒活性的四环四萜类化合物，由 X-单晶衍射确定了化合物的结构。实验证实该两化合物对人鼻咽癌 CNE-2 和鼠淋巴白血病 P-388 细胞系具有抑制活性。此外从采集于南中国海的圆裂短足软珊瑚 Cladiella krempfi 以及豆荚软珊瑚 Lobophytum sp. 中分离得到一系列具有细胞毒活性的孕甾醇苷类，对 SKMC-4、Hep-G2、CNE2 三种人体癌细胞具有较为显著的抑制作用。以 stigmasterol 为起始物，经过 10 步反应得到了一个具有细胞毒活性的多羟基甾醇 24-甲基烯-胆甾-3α，5α，6β，19-四醇，总的反应得率为 9%，该化合物曾经从软珊瑚 Nephthea albida 及 N. tiexieral verseveldt 中分离得到过。研究表明，通过 HCOOH/H_2O_2 对化合物 stigmastero 的 5，6 位烯双键进行氧化并以 CH_3OH/KOH 水解的过程中，19 位取代基团对羟化的立体选择性具有一定的影响。

5. 其他来源的海洋天然产物及其生物活性研究

王伟红等从采集于韩国海域的海星 Certonardoa semiregularis 中分离得到 15 个多羟基甾醇，其中新化合物 13 个，这一系列甾醇的结构特征是侧链末端以羟乙基结尾。大多数化合物仅显示出微弱的抗菌活性。从民间用于抗风湿和滋补的中国海星 Asterina pectinifera 中也分离得到一系列多羟基甾醇及其去磺酸基单糖苷，其中一个为新化合物。郭跃伟等从南海柳珊瑚 Acanthogorgia vagae 中首次分离得到 19 位为羟甲基取代的一系列新颖的甾醇类化合物，通过理论推导，提出 19-nor 及 19-羟基甾醇具有相关的生合成途径。从海洋腰鞭毛虫 Amphidinium sp. 中还分离得到一系列具有高度细胞毒活性的长链多羟基类化合物，其中化合物 lingshuiol 对 A-549 和 HL-60 细胞的 IC_{50} 值分别为 0.21 μM和 0.23 μM。此外，林厚文等从海参 Mensamaria intercedens Lampent 中分离得到了双硫酸代的三萜皂苷；林永成等从南海沿岸的海洋真菌 castaniopsis fissa 中发现了一系列具有细胞毒活性的甾醇类成分。从分离自海绵 Xestospongia exigua 的真菌 Aspergillus versicolor 中得到 7 个新的 chromone 型化合物，多数化合物含有二氢吡喃环，文章对该属海绵及附生菌的关系进行了一定探讨。

对部分以上新化合物及其用途，海龙科动物提取的海龙素、海月科动物提取的海月素及其制法和用途，海藻植物生长剂、抗氧化剂以及抗逆生长调节剂及部分活性甾醇类化合物的合成方法申请了国家专利。

(三)我国海洋生物基因工程研究

目前,已建立了多种海藻类的遗传转化和发酵培养体系,通过基因工程的手段改造藻类以提高一些活性成分的表达量已成为现实,如:欧美的一些生物技术公司利用微藻生物技术成功生产出 ω-脂肪酸和 L-维生素 C,与野生型藻类相比,脂肪酸的产量提高了 2～3 个数量级,维生素的含量则提高了 70 倍左右;我国的青岛海洋生物研究所则利用藻类表达系统开展了藻胆蛋白和组织纤溶酶原激活剂(t-PA)的表达。

海藻生物反应器技术使得利用藻类生产更多有价值化合物的研究成为国际上医药生物技术研究的前沿和热点,但是,正如 Hejazi 所言,海藻培养过程中目标产物的产量低下是海藻生物反应器产业化的瓶颈[8]。克服上述瓶颈的核心问题是在阐明海藻各种生物代谢途径的基础上,通过遗传改造的方法以及培养条件的优化来提高海藻生长速率和单位体积的生物量。然而,目前人类对海藻基因组的认识相对贫乏,有关海藻来源的与次生代谢产物产生和蓄积相关的重要功能基因和蛋白质的报道很少,因此,现阶段下应大力开展重要经济藻类的基因组和蛋白质组研究工作,揭示海藻体内与一些具有药用开发潜力的代谢产物产生和蓄积相关的功能基因或蛋白质,为后续的遗传改造和生物转化奠定一个良好的理论基础。北京大学赵进东教授所在的研究小组在海洋“863”计划的资助下,目前已完成聚胞藻的基因组测序工作,并鉴定了其中的一些功能基因和蛋白质,该项工作的开展对聚胞藻及相关藻类活性成分的研究和开发具有一定的理论价值和实践意义。

利用蛋白质组学研究技术比较了不同生态环境下木榄和红海榄等红树植物蛋白质组的差异,分析并鉴定了其中近 20 余种差异表达的蛋白质,统计数据显示这些蛋白质的表达主要与环境因子中的盐度相关,相关系数为 78%($P<0.05$),进一步的分析显示其中的很多蛋白属于氧化应激类调控蛋白,其他则是一些与萜类和黄酮类化合物生物合成相关的酶类(结果待发表),由盐胁迫导致的相关蛋白的表达上调现象为利用基因工程手段改建红树植物的遗传特征以生产活性成分提供了新的思路。

此外,开展红树植物的系统生物学研究已开始受到重视,中国科技大学新成立的系统生物学系在吴家睿院士的领导下,拟以红树植物为模型,开展红树植物的系统生物学研究,其目标是阐明红树植物在盐胁迫下的信号传导问题,该问题的解决也必将为红树植物天然产物的来源提供线索,从而推动红树植物药用活性成分的研究工作。

就多肽类或蛋白类药物的生产而言,一般可通过基因工程的手段解决药用开发过程的“药源”问题。在海洋活性多肽或蛋白质的研究中,目前,国内已实现高效表达的重组产物有海葵毒素、藻胆蛋白以及鲨肝再生因子等,这些重组产物目前已进入了临床前研究阶段。

(四)我国海洋微生物相关技术研究

目前,我国对海洋微生物研究的焦点集中在极端微生物和共附生微生物的研究方面。我国极地研究中心的陈波、海洋局三所的肖湘以及中科院微生物研究所的向华等研究小组开展了大量的极端微生物研究工作,他们分别从极地微生物、深海微生物和嗜盐微生物中发现和鉴定了一些具有各种生物活性的天然产物,同时,还获得了一些在极端环境下具有生物活性的酶类。上述研究工作的开展具有良好的产业化发展趋势;共附生微生物的研究主要集中在红树林[24]、海绵[25,26]以及海洋沉积物[27]的研究中,目前已从这些共附生微生物中分离鉴定了大批的天然活性成分,它们具有抗肿瘤、抗菌以及抗心血管疾病等多种生物活性[20,28],而从海鱼肠道中分离到的一些共附生微生物业已被成功用于二十碳五烯酸(EPA)的生产。

现代生物技术在海洋微生物研究领域内的应用主要体现在利用各种分子标记技术、荧光原位杂交技术(FISH)以及系统进化分析手段[29-31]等开展海洋微生物种质资源的鉴定以及利用宏基因组(Metagenomics)研究技术[32,33]开展活性代谢产物的生产方面。

利用基于16S rRNA序列分析基础上的系统进化分析以及FISH技术在海洋微生物的分类、进化以及微生物群落的研究方面取得了长足的进展,也为这些微生物在不同生态环境和宿主体内的分布带来了新的认识,如:2001年,Webster等利用16s rDNA序列分析技术,对海绵Rhopaloeides odorabile中的共附生微生物种群进行了分析,结果发现海绵中的共附生微生物主要包括:放线菌、低G+C含量的革兰氏阳性细菌、变形菌纲β-和γ-亚纲细菌、黄杆菌、嗜纤维粘细菌、绿硫细菌、真菌和海洋古菌等,同时,利用FISH技术还可以对相关微生物进行定量分析。

宏基因组技术的出现与细菌人工染色体技术的发展以及环境难培养微生物研究的需要有关,是目前解决海洋难培养微生物天然活性成分的研究以及"药源"问题的一个重要途径。大量的研究显示:生物体内与某一代谢途径相关的功能基因往往以串联的形式排列在一起形成基因簇,利用一些限制性内切酶或通过超声等物理方法将环境中的微生物(如难以培养的微生物或难以分离单菌落的微生物群落等)的遗传物质DNA切成大小合适的DNA片段,并将它们连接到合适的载体上,然后转化到一些可培养的细菌(如:大肠杆菌、链霉菌或假单胞菌等)中,根据获得的功能进行筛选。宏基因组研究技术不仅有助于新化合物的发现和解决活性产物的生产问题,同时,也将有助于我们对一些重要功能基因的认识。利用本方法已成功实现聚酮类化合物以及非核糖体多肽在异源宿主菌链霉菌中的表达,同时,Shen等认为:当编码次生代谢产物的修饰基因被组装到具有真核生物特性的原核生物微型反应器中时,有可能合成新的杂合抗生素,为相关药物的研制提供了更多可供筛选的化合物。

(五)我国海洋生物资源调查

我国在近海海域开展过两次较大规模的调查,但这几次海洋调查,采用的设备、技术手段比较落后,由此获得的海洋数据资料精度低、数量少,且调查海区主要集中在沿岸区域,仅占近海区域的40%。再加上二十多年来我国近海资源和环境状况发生了重大的变化,原有大部分数据资料已无法准确、正确反映目前我国海洋环境的基本现状。如不尽快安排近海调查与科学评价,势必造成海洋开发越快其盲目性就越大,可能造成的危害就越大,海洋可持续发展的能力就越低的现象。盲目地、快速地、粗放地、掠夺性的海洋开发,将会给我们的海洋带来不可挽回的损失。因此,在新形势下要完成新的任务,实现海洋经济可持续发展,强化海域使用管理,保护海洋生态环境,提升我国的海洋防灾、减灾能力。

由国家海洋局组织中国海洋大学主持的"908专项"计划,开展了我国近海海洋生物的系统调查，此次近海海洋综合调查与评价是一项庞大的系统工程，呈现出“大、新、实”三大特点。此次调查的范围涉及我国内水、领海和部分领海以外海域，调查项目除了物理海洋、海洋地形地貌、海洋地质和地球物理等重要的海洋要素以外，还包括海岛、海岸带、海域使用以及沿海人文社会基本状况等；沿海有关省、市都将投入匹配资金来配合这一专项，国家和沿海省市许多重要海洋科研院所和海洋机构都将参与这一专项的实施。因此，这次专项调查从调查面积、调查范围、涉及的领域，到国家和地方的投入、参与的单位和人员数量等，都是前所未有的。其次，此次调查采用的技术手段和仪器设备都是当今世界最为先进的。经过四十多年的发展，我国掌握了卫星遥感、航空遥感、船载声学探测、岸基探测、拖曳深潜等高新技术手段，具备了获取可靠、实时、连续、大范围、准同步海洋数据的条件。“908专项”将通过大量的基础数据和评价报告等直接为国家宏观决策、海洋开发和海洋经济发展、海洋行政管理以及海洋安全保障提供服务。沿海地区在实施专项调查的过程中，还可以结合实际需要，有针对性地开展海洋调查和评价，直接服务于地方的经济建设和海洋管理。综合评估各主要海湾围填海方案，为海洋资源开发利用、海洋环境保护、海域使用管理提供科学依据。“908专项”涉及的领域中，“海洋药用生物资源”项目颇为引人注目。鉴于陆生资源的日益匮乏，进入20世纪60年代后，世界各国的药物学家把目光转向了海洋，在全球范围内兴起了“向大海要药”的热潮。

正是看到了海洋药物所产生的巨大经济和社会效益，当前我国海洋药物产业的平均年增长速度高于20%。但海洋药物资源开发的迅猛发展也带来了一系列突出问题，亟待解决：一是部分重要海洋药物资源趋于枯竭；二是开发利用的海洋药物资源种类十分有限；三是某些海洋药物资源的药用价值没有准确掌握；四是对重要海洋药物资源的现存资源量评估不准。

海洋药用生物资源调查专项正是针对目前海洋药物研究开发中存在的问题，首次对我国海洋药用生物资源进行全面、系统、大规模的调查评价，也为编纂当代海洋药物专业辞书《中华海洋本草》提供第一手资料。专家指出：“‘海洋药用生物资源调查’的结果将为开展海洋资源提供新的方向。调查将摸清药用资源的家底和耗损情况，对其药用价值进行分析鉴定，评价海洋药物资源利用前景，建立海洋药物资源数据库、珍稀濒危药用物种及资源蕴藏量预警系统，进而制定出科学合理的海洋药物资源保护与开发利用政策、措施，促进海洋药物资源合理利用和可持续发展。”

（六）海洋生物材料的研发

利用天然、无毒、可生物降解、具备多种生物功能的甲壳质多糖为基本材料，通过组织工程技术，进行角膜和新型骨组织支架材料的研究。眼角膜细胞载体支架材料的研制拟解决角膜资源匮乏和角膜盲患者复明的问题。筛选出4种符合应用试验的细胞贴附生长用膜支架；研制出膜支架成型加工装置，并制定了质量标准；建立了角膜内皮细胞培养方法；对36只新西兰兔分批进行角膜下膜片植入实验，不产生免疫原性，膜片在3个月基本被分解吸收；制定了该膜片的质量标准并送交国家食品药品监督管理局审批。

人工活性骨组织支架材料的研制，拟解决骨缺损患者的治疗问题。初步证明该材料具有良好的组织相容性，力学性能完全达到骨组织支架材料的要求；质量标准制定及生物学评价试验正在进行中。继续在大型哺乳动物身上进行了间隙为 50 mm 的周围神经修复实验，同时在动物体内进行壳聚糖改性材料的降解等生物学评价试验，并开始准备申报临床批文；已制备了多种形状的珍珠质为主要原料的复合骨修复材料，体外降解实验、细胞毒性实验和动物体内实验正在进行中。

二、国内外海洋药物研究进展比较

经过三十多年的努力，海洋生物已在医药材料、药物和生物工具药等方面表现出强大的市场潜力。目前处于临床试验阶段，具有抗肿瘤、抗病毒、消炎功能的海洋药物都比市用药品的活性高、选择性高。利用海洋天然产物制成的生物工具药、探针、保健品及化妆品等也已进入市场。

(一)海洋抗肿瘤药物研究

(1)从东太平洋苔藓虫(Bugula neritina)中分离的苔藓虫素(Bryostatin l)对白血病、乳腺癌、皮肤癌、肺癌、结肠癌等皆有明显疗效，目前已进入二期临床研究。Bryostatin l 是一种特殊抗肿瘤药物，对白血病人血液中分离的急性白血病细胞，慢性淋巴细胞等均有明显的诱导分化作用，并抑制其生长。

(2)Ecteinascidin 743 是另一种进入二期临床试验的良药，该化合物源自加勒比红树(Ecteinascidia turbinata)，可用于治疗肺癌、皮肤癌，综合治疗乳腺癌和淋巴系统肿瘤，该化合物已被成功全合成，经组织培养亦获得成功。

(3)从海兔(Dolabella auricularia)中分离的化合物 Dolastatin 10 及其同系物 LU 103793 具有抑制 L1210 小鼠白血病细胞生长，抑制肿瘤细胞的微管聚合作用，是一类新型、高效的微管蛋白结合化合物。它作为抗胰腺癌、前列腺癌、肺癌、淋巴系统肿瘤等的用药，已进入二期临床研究。

(4)Didemnin B 是从被囊动物 Trididemnum solidum 中分离出来的抗病毒和细胞毒活性的环肽化合物。体内筛选结果表明，它具有强烈的抗 P388 白血病和 B16 黑素瘤活性，美国 NCI 正进行其抗肿瘤二期临床研究。Didemnin B 可连接 36 KD 糖蛋白，它的编码基因与棕榈酰蛋白硫酯酶(PPT)相似，提示 Didemnin B 可作为治疗基因突变引起婴儿性神经脂褐素症的潜在药物。

其他进入临床及临床前研究的海洋抗肿瘤药物有：

Aplidine、Dehydrodidemnin B、Curacin A、Discoclermolide、Eleutherobin 和 Halichondrin B 等。

(二)海洋抗病毒药物研究

虽然从海洋生物次生代谢产物中已筛选出一批抗病毒活性成分，但能进入临床或临床前研究的先导化合物仍为数不多。第一个抗病毒海洋药物是 Ara-A(arabinoside)，它于 1955 年被 FDA 批准用于治疗人眼疱疹感染。抗病毒活性物质主要存在于海绵、珊瑚、海鞘、海藻等海洋生物中，活性成分主要有萜类、核苷类、生物碱和其他含氮多糖杂环类化合物。

(1)从贪婪倔海绵(Dysidea avara)中分离出的 Avarol 和 Avarone 是一类新型倍半萜

氢醌化合物，在体外对 L_{5178}Y 老鼠的淋巴系统具有很强的抑制活性，浓度为 0.9 mol/L 时细胞生长抑制率为 50%。该物质在体外 0.1 μg/L 浓度下可抑制 HIV 复制，抑制 HIVgag 基因产物 P17、P34 的表达，而对正常细胞无细胞毒活性，并有细胞保护作用。在人体外周血淋巴细胞中产生 γ-干扰素诱导作用，具有显著免疫增强作用。

(2) Toximsol 系从红海海绵(Toxiclona toxius)中分离的化合物，已证明对多种病毒逆转录酶有抑制作用，它还影响 DNA 聚合酶的活性。

(3) Peyssonols A，B 系海藻 Peyssondia sp. 的代谢产物，具有抑制 HIN1，2 型逆转录酶的作用，对 DNA 聚合酶也有一定抑制作用，但不影响 DNA α，β 聚合酶，表明不干扰机体正常细胞的代谢，有望成为新的抗 HIN 药物。

(4) Kelletinin A 是从海洋腹足动物(Buccinulum corneum)中分离的产物，对人体细胞白血病病毒Ⅰ型(HTLV-1)有抑制作用，能抑制细胞 DNA 和 RNA 的合成，降低病毒转录水平，但不影响蛋白合成。

(5)对大量海洋动物提取进行抗细菌和抗病毒试验，结果表明鲍鱼(Haliotis nifescens)、牡蛎(Crassostrea virginica)及硬壳蛤(Mercenaria mercenaria)中的大分子化合物在体内、体外均显示出抗细菌和抗病毒活性。

(三)神经系统、心血管系统药物研究

在海洋生物中，存在一类高活性特殊代谢成分，即海洋毒素。海洋生物毒素是海洋天然产物的重要组成部分，也是海洋生物活性物质中研究进展最迅速的领域。海洋生物毒素具有结构奇特、活性广泛且活性强等特点。许多高毒性海洋毒素对生物神经系统或心血管系统具有高特异性作用，可发展成神经系统或心血管系统药物的重要先导化合物。

(1)聚醚类毒素是海洋天然产物特有的一类化学结构，如岩沙海葵毒素(PTX)，西加毒素(CTX)，刺尾鱼毒素(MTX)等。其药理和毒理作用机制特殊，常作用于控制生命过程的关键靶位，如神经受体、离子通道、生物膜等，已成为新药开发的特殊模式结构。其中，岩沙海葵毒素以特殊的作用方式作用于细胞膜，具有强抑癌活性；西加毒素具有高强心活性；海葵毒素已作为强心药物的重要先导化合物。多数海生毒素均有较强的神经毒性，而且作用于神经离子通道，因而对系统神经起重要作用。

(2)河豚毒素(TTX)是从河豚鱼中分离出来，治疗麻风患者神经痛的强镇痛剂，具有高度专一性。它作用缓慢而且持久，曾代替吗啡、杜冷丁等治疗神经痛，无成瘾性，比常用麻醉药强万倍以上。作为“分子探针”，TTX 和 STX 等因其高选择性、高亲合性地阻断神经兴奋膜上 Na^+ 通道而成为鉴定、分离和研究 Na^+ 通道的重要工具药。

与国际海洋药物的发展相比，我国海洋药物仍然以多糖等大分子为基础的新药开发为主，处于比较落后的地位。但是，应该看到，我国海洋药物随着大量的先导化合物的发现，正在从大分子药物走向小分子药物。

三、我国海洋药物的目前和未来的研究方向

过去的几十年，我国海洋天然产物化学家在国际天然产物化学研究领域做出了杰出

的贡献。从我国的海洋药用植物包括中药、民族药、特有植物、濒危植物和海洋生物中发现大量的结构新颖的化合物和具有生物活性的化合物。部分化合物已作为新药开发进入临床应用。但是,近十多年,随着分析化学、有机化学、化学生物学、分子生物学技术的发展和各学科之间的相互交叉和推动,使我国天然产物化学的研究和发展面临前所未有的挑战和机遇。就我国天然药物化学的研究策略,化学家们已从不同的角度进行的讨论和论述。笔者认为,海洋天然产物化学的两大任务,即从天然生物资源中发现具有特殊的新颖的化合物结构骨架,为有机合成化学家和药物学家提供新的结构模式;从天然生物资源中发现具有特殊的生物活性化合物,并进一步发展成药物先导化合物,这两个方面是今后研究的主题方向。关键在于如何充分应用交叉学科的合作和现代发展的新技术,走出一条新的研究途径,并丰富和发展"老三篇"的研究模式。

(一)发现新颖结构化合物

1. 发现新的生物资源

海洋生物(无脊椎动物,有毒动植物,软体动物,海洋植物,海洋微生物等)由于生存环境的特殊性(高温,高压,海水介质),产生大量具有特殊结构新颖化合物,并具有特殊的生物活性。我国在该领域的研究仅累积初步的工作基础。有待于大力的投入和国家的系统规划研究。丰富的海洋生物多样性和海洋生物资源是发现新颖结构化合物的资源宝库。

2. 生物化学分类学

化学分类学是根据生物的特征性化学成分的类同进行物种分类,以物种的化学分类学为导向,以发现一类特殊骨架的化合物结构类型的同系物,进行构—效关系研究。建立以化学分类学为导向和现代快速化学分离纯化技术,对我国陆海动植物进行系统的化学归类和分离,建立非常用中药的同科属和相关科属生物的系统化学信息库。

3. 应用新的组合分离和测定技术

传统的天然产物化学的提取分离和结构测定已面临技术革命的挑战,如何建立快速的分离和确定新天然产物结构技术,提高天然产物化学的研究效率,是天然产物化学研究需要探讨的技术问题。探讨以色谱(HPLC,CE 等)-NMR-MS/MS 的联机技术的研究方法,快速发现新颖结构天然化合物,应是我国化学工作者努力的方向。

4. 应用生物培养和合成技术

细胞培养,组织培养,生物转化是产生新天然化合物的另一途径。

5. 生物资源中大分子的研究

天然产物化学家一直热衷于天然生物资源中中小分子的次生代谢产物研究,较少涉及大分子如蛋白等的化学和生物功能的研究。愈来愈多的研究证明,天然生物中的大分子化合物如天然蛋白、多糖、糖蛋白、多肽等在治疗重大疾病的生物活性中表现出特殊的功能。因此,开展对天然生物大分子的研究包括生物大分子的分离纯化及其方法学、大分子的结构及其方法学、大分子的功效及其构效关系的研究,将是天然产物化学家的又一新的研究方向。

(二)发现生物活性先导化合物

天然产物组合活性筛选:以生物活性筛选为导向的化学分离已成为近年天然产物化学的常规研究方法。若能以色谱—高通量筛选的联机技术,即以色谱如(HPLC 或 CE)的保留时间为横坐标,结合高通量筛选技术,以生物活性为纵坐标,将快速确定提取部位在 HPLC 指纹谱中的生物活性变化曲线,锁定高生物活性分子群或高活性化合物峰,快速确定天然物提取部位中的生物活性成分或分子群。

天然产物血清化学:体外活性为导向,动物为模型,急毒剂量为限量,研究活性部位在动物血清中的分子群成分及其分子群各成分的配比。研究方法为:血清分子群—色谱—受体色谱—活性成分或活性分子群的确定。

蛋白组学和基因组学的应用:此外,近年发展的基因组芯片,蛋白组芯片,受体色谱柱与分离色谱的结合,将加速活性天然化合物的研究和新药先导化合物的发现。

我国天然产物的信息库和样品库:为了迎合现代高通量筛选的速度,避免重复研究的人和财的浪费,应组织课题快速建立我国的天然产物的信息库和样品库,以快速筛选对重大疾病产生功效的先导化合物。

(三)我国海洋中药现代化研究

近年,我国海洋生物研究的另一侧重点为海洋中药的现代化研究。海洋中药系指以中医药理论为指导的传统海洋药物。我国最早的医学文献《黄帝内经》中就有“乌贼骨作丸,饮以鲍鱼汁治血枯”的记载。我国的《神农本草经》、《本草纲目》等收载的海洋药物已达百余种。《中药大辞典》收载海洋中药 134 种;《海洋药物与效方》收载我国常见海洋药物 208 种,海药效方 1 197 首;《中华本草》亦收载了海洋药物 802 种。海洋中药传统药材如昆布、海带、紫菜、乌贼骨(海螵蛸)、海马、海龙等涉及的海洋生物包括绿藻、褐藻、红藻等藻类以及腔肠动物、环节动物、软体动物、节肢动物、棘皮动物、脊索动物等。以海洋生物制成的单方药物有 22 种,以海洋生物配伍其他药物制成的复方中成药有 152 种。我国对海洋中药的研发已逐渐形成产业。如应用于临床的双海止咳膏、复方褐藻酸胶囊、海力特、复方全牡蛎胶囊、海珍玉液、珍珠精母口服液、海蛇祛风湿灵胶囊、海蛇海龙口服液等,在临床上发挥了重要作用。海洋中药的制剂涉及传统剂型和新制剂的各剂型。我国从藻类中提取得到具有抗艾滋病活性的一类药物聚甘古酯,可认为是海洋中药现代化研究的具体例子之一。以海洋生物活性物质提取物或以提取物为基础合成的类似物为原料,研制而成的药品主要有:心血管病治疗药物[藻酸双酯钠(PSS)、甘露醇烟酸酯、多烯康胶丸、全牡蛎胶囊、怡康片、必素－100片、海康胶囊、深海龙丸、抗栓保荣胶囊、海健素口服液、河豚毒素(TTX)、三丙酮胺]、抗肿瘤药物[鲨鱼油口服乳剂、阿糖胞苷(Cytarabine)、海藻多糖(SEPS)、蛤素、膜海鞘素、海星皂苷 A 等]、抗菌抗病毒类药物[小若霉素、头孢菌素、氨基糖苷 8510－I抗生素]。

四、结语

应用我国丰富的海洋资源,结合中医药的悠久用药历史和宝贵临床经验,动员各学科科研工作者，利用现代生物技术方法和仪器设备，研制开发临床急需的新型药物，仍是广大海洋科技工作者和医药研究工作者面临的共同任务。

鉴于海洋生物活性成分所具有的特点，结合现代化学合成理论与技术以及现代生物技术，在继续寻找新的活性成分来源的同时，可以加强半合成技术、海洋生物技术、新剂型在海洋药物研究中的应用，从而促进海洋药物的产业化。在海洋微生物方面，除了加强对天然海洋微生物产物中先导活性化合物进行研究外，还可利用核糖体工程技术、基因工程技术处理海洋微生物，从而对海洋微生物核糖体工程菌产物、海洋微生物基因工程菌产物中活性先导化合物进行研究。借鉴药用海洋生物功能基因组研究成果，从药用海洋生物中筛选克隆得到活性物质的相关功能基因并阐明药用的分子生物学机理，运用基因工程技术对认为确切有效的药用基因进行大规模生产，从而克服传统生化提取方法的产品产量小、纯度低和资源耗量大等缺点，根本上打破资源限制问题，解决制约海洋药物产业化发展的瓶颈。

今后，开辟新的海洋生物资源，探索新的研究方法和技术包括生物的系统筛选技术、海洋化学生态学、海洋生物基因组学、蛋白组学、生物组合化学等交叉学科的技术优势互补和开拓，是海洋药物研究开发实现技术跨越的发展方向。

参考文献

[1] Li Han, Xueshi Huang, Wenhan Lin, et al. New Diterpenoids from the Marine Mangrove Bruguiera gymnorrhiza. J. Nat. Prod., 2004, 67: 1620-1623.

[2] Minjuan Xu, Zhiwei Deng, Wenhan Lin, et al. Chemical Constituents from the Mangrove Plant, Aegiceras corniculatum. J. Nat. Prod., 2004, 67: 762-766.

[3] Jun Wu, Qiang Xiao, Si Zhang, et al. Xyloccensins O and P, Unique 8,9,30-Phragmalin. Ortho Esters from Xylocarpus granatum, Organic Letters, 2004, 6 (11): 1841-1844.

[4] XFan, N JXu, J GShi, et al. Bromophenols from the Red Alga Rhodomela confervoides. J. Nat. Prod., 2003, 66: 455-458.

[5] Jielu Zhao, Xiao Fan, Sujuan Wang, et al. Bromophenol Derivatives from the Red Alga Rhodomela confervoides. J. Nat. Prod, 2004, 67: 1032-1035.

[6] Xiao Fan, Nianjun Xu, Jiangong Shi, et al. A new Brominated phenylproplylaldehyde and its dimethyl acetal from red alga Rhodomela confervoids. Chinese chemical letters, 2003, 14 (10): 1045-1047.

[7] Xiuli Xu, Fuhang Song, Sujuan Wang, et al. Dibenzyl Bromophenols with Diverse Dimerization Patterns from the Brown Alga Leathesia nana. J. Nat. Prod., 2004, 67: 1661-1666.

[8] Xiao Fan, Xiuli Xu, Jiangong Shi, et al. A new Bromphenol from the brown alga Leathesia nana. Chinese chemical letters, 2004, 15 (6): 661-663.

[9] Xiao Fan, Fuhang Song, Jiangong Shi, et al. A new sesquiterpenes-substituted Benzoic acid from the brown alga Dictyopeeris divorcata. Chinese chemical letters, 2004, 15 (3): 316-318.

[10] Hongwei Liu, Michio Namikoshi, Xinsheng Yao, et al. Isolation and Characterization of Polybrominated Diphenyl Ethers as Inhibitors of Microtubule Assembly from the Marine Sponge Phyllospongia dendyi Collected at Palau. J. Nat. Prod, 2004, 67: 472-474.

[11] WenLin Li, YangHua Yi, HouMing Wu, et al. Isolation and Structure of the Cytotoxic Cycloheptapeptide Phakellistatin 13. J. Nat. Prod. ,2003,66:146-148.

[12] Fang Lv, Zhiwei Deng, Wenhan Lin, et al. Isomalabaricane-Type Compounds from the Marine Sponge Rhabdastrella aff. Distincta. J. Nat. Prod. ,2004,67:2033-2036.

[13] Yan Qiu, Zhiwei Deng, Wenhan Lin, et al. Sesterterpenoids from the Marine Sponge Hyrtios erectus. J. Nat. Prod. ,2004,67:921-924.

[14] ChangYun Wang, BinGui Wang, Sumali Wiryowidagdo, et al. Melophlins C-O, Thirteen Novel Tetramic Acids from the Marine Sponge Melophlus sarassinorum. J. Nat. Prod. ,2003,66:51-56.

[15] XiaoHua Xu, Guang Min Yao, YanMing Li, et al. 5-Fluorouracil Derivatives from the Sponge Phakellia fusca,285. J. Nat. Prod. ,2003,66:285-288.

[16] YaChing Shen, YuChi Lin, ChinLien Ko, et al. New Briaranes from the Taiwanese Gorgonian Junceella juncea. J. Nat. Prod. ,2003,66:302-305.

[17] LongMei Zeng, WenJian Lan, JingYu Su, et al. Two New Cytotoxic Tetracyclic Tetraterpenoids from the Soft Coral Sarcophyton tortuosum. J. Nat. Prod. ,2004,67:1915-1918.

[18] Weihong Wang, Famei Li, Yujin Park, et al. Bioactive Sterols from the Starfish Certonardoa semiregularis. J. Nat. Prod. ,2003,66:384-391.

[19] Wen Zhang, YueWei Guo, Ernesto Mollo, et al. Acanthovagasteroids A-D, Four New 19-Hydroxylated Steroids from the South China Sea Gorgonian Acanthogorgia vagae Aurivillius. J. Nat. Prod. , 2004,67:2083-2085.

[20] Zhengrong Zhou, Yanghua Yi, Houwen Lin, et al. A new disulfated triterpene glycoside from the sea cucumber Mensamaria intercedens Lampent. Chinese chemical letters,2003,14(6):585-587.

[21] Houjin Li, Yongcheng Lin, et al. A new cytotoxic sterol produced by an endophytic fungus from castaniopsis fissa at the south China sea coast. Chinese chemical letters,2004,15 (4):419-422.

[22] Jun Wu, Si Zhang, Qiang Xiao, et al. Phenylehanoid and aliphatic alcohol glycosides from Acanthus ilicifolius. Phytochemistry,2003,63:491-495.

[23] Jun Wu, Si Zhang, Janshe Huang, et al. New Aliphatic Alcohol and (Z)-4-Coumaric Acid Glycosides from Acanthus ilicifolius. Chem. Pharm. Bull. ,2003,51:1201-1203.

[24] Jun Wu, Si Zhang, Qiang Xiao, et al. Megastigmane and flavone glycosides from Acanthus ilicifolius. Pharmazie,2003,58,363-364.

[25] Lixin Zhang, Xiao Fan, Jiangong Shi. A Novel polyhydroxyl sterol from Asterina Pectinifera. Journal of Asia Natural Products Research,2003.

[26] Nianjun Xu, Xiao Fan, Xiaojun Yan, et al. Antibacterial bromophenols from the marine red alga Rhodomela confervoides. Phytochemistry,2003,62:1221-1224.

[27] Xiancui Li, Xiao Fan, Lijun Han, et al. Fatty acids of some algae from the Bohai Sea. Phytochemistry,2002,59:157-161.

[28] 蓝文健,林翠梧,曾陇梅,等. 圆裂短足软珊瑚 Cladiella krempfi 中的甾醇苷. 高等学校化学学报,2003,24:2019-2021.

[29] 何细新,苏镜娱,曾陇梅. 豆荚软珊瑚 Lobophytum sp. 的次生代谢产物研究. 化学学报,2002,60:334-337.

[30] Weigang Lu, Longmei Zeng, Jingyu Su. Synthesis of polyhydroxysterols (Ⅳ): synthesis of 24-methylene-cholesta-3α, 5α, 6β, 19-tetrol, a cytotoxic natural hydroxylated sterol. Steroids, 2004, 69: 445-449.

[31] Liya Li, Zhiwei Deng, Wenhan Lin, et al. Chemical constituents from the marine sponge lotrochoto birotulata. Pharmazie, 2003, 58: 9-10.

[32] Wenhan Lin, Gernot Brauers, Rainer Ebel, et al. Novel Chromone Derivatives from the Fungus Aspergillus versicolor Isolated from the Marine Sponge Xestospongia exigua. J. Nat. Prod., 2003, 66: 57-61.

[33] Shuhua Qi, Si Zhang, Hui Huang, et al. New Briaranes from the South China Sea Gorgonian Junceella juncea. J. Nat. Prod., 2004, 67: 1907-1910.

[34] Yan-Qiu Sun, Yue-Wei Guo. Gymnorrhizol, an unusual macrocyclic polydisul. de from the Chinese mangrove Bruguiera gymnorrhiza, Tetrahedron Letters, 2004, 45: 5533-5535.

[35] Y Q Sun, J Sun, Y W Guo. Crystal structure of 1,2,6,7,11,12-hecanthia-cyclopentadecane, $C_9H_{18}S_6$. Z. Kristallogr. NCS, 2004, 219: 119-120.

[36] Y Q Sun, J Sun, Y W Guo. Crystal structure of 1,2,6,7,11,12-hecanthia-cyclopentadecane-4,9,14-triol, $C_9H_{18}O_3S_6$. Z. Kristallogr. NCS, 2004, 219: 121-123.

[37] Weigang Lu, Jingyu Su, Longmei Zeng, et al. The effect of 19-Substituent on the Stereospecific Hydroxylations of $\triangle^5$-Steroids Using Performic Acid as Oxidant. Chinese Chemical Letters, 2004, 15: 899-902.

[38] Xiaochun Huang, Di Zhao, Yuewei Guo, et al. Lingshuiol, a novel polyhydroxyl compound with strongly cytotoxic activity from the marine dinoagellate Amphidinium sp. Bioorganic & Medicinal Chemistry Letters, 2004, 14: 3117-3120.

[39] XiaoChun Huang, Di Zhao, YueWei Guo, et al. Lingshuiols A and B, two new polyhydroxy compounds from the Chinese marine dino. agellate Amphidinium sp. Tetrahedron Letters, 2004, 45: 5501-5504.

撰稿人：林文翰

专题报告

我国生化药物的研究方向

根据国际未来10年的发展趋势，生化与生物技术药物的开发主要集中在以下5个类别的产品上：单克隆抗体、反义药物、基因治疗药物、可溶性蛋白质类药物和疫苗。其中单克隆抗体最引人注目，当今世界处于临床试验的各类单克隆抗体已超过100个，根据国情，以下可作为重视和加强的领域。

(一)利用基因工程技术开发天然资源贫乏、量少、难以获得的生物活性物质

世界各国研究成功的生物技术药物近100个品种，并有近千种药物在进行Ⅰ～Ⅲ期临床试验和FDA评价。如重组细胞因子和激素类药物：rhGH、rhFSH、rhHCG、rh-SOD以及IGF-1、TGF-?、FGF-?，NGF，G-CSF等。重组可溶性细胞受体和黏附分子主要包括整合素家属(integrin family)、免疫球蛋白家族(immunoglobulin superfamily，IgSF)、选择素家族(selectin family)等，治疗性抗体、基因工程抗体技术是在基因水平上对抗体分子进行有目的切割、拼接和修饰或人工合成后导入受体细胞产生新型抗体。

(二)利用蛋白工程研制新药

在研发蛋白质工程药物方面，已成功完成许多工作如IL-2为降低副作用，将125位的Cys残基用Ser取代，成为一种新型的IL-2，其生物活性、稳定性比原IL-2要好。利用蛋白质工程技术对现有蛋白质一类药物进行改造，使其具有较好性能，是获得具有自主知识产权生物技术药物最有效途径之一。

(三)发展反义寡核苷酸药物

目前，国外至少有18种反义寡核苷酸药物进入临床试验，包括针对感染性疾病、癌症及炎症的反义寡核苷酸，其中Isis2922是FDA批准的第一个反义核酸药物。

(四)利用人类基因组计划的研究成果研究与开发生物技术药物

2000年6月26日，美、英、德、日、法、中六国科学家同时向世界宣布，人类基因组工作草图绘制完毕，草图覆盖了基因组97%的空间，85%的基因组序列已被组装起来，50%以上序列接近完成图标准，已有数千个基因被确定，数十个致病基因被定位。以此研究成果为基础就能开发各种特异性新药。利用人类基因组成果研发新药主要包括两方面内容：一是直接利用功能基因表达生产蛋白质类药物；二是以致病基因为靶点研发各种类别的药物(如化学药物、基因药物等)。

(五)多糖与寡糖类药物

多糖类物质具有广泛的生物活性如免疫调节、抗炎、抗病毒、降血糖、抗凝血等，目前重点开发是真菌和植物来源的多糖。与蛋白质一样，多糖在自然界的存在具有广泛性和

复杂性，且不同序列的多糖片段具有不同的生物活性，因此，多糖也是寻找生化药物的宝库。活性多糖的研究可以从以下三个方面进行。

（1）继续从真菌、植物中寻找活性多糖，重点是从动植物特别是中草药中寻找高效的活性多糖。

（2）对已发现的具有活性的多糖进行改造和化学修饰。

（3）对大分子活性多糖进行降解，开发低分子和寡糖药物。

（六）新生化药物资源的寻找

从人们传统观念，生化药物的来源仅局限于脏器、组织和代谢物，但实际远远不止这些，凡是有生命的物质都是我们寻找开发的对象，新生化药物资源可以从以下几方面发掘。

1. 动物资源的发掘和综合利用

新生化药物资源的研究是开发我国具有自主知识产权的新生化药物的有效途径。如近年来利用山羊脾脏、鲨鱼肝、扇贝和羊胚胎等作为制备生化药物的原料的研究，都是值得肯定的。

2. 海洋生物资源的开发

海洋是巨大的生物资源宝库，蕴藏着大量的抗菌、抗肿瘤、抗病毒、调节血脂、降血压等生化活性物质，从海洋中开发生化药物是未来研究开发的重点。

3. 其他生物资源的开发

某些生物具有特殊的生物活性物质，如蚯蚓中的蚓激酶，水蛭中的水蛭素，蜂素和蝎素等，日本学者根据生活在肮脏的环境里不生病的现象，从中提取抗菌作用的蛋白质，这些例子都可以作为研究开发特殊生化药物的思路。

参考文献

[1] 吴梧桐，王友同，吴文俊. 天然生物药物的研究与开发. 中国天然药物，2004，2(2)：70-74.

[2] 张天民，谭海宁，王凤山. 2005 年我国生化药物研究进展. 中国药学杂志，2006，41(9)：641-645.

[3] 李琦，王凤山，凌沛学. 玻璃酸钠作为药物媒介在医药研发中的应用. 中国药学杂志，2005，40(7)：485-488.

[4] Tulp M, Bohlin L. Unconventional natural sources for future drug discovery. Drug Discov Today, 2004, 9: 450-458.

[5] Gary W. Second-generation biopharmaceuticals. Eur J Pharm Biopharm, 2004, 58(2): 185-196.

撰稿人：袁勤生　张天民　吴梧桐　王凤山　李素霞

建立我国生物技术药物研究创新体系

(一)研究开发具有自主知识产权的基因工程药物

21世纪,可供基因工程药物研究和开发利用的基因约为20世纪的20倍左右,前10年将是新基因争夺的热潮,2015年前可能有200个左右基因工程药物上市或进入临床Ⅰ、Ⅱ期试验。病原微生物基因工程的开展将为人类提供开发新药的巨大源泉。

目前,我国人类基因组计划目标是发现1000个新基因,但从现在进展预测可获得2000个以上的新基因。发现了一批疾病相关基因,可能有20个以上基因可用于药物筛选和诊断,在21世纪,对我国自主发现的新基因进行系统性的功能开发研究将可能成为我国生物技术领域和知识创新的新生长点。应用功能基因组研究为重点,以基因药物开发为目标,从我国自主克隆的人类基因和公共数据库的人类基因中寻找新药,开发出具有自主知识产权的基因组药物,特别是细胞因子药物。北京大学医学部克隆的趋化素样细胞因子具有趋化活性,刺激骨髓造血细胞活性及刺激骨髓肌张力的活性;军事医学科学院克隆的神经分化因子具有刺激神经细胞生长和分化的活性;第二军医大学克隆的CX1具有刺激骨髓细胞活性。同时,对我国已克隆的新基因的活性筛选项目亦已开始,计划在国内各领域优势实验室建立20个以上国内基因表达产物的活性筛选平台,对国内克隆的新基因表达产物进行不同体系的国内筛选,希望能够发现具有药物开发前景的新基因编码蛋白质。表明我国基因工程药物和疫苗的研究开发已步入自主创新阶段。

(二)加强基因工程抗体的研究开发

基因工程抗体技术是将对抗体基因结构和功能的了解与DNA重组技术相结合,根据研究者的意图在基因水平对抗体分子进行切割、拼接和修饰,甚至是人工合成后导入受体细胞表达,产生新型抗体。

近年来对基因工程抗体的研究持续升温,主要包括对鼠源单克隆抗体人源化、小分子抗体人源性抗体的开发研究,并不断有产品被批准上市。如Herceptin,Zenapax daclizumb,Rituxan rtuximab等基因工程单克隆抗体产品上市后很快在我国注册,进口销售。有人预测今后5年将迎来以基因工程抗体为主的第二个生物技术医药产品发展的浪潮。

我国已有几种治疗性单抗体获得国家批准进入临床实验。流行性乙型脑炎单克隆抗体首次用于临床治疗,并成功地建立了近似人类自然感染发病的猴体乙脑模型及治疗实验,作为国家Ⅰ类新药已通过新药审评,进入了Ⅳ期临床实验。肝癌单克隆抗体导向治疗剂I标记的HAbl8及^{131}Ⅰ标记的酶解片段$F(ab')_2$作为国家Ⅰ类新药均获得国家批准,进入了Ⅱ期临床实验,显示了良好的治疗效果。还有多种治疗性基因工程抗体产品也正在开发研制之中,克服单克隆抗体人源化后效价下降的困难,解决大规模生产的瓶颈问题是实现治疗性抗体能在临床上获得广泛应用的必要条件。

(三)加速基因治疗技术平台体系的建设

基因治疗主要包括:细胞因子基因疗法、多药耐药基因疗法、基因替换或补充、抑癌基因治疗等。基因治疗从1990年开始临床试用,迄今仅20年左右历史,虽几经波折,但始终发展迅速。目前全世界已有608个治疗方案进入临床实验,治疗病人总数已超过3 000人,其中以癌症为首位,AIDS居次,涉及心血管疾病及多种遗传病。其中以r63重组腺病毒(Aclp53)基因治疗多发性头颈鳞癌的方案已进入Ⅱ期临床,在治疗头颈部癌症上已经显示出一定优势。2000年法国报道了4例严重免疫缺陷病应用基因治疗获得成功。国外目前在应用基础研究方面大量投入,包括新型载体系统、肿瘤细胞裂解性病毒、基因体内调控系统、新型目的基因的尝试等,这预示着将发生新的技术突破,从而大幅度提高基因治疗的效果和临床应用可行性。根据美国预测,基因治疗制品到2010年,世界市场将达450亿美元。

我国将研究的战略重点放在基因治疗尚未解决的关键技术上,同时对比成熟的方法,严格按照国家新药审评的要求,有选择地进行临床实验。血友病B、人恶性脑胶质瘤等7个基因治疗方案被批准进入临床,尚有10余种产品或方案有望进入临床实验。同时建立了一批技术平台,如通用性病毒型基因导入系统、靶向性非病毒性基因导入系统、基因定点整合载体系统等。这种有明确战略目标,排除国外的影响干扰,突出重点的攻关模式,确保基因治疗走向临床并在今后可能在临床治疗中获得突破性发展,避免了国外所走过的弯路。本着少而精的原则,使得在有限目标的研究上颇有特色水平。从关键技术和研究内容来看,虽然覆盖面远不如国外,但我国在某些重点领域,如某些载体系统,已获得具有自主知识产权的成果,有些研究方面甚至优于国外或与国外水平相当。

我国在基因治疗药物研究主面已取得重大进展,腺病毒-P53抗癌注射液已取得新药证书,它是一种广谱,强效,几乎无不良反应的抗癌剂,另外还有多个生物治疗方案与治疗药物正在进行研究。如恶性脑胶质瘤多基因治疗综合方案的前期研究及临床研究,新型HSP与抗原融合蛋白靶向性致敏/基因修饰的树突状细胞治疗CEA阳性肿瘤的应用研究,高效表达血管生成抑制因子的基因病毒系统的研制,重组腺病毒载体介导人野生型P53、GM-CSF和B7-1基因对恶性肿瘤的生物治疗,表皮生长因子(EGF)受体介导的载体系统对肝、肺癌的靶向性基因治疗临床前期的研究,人肝细胞生长因子基因治疗栓塞性血管病和病理性瘢痕等。最近可以选择性感染肿瘤细胞的复制型腺病毒类产品进入新药申报阶段。

腺相关病毒(AAV)由于其安全性好,宿主范围广,可长期稳定地表达外源基因,基因组仅4681bp,便于用常规操作。免疫原性弱等特点决定了可采用in vivo基因治疗;ex vivo基因治疗方法主要在于治疗遗传性疾病和目前难以治愈的慢性疾病。与目前通过的大多数治疗肿瘤的基因治疗临床方案不同,所以以从AAV为载体的基因治疗目前主要集中在治疗囊性纤维化、肌营养不良、血友病B几个方案上,随着从AAV大规模制备和纯化方法逐渐成熟,越来越多的疾病已被列为用AAV进行基因治疗的候选对象。国内本元正阳公司从AAV-2基因治疗载体平台具有自主知识产权,并已正式申报为AAV-2/人凝血因子Ⅸ制品,适应证为治疗血友病B,与此载体有关的其他基因治疗制剂如从

AAV-2-ednostin、AAV-NGF 等 10 余个项目在不同的实验室进行开发研究。虽然基因治疗不能在近期内像基因工程药物那样发挥大规模产业化效应，但它特有的高技术含量，以及针对病因治疗的特点，随着研究不断深入将逐渐显示出良好的应用前景。

(四)大力开展干细胞与组织工程研究

我国的干细胞研究经过近 20 年的发展已有了一定的基础，其中研究和应用最多的是造血干细胞，20 世纪 90 年代以来，除骨髓移植外，外周血和脐血干细胞移植也逐步普及应用于治疗血液病和肿瘤，据不完全统计，到目前为止，我国各地共进行了 2 000 多例造血干细胞移植，许多白血病和其他疾病患者接受治疗后已完全治愈。

除造血干细胞外，胚胎干细胞、治疗性克隆的研究以及组织干细胞的研究和应用已在我国多家研究机构中进行，如中国科学院动物所、中国科学院遗传所、西北农业大学、中山大学中山医学院等。另外，军事医学科学院、北京大学和中国医学科学院等开展组织干细胞分离、体外培养、跨系和跨胚层分化、分化调控、定向诱导等方面做得较好。我国目前已掌握了脐血干细胞分离、纯化、冷冻保存以及复苏的整套技术，并在北京、天津、济南、广州、上海、成都等地建立了多个脐血库，预计保存规模可达 5 万份以上脐血样本，以缓解脐血干细胞数量不足缺陷。北京大学人民医院等单位也已进行了数十例的库存脐血干细胞移植，用于治疗再生障碍性贫血等疾病；北京大学干细胞中心在人类角膜干细胞研究方面，已成功建立了非病毒转化的角膜干细胞体外培养体系，已进入临床研究申请阶段。

组织工程是在组织水平上操作的生物工程，它涉及临床医学、发育生物学、细胞生物学、分子生物学、高分子化学和材料工程学等学科，该工程是将体外培养扩增的正常组织细胞种植于生物相容性良好并能被机体吸收的生物材料上的一类产品，包括组织、器官和细胞制品。该类制品主要用于整形外科、器官和组织移植，其发展迅速，国外于 1991 年将软骨细胞接种于可降解材料上，于裸鼠体内形成新的软骨组织；于 1994 年利用 PGA 塑型的载体种植软骨细胞，获得半透明软骨组织；同年在裸鼠体内形成了气管内环柱状毛上皮复合组织；1997 年还利用半透明软骨，在裸鼠背上预制了人耳形耳廓，而且国外对皮肤、肝脏、胰腺、肌腱、血管、输尿管、肺脏、小肠和神经组织的研究也取得了很大进展。

我国组织工程研究进展迅速，已有中日友好医院、军事医学科学院、上海第二医科大学等单位对软骨及肌腱进行了研究。第一军医大学对骨髓间质干细胞定向诱导分化以及原生殖细胞进行了研究；首都医科大学对神经组织工程进行了系统研究，并取得了可喜的进展。尚需建立各个环节中的质控标准以控制产品质量，主要包括对细胞的外源因子的污染、遗传特性以及组织相容性等检查内容建立相应的质量控制标准。还需对细胞外支架材料建立实验室质控标准，如组织相容性、生物安全性、可吸收度以及可塑性等方面的标准。

由于干细胞研究的关键技术只是在最近几年才得以突破，我们和西方国家处在比较接近的起跑线上，所以在这一领域最有希望做出科学上的原创性贡献。

(五)突出新型基因工程疫苗的研究与开发

采用基因工程技术，克隆和表达保护性抗原基因，利用表达的抗原产物或重组体自身制成的疫苗称为重组疫苗，是新一代疫苗的研制方向。目前，我国研究成功的有重组乙肝疫苗，福氏、宋内痢疾双价疫苗，霍乱疫苗、轮状病毒疫苗等。疫苗是预防传染病最有效的手段，而目前传染病仍严重威胁着人类健康和生命，如艾滋病、病毒性肝炎等，有的目前尚无疫苗或现有疫苗效果及使用上存在诸多问题。今后主要目标是研究、开发新疫苗和改进现有疫苗。疫苗产业难度在于投资强度大，研究、开发周期长，某些疾病免疫机制尚不明确等，因而使疫苗开发风险很大。预计在 21 世纪联合疫苗、可控缓释疫苗、载体疫苗(多价)、偶联疫苗、DNA 疫苗、T 细胞疫苗和治疗性疫苗制造技术将会有较大进展。这些新技术将在我国应用于发展腹泻疫苗、新一代细菌性疫苗和病毒性疫苗以预防肝炎、腹泻、脑膜炎、结核病、幽门螺杆菌感染、钩端螺旋体病、艾滋病等疾病。

近年来，国外大量关于治疗肿瘤的疫苗进入临床研究，为肿瘤的生物治疗提供了一个新的途径。肿瘤疫苗的分类：肿瘤细胞和基因改变的肿瘤或其他细胞、细胞裂解成分、多抗原组分、纯化蛋白质、合成蛋白多肽、神经节苷脂等物质、含有肿瘤抗原基因的病毒和质粒载体等。以肿瘤特征性受体的部分特异性氨基酸序列为抗原的疫苗开发研究正进入申报临床试验阶段。

在我国，肿瘤、糖尿病、心血管疾病与传染病仍是危害我国人民健康的重要疾病。发展治疗性疫苗将对治疗持续性感染和肿瘤、糖尿病、心血管疾病等作出有益的贡献。另外，开发治疗性疫苗所需经费相对比较低廉，便于推广和应用。当前在国际上治疗性疫苗也仅开始起步，如果我国能抓紧时机，选准目标产品集中力量组织攻关，将会有所作为。

随着现代生物技术的迅猛发展，针对现代生物药物研究中存在的问题，运用功能基因组学、蛋白质组学、生物信息学等在内的现代生化与分子生物学技术，结合基因工程、蛋白质工程、细胞工程、酶工程、生物芯片等技术，现代生物药物的研究与开发在 21 世纪会取得更大的发展。

参考文献

[1] 吴梧桐. 21 世纪生物技术与生物药物//现代生化药学[M]. 北京：中国医药科技出版社，2002：901-907.

[2] Gregory SG, Barlow KF, Mclay KE, et al. The DNA sequence and biological annotation of human chromosome 1. Nature, 2006, 441(04727): 315-321.

[3] Aloma A, Barhieri F, Cagnoli M, et al. Antisense oligomicleotides as therapeutic agents. Pharmacol Res, 2003, 36(3): 171-178.

[4] 刘科，尉亚辉. 植物基因工程疫苗研究进展. 药物生物技术，2006，13(1)：62-65.

[5] 余蓉，吴梧桐，李灵玲. 合理的分子设计与工程化蛋白质药物. 药物生物技术，2005，12(6)：401-411.

撰稿人：袁勤生　张天民　吴梧桐　王凤山　李素霞

药物化学学科发展的趋势预测和研究方向建议

面对世界创新药物竞争十分激烈的形势，国家已将开发我国首创的具有自主知识产权，预防和临床治疗迫切需要且疗效突出的新型化学合成药物、手性小分子药物、合成多肽药物、核酸类药物、糖类药物，以及防治心脑血管疾病、癌症、病毒、艾滋病、老年性疾病、免疫疾病、遗传性疾病等重大疾病药物的合成研究列入中国《当前优先发展的高新技术产业重点领域指南》中，合成药物是21世纪重点需要开发的新药，可见我国对创新药物研究的重视程度。

但是要在我国创新药物研究领域里早出快出成果我们还有十分艰巨的工作要做：必须继续加大医药企业优化组合的力度，发展壮大一批大型医药集团企业，通过加强对医药市场的整顿和管理，确保医药生产企业获取企业应得的利益，方可确保大型医药企业创新药物研究的资金；加强创新药物研究人才的培养，大专院校、科研院所的新药研发应走与企业联合开发之路。资金与技术的结合是创新药物研究的前提，利用已知药物的作用机制和构效关系的研究成果，在分析已知药物的化学结构基础上，设计合成新的衍生物、结构类似物和结构相关化合物，并通过系统的药理毒理学研究，研制新的快速追踪药物(me-too/me-better药物)，这是具有投入少、周期短、风险低、效益高的特点，因而是创新药物的一条重要途径，应该引起重视。

对国外专利已过期，但仍有发展前景的药物仍然可以仿制，但必须在合成工艺和制剂技术上要有所创新。从现有外消旋化合物入手，进行消旋拆分，研究其两种对映体的活性，并研究活性对映体的立体选择性合成和不对称合成，进而完成药理毒理及临床研究；利用新工艺、新技术改造传统的药物合成工艺技术，大幅度降低成本，提高药品质量，提高技术创新能力、提高企业竞争力。

对现有原料药，应重点增加制剂品种，加强新剂型的研究，探索各种老药以科学方式配伍，可以开发出多种治疗难治疾病的新型协同式药物组合新药。对我国这样的人口众多的发展中国家来说，美国科学家首创的“协同药物组合”这一新药开发模式，非常适合我国的国情并值得国内医药企业仿效。国内各药物研发机构应密切关注美国这一新药开发动向，学习其经验从而开发出我国的“协同药物组合”新药，以满足广大工薪阶层病人的用药需求。总而言之，“协同药物组合”这一新药开发模式将拥有灿烂的前景。

由于发现药物新化学实体的难度越来越大，世界各大制药公司药物研究机构均加大投资力度，发展高新技术，借助于高新技术寻找新的药物新化学实体，以下是世界药物创新研究的发展趋势。

通过利用分子生物学、结构生物学、电子学、波谱学、化学、基因重组、分子克隆、计算机等技术，研究治疗靶点的生物靶分子的结构和功能，在此基础上通过对现有某些药物小分子的结构进行修饰或设计新的药物小分子，并研究生物靶分子与药物小分子之间的相互作用，对这些修饰的或创新的药物小分子进行有目的的筛选，从而发现新药，并对其进行系统的研究[1]。

经过半个世纪的积累，通过利用计算机进行合理药物设计的新药研究和开发，展现出良好的发展前景。近年来，酶、受体、蛋白的三维空间结构一个一个地被阐明，这给利用已阐明这些“生物靶点”进行合理药物设计，从而开发出新的化学合成药物奠定了坚实的基础。

利用组合化学方法发现新药。与传统的化学合成相比较，定向的组合化学合成能够对化合物 $A_1 \sim A_n$ 与化合物 $B_1 \sim B_n$ 的每一种组合提供结合的可能，利用可靠的化学反应以及简单的纯化技术（如固相化反应技术）系统地、反复地、微量地制备出不同组合的化合物，建立具有多样性的化合物质库，然后用灵敏、快捷的分子生物学检测技术，筛选出具有活性的化合物或化合物群，最后测定其结构再批量合成，进而评价其药理活性。组合化学的优点在于可以用较短的时间合成大量不同结构的化合物，克服了过去只靠从动植物或微生物中分离提纯的天然产物作为药物先导结构的局限性，为发现特别是优化药物先导结构提供了一种快捷的方法[2]。

从药用植物中发现新的先导化合物并进行结构修饰、发明新药仍是21世纪新药研究的重要部分。尤其是由于细胞及分子水平的活性筛选方法的常规化和分离技术的精巧化，有可能从植物中发现极微量的新的化学结构类型。同时，通过现代的筛选模型重新发现20世纪已经筛选过的植物化学成分的新用途，也为合成新药研究提供了更多的成功机会。

从天然来源发现新结构类型抗生素已经很困难，微生物对抗生素的耐药性的增加，不合理的使用抗生素，使得一种抗生素的使用寿命愈来愈短。这种情况促使半合成及全合成抗生素在21世纪会得到较大发展[3]。

从现有的含有手性碳原子的未经拆分以外消旋体出售的药物为出发点，进行消旋拆分，分别对两种对映体的活性进行研究，选择最具活性的对映体，再进行立体选择性合成或不对称合成或消旋拆分研究。

分子生物学技术的突飞猛进和人类基因组学的研究成就将对临床用药产生重大影响，不但会有助于发现一类新型微量内源性物质，如活性蛋白、细胞因子等药物，也为化学合成药物研究特别是提供新的作用靶点奠定了重要的基础。

研究开发先进的合成技术，如：超声化学合成、微波化学合成、电化学合成、固相化反应、纳米技术、冲击波化学合成等先进的合成技术，选择新型催化剂，研究环境友好合成工艺技术以及新型高效分离技术，用这些新的技术改造现有合成药物的生产工艺也是合成药物研究的发展趋势之一。继续对从动植物或微生物中提取分离的已确知化学结构的新化合物研究其化学合成方法，仍是新药研究的任务之一[4]。

围绕创新药物这一目标，急需解决如下关键科学问题。

1. 提高先导化合物的成药性（Druggability）问题

一个合格的新药必须满足药效、药代、安全性、稳定性和可控性等方面的严格要求，任何一方面达不到要求，均会导致研究的失败。因此，药物研究的风险很高。用传统方法大约筛选上万个化合物才能发现较好的活性化合物或先导化合物，但这样发现的先导化合物在后续的临床前和临床研究阶段，往往因为药物安全性和代谢动力学性质缺陷而遭淘汰。通过首批973项目“重要疾病创新药物先导结构的发现与优化”的研究，我国在药物先导化合物发现与优化方面的能力有了很大的提高。但是所建立的研究技术和模型系统主要是针对化合物对靶标作用的活性(即药效),尚未能在药物研究早期充分考虑药代动力学性质及药物安全性等方面的要求。统计数据表明,临床前研究的化合物中仅有大约1/10能进入临床研究,而进入临床研究的化合物中仅有大约1/5能够进入市场。目前,药物研究的费用和时间主要消耗在临床前和临床研究阶段。先导化合物发现与优化方法不能预测化合物药代动力学性质及安全性,使得所发现的先导化合物在后续研究阶段的成功率不高。提高先导化合物的成药性,是新药研究当前面临的一个关键问题。今后应该发展基于致病基因调控途径和网络的药物研究模式,建立在药物先导化合物发现阶段同时预测和评价药物的药效、药代动力学性质和安全性等,以提高药物后期开发的成功率[5]。

2. 药物筛选的高效性问题

目前的药物筛选方法存在着明显的缺陷,即输出信息主要为抑制或激活靶标的活性,得不到影响化合物药效的其他信息,如生物利用度、药代性质和安全性等。高内涵筛选(HCS)是近年来发展起来的新的筛选模式,可望有效地解决上述问题。所谓HCS是指在保持细胞结构和功能完整性的前提下,同时检测被筛样品对细胞形态、生长、分化、迁移、凋亡、代谢途径及信号转导各个环节的影响,在单一实验中获取大量相关信息,确定被测样品的生物活性、药代性质和潜在毒性等。HCS的基础是大规模细胞生物学(Large Scale Cell Biology)和高分辨率的荧光数码影像技术,生物信息学、高性能计算、数理统计分析方法和最近发展的系统生物学方法在其中发挥了重要作用。HCS通过提高筛选的内涵来提高获得先导化合物的成功率,但目前筛选化合物的通量尚不够。发展HTS和HCS相结合的方法,提高先导化合物发现的效率,是本项目需要解决的另一个关键问题。

3. 药物作用的特异性和选择性(Specificity and Selectivity)

基因组计划和功能基因组计划,为药物研究提供了许多候选靶标,其中大多数是蛋白质。从结构和功能来看,每一个蛋白靶标属于一类家族,有许多同源蛋白或亚型。如果化合物的特异性差,除抑制或激活靶标蛋白的功能外,还可作用在其他蛋白质上。这往往是药物产生毒副作用的主要原因之一。因此,如何提高药物对靶标的选择性,发现与靶标蛋白特异性结合的化合物,是本项目需要解决的又一个关键问题。为此,应该在大规模蛋白质表达、纯化的基础上,建立集群式(蛋白芯片)高通量筛选方法,针对某一靶标蛋白家族开展化合物筛选,观察和评价活性化合物的选择性;同时,进一步完善已有高通量虚拟筛选方法,在先导化合物设计时充分考虑化合物的选择性,发展针对多个蛋白质结构的虚拟筛选技术。

参考文献

[1] 方家椿.分子靶点和分子靶向抗肿瘤药研究进展.北京大学学报(医学版),2006,38(6):575-578.

[2] 组合化学在新药研究中的应用.//药学前沿(2004卷).北京:中国医药科技出版社,2005.

[3] 世界抗真菌药物研究开发最新进展.中国医药技术与市场,2006,6(6):35-37.
[4] 尤兴豹,张再好.现代有机合成的新概念及研究进展.化学教育,2005,3:3-6.
[5] 先导化合物的发现方法.//创新药物化学.广州:广州世界图书出版社,2005:85.

撰稿人:程卯生　张礼和　陈凯先　张亮仁

建立和完善释药系统技术平台的评价方法及指标体系

建立和完善释药系统技术平台的评价方法及指标体系，为药物新制剂、新剂型的发展提供技术支撑。新型载体药物释放系统研究是我国医药经济发展的需要。一个国家的药物制剂水平和产品质量的高低，在某种程度上基本能够反映这个国家科学技术水平和医药经济发展状况。我国制药工业结构优化和升级要重点解决制剂生产低水平重复问题，制剂释药技术是其重要内容。随着药品专利的实施以及加入世界贸易组织，我国医药业将全面与世界医药市场接轨，广泛参与国际分工和医药市场的竞争，加快医药制剂研制和开发的步伐是提高我国医药研究的自主创新能力和综合竞争能力的要素之一。我国药物释放技术在总体上与世界先进水平相比仍有较大差距，世界释药技术已经由第一代的口服缓释制剂发展到了组织定向给药，而我国更多的释药技术应用在口服领域，其他领域的缓释、控释技术的应用仍是大多停留在实验室阶段或空白。

一、建立和完善载体给药系统的评价方法及指标体系

载体给药系统主要涵盖生物降解型长效微球、疫苗微球给药系统、纳米载体给药系统、脂质体载体给药系统、微乳与纳米乳剂给药系统五个方面。

(一)建立和完善生物降解型长效微球的评价方法与指标体系

生物降解型长效微球制剂在国外已经上市，在我国仍然停留在实验室研究阶段，建立生物降解型长效微球制剂的评价方法和指标体系势在必行。随着生物技术的高速发展，多肽、蛋白质类药物不断涌现。目前已有35种重要治疗药物上市，生物技术与生物制药企业的发展也日益全球化。生物技术药物研究的重点是应用DNA重组技术开发可应用于临床的多肽、蛋白、酶、激素、疫苗、细胞生长因子及单克隆抗体等。据报道，目前已有100余种生物技术药物正在接受FDA审评（包括Ⅰ～Ⅲ期临床及FDA评估），700种药物处于早期研究阶段（研究与临床前），还有200种以上药物已进入最后批准阶段（Ⅲ期临床与FDA评估）。生物技术药物的基本剂型是冻干剂。常规制剂尽管其疗效早为临床所证实，但由于半衰期短，需要长期频繁注射给药，从患者的心理与经济负担角度看，这些都是难以接受的。采用生物可降解聚合物，特别是乳酸—羟基乙酸共聚物(PLGA)为骨架材料，包裹多肽、蛋白质药物制成可注射微球剂，使在体内达到缓释目的。在诸多多肽缓释注射剂中，LHRH类似物微球是研究最为成功的品种。曲普瑞林（triptorelin)是LHRH类似物之一，其PLGA微球由法国Ipsen公司开发，1986年上市，可缓释1个月，是第一个多肽微球产品。亮丙瑞林(leuprorelin)是LHRH类似物，生物活性为LHRH的15倍。其缓释1个月的微球注射剂由日本武田化学制药公司开发，于1989年进入美国市场，随后有多种LHRH类似物缓释微球注射剂上市。此外，也有不少用微球化手段

使胰岛素、神经生长因子、内皮生长因子、转化生长因子β等达到缓释研究的报道。

生物降解型长效微球的评价方法与指标体系可以从以下几个方面着手：①载药量。②形态表征。③有机溶剂残留检查。残留在微球中的有机溶剂可以导致毒性和副作用。用溶剂挥发法制备微球常用的有机溶剂如二氯甲烷，氯仿在微球中有残留。USA 第 22 版规定的有机溶剂的残留标准是二氯甲烷 500/1 000 000，氯仿 50/1 000 000。④体外释放与体内生物降解。微球体外释放度的测定，目前没有统一规范的方法。目前常用的方法有：连续流动系统、动态渗析系统、桨法等。动物体内降解时间需与体外释放有较高的相关度。

（二）建立和完善疫苗微球注射剂的评价方法与指标体系

传统的免疫手段系疫苗初次注射后，在一定时间内，需再进行多次加强注射，使人体获得尽可能高的抗体水平，发挥可靠的免疫作用。人类应用疫苗彻底地消灭了多种传染性疾病，充分显示了其经济、高效而又安全的巨大医学价值。现代高科技在寻找针对各种疾病的强力疫苗的同时，也力求使其应用简便，以提高免疫覆盖率。然而，百日咳、白喉、破伤风、脊髓灰质炎、乙肝等需多次接种才达完全免疫的品种，辍种率达 70%，严重影响了免疫效果。目前，疫苗费用的 80%～90%为储运和医护开支，而发展中国家无良好储运设施和医护配备，且儿童人口多，故辍种率更高。因此，首次接种疫苗即获完全免疫是世界卫生组织/联合应用开发计划署（WHO/UNDP）疫苗发展规划的主要目标之一。这促进了疫苗控释制剂（vaccine delivery system，VDS）的广泛研究。其中，注射用 VDS 研究最多，便于接种的口服和鼻用 VDS 也有大量研究。

微粒制剂是 VDS 的主要形式，抗原自微粒的缓慢释放和向免疫系统的缓慢提呈是 VDS 高效长效的根本原因。经典的铝佐剂是将吸附的抗原提供给抗原提呈细胞（APC）。对于 VDS，只要抗原能到达 APC，它是吸附于表面，还是包封于其中，并不重要。只是一旦抗原包封于缓慢降解的微球内，免疫反应的时间会大大延长。研究表明，微粒的吸收和转运依赖于粒径大小，故免疫反应的效果可为 VDS 的粒径所支配。VDS 注射剂的颗粒应能被细胞吞噬并能转运到淋巴系统，故一般应小于 10μm 或更小。制备 VDS 微粒多用溶媒挥发法。

疫苗控释制剂主要包括以下几种。

1. 类毒素制剂

类毒素是细菌毒素经精制、脱毒而成的抗原，包括白喉、破伤风、肉毒、气性坏疽、葡萄球菌、霍乱等的类毒素。类毒素溶液单独使用时，免疫原性较差，故以 $Al(OH)_3$ 或 $AlPO_4$ 吸附后，多次注射来获得完全免疫，其辍种率和发病率较高，如每年约有 56.5 万名新生儿死于破伤风。

2. 避孕疫苗控释制剂

同抗感染疫苗一样，避孕疫苗也朝着全程单剂化发展，含模型避孕药物 HSD-DT（α 羊黄体激素-β 人绒毛膜促性腺激素二聚体与白喉类毒素交联物）的 PLGA 微球，体外释药达 98 d 之久。

3. 其他疫苗制剂

如黏膜免疫控释制剂、核酸疫苗控释制剂、病毒疫苗控释制剂、合成肽类疫苗控释制剂等。

建立疫苗微球注射剂的评价方法与指标体系的核心问题是 VDS 中的抗原在微粒化、存储和注射部位再水化等过程中常因下列原因而失活：①被包封的抗原暴露于湿气中，或与残留的 CH_2Cl_2 长期接触。②PLGA 降解造成高达 pH 2 的酸性环境，不利于大多数抗原的稳定。③与载体的降解物发生反应。④与聚合物末端残基发生反应。⑤VDS 注射剂采用 γ 射线灭菌导致抗原决定簇的破坏。

(三)建立和完善纳米载体给药系统评价方法与指标体系

自 20 世纪 80 年代后期起，研究人员就开始对纳米粒作为口服和注射药物载体进行研究，这种给药系统的优势主要表现在以下几个方面：①提高难吸收药物的口服生物利用度；②可将疫苗递送至肠相关淋巴组织；③控制药物释放；④减少药物对胃肠黏膜的刺激；⑤保证药物在胃肠道内的稳定性；⑥经过修饰的纳米载体制剂可改变药物的体内动力学、提高药物疗效和靶向性。纳米粒常用方法有乳化—溶剂蒸发法、乳化—溶剂扩散法、聚合法等。所用的高分子材料主要有聚乳酸、聚丙交酯—乙交酯、聚氰基丙烯酸烷基酯、壳聚糖、明胶等生物降解性材料；口服给药也可选用乙基纤维素、丙烯酸树脂等非降解性材料。

建立和完善纳米载体给药系统评价方法与指标体系的核心问题是：①建立适宜于工业化大生产的制备方法；②纳米粒的形态表征；③纳米粒的包封率与载药量问题；④纳米粒的贮存稳定性问题；⑤纳米粒的体内药物动力学与药物效应的关系问题。因此，有必要进一步探讨相关的材料学、工艺学及药动与药效学，以完善并推广这种载药系统，使其更好地服务于临床治疗。

(四)建立和完善脂质体载体给药系统评价方法与指标体系

脂质体的概念是 20 世纪 60 年代提出，直到 90 年代中期，脂质体给药体系才取得了突破，作为药物制剂进入临床试验，随后得到 FDA 的批准，正式进入临床治疗。有文献将脂质体分为 4 代：第一代，普通脂质体，如抗真菌药物两性霉素 B (Ambisome, by Nexstar, USA)和阿霉素(Myocet, by Elan Pharma Int, USA)；第二代，纯脂(pure lipids)制备的长循环脂质体(Daunosome)，用于治疗 AIDS 相关的 Kaposi's 肉瘤；第三代，唾液酸等修饰的长循环脂质体；第四代，PEG 化的长循环脂质体又称为"隐形脂质体"(Doxil, by Schering-Plough, USA) 用于治疗 AIDS 相关的 Kaposi's 肉瘤、耐药性卵巢癌和转移性乳腺癌。第一代、第二代脂质体存在的主要问题是包封药物泄漏和快速消除；第三代脂质体的材料问题来源于牛，存在的潜在问题是疯牛病毒感染，随后不再应用；第四代脂质体代表着当前的研究方向，具有体内长循环、实现个别药物的高包封率、脂质体立体结构稳定化、疗效好、毒性低等特点。然而，对于降低毒性的机制尚未阐述清楚以及对于其他抗肿瘤药物的高包封率尚未能实现。

国内脂质体研究可追溯到 20 世纪 70 年代，沈阳药科大学对中国多相脂质体进行研究，取得了一些进展。直到 90 年代中后期，北京大学药学院研制出了高包封率的长循环隐形脂质体(95%),并初步探索出一些新的包封方法,实现了一些难包封药物的高包封率、长循环(隐形化),并且首先研究出抗耐药隐形脂质体。

建立脂质体载体给药系统评价方法与指标体系,可以从如下几个方面着手:

①形态表征;②包封率和载药量的测定;③渗漏率的测定;④动物体内动态表征;⑤稳定性:脂质体难以接近临床治疗的主要问题是贮存稳定性差,脂质体制剂在 4 ℃时的稳定性应至少达到 12 个月。

(五)建立和完善微乳与纳米乳剂给药系统

微乳与纳米乳剂(Micro- and nano-emulsions)也称为新型乳剂,一般的传统乳剂与新型乳剂在功能方面有相同之处,表现在:①乳剂可便于互不相混溶的药物进行配伍;②可掩盖某些药物的不良气味;③乳剂可生物降解和利用,使用比较安全;④乳剂的生产技术已基本完善。但是,乳剂是出于乳化剂的存在,借助机械力的作用,一种液体高度分散到另一种不相混溶的液体中而形成的,其内相表面积大,体系表面能大,而体系总是趋向表面缩小而稳定,故乳剂属热(动)力学不稳定体系。在中英文文献中,普通乳剂(emulsions)实际上是指微乳(粒径 1~100 μm)、而微乳(microemulsions)则将亚微乳和纳米乳剂(Submicro- and nanoemulsions)混在一起(10~1 000 μm)。结合微米与纳米的科学定义和药剂学特点,将粒径为 0.01~1 μm 的乳剂界定为微乳,粒径为 10~100 μm 的乳剂界定为纳米乳。

由于微乳与纳米乳剂对淋巴的亲和性,其在体内有靶向性分布的特点。油状药物或亲脂性药物制成 O/W 或 O/W/O 型乳剂静脉注射后,油滴经巨噬细胞吞噬后在肝、脾、肾中高度浓集,因而油滴中溶解的药物在这些脏器中积蓄量也高。水溶性药物制成 W/O 或 W/O/W 型乳剂经肌内或皮下注射后易浓集于淋巴系统。人体内淋巴系统与血液循环系统是相通的,淋巴系统与血循环系统之间存在液体流通,人体内充入血液的总淋巴液为 1.0~1.60 mg/(kg · h)。动物愈高级,淋巴系统的分化愈发达,淋巴系统在调节体循环、排泄废物、回收有效成分方面发挥的作用愈大。淋巴系统还与物质转运有关,例如脂肪、胆固醇、维生素 A、酶类等的转运。乳剂从注射部位(肌肉、皮下)或肠道吸收后经淋巴转运,可避免经肝的首过效应,可以提高药物的生物利用度。如果淋巴系统有细胞感染与癌细胞转移等,将药物输送到淋巴就更有必要。

目前,制备微乳的方法主要有微流态化法和超声波法。20 世纪 80 年代研究发展出一种自乳化给药系统(self-emulsifying drug delivery systems,SEDDSs),现已有商品。如环孢菌素微乳浓液胶囊剂口服后在消化道内与体液相遇,自动乳化形成 O/W 型微乳。其原因与其处方中所含丙二醇和乙醇能同消化道中的水相互扩散有关。

建立微乳与纳米乳剂给药系统评价方法与指标体系,可以从如下几个方面着手:①形态表征;②包封率和载药量的测定;③渗漏率的测定;④动物体内动态表征;⑤稳定性,微乳与纳米乳制剂的稳定性应至少达到 24 个月。

二、建立和完善主动靶向给药系统的评价方法及指标体系

主动靶向给药系统是指通过载体结构修饰或生物识别作用将药物定向运送至病变部

位发挥药效,而不损伤周围的正常细胞、组织和器官的体系。近几十年来,分子生物学、细胞生物学、材料学、免疫学及药物化学等学科的飞速发展为靶向制剂的发展注入了新的活力。

目前研究较多的是肿瘤靶向给药系统。肿瘤组织的病理生理特征与正常组织存在显著不同,主要表现为肿瘤部位血管渗透性增强,大分子药物、载体等可穿透血管内皮细胞进入肿瘤组织,又由于清除障碍,可长时间、高浓度蓄积在肿瘤部位,这种作用称为渗透和滞留增强(EPR)效应。在药物或载体表面连接亲水性聚合物如 PEG、聚氧乙烯(PEO)、吐温-80 等,可抵抗调理素(opsonin)的调理作用,在体循环中长期滞留而不被单核吞噬细胞系统(MPS) 捕获,有效蓄积在实体瘤部位,更好地发挥主动靶向作用。

(一)抗体介导的主动靶向系统

系利用抗原—抗体之间的特异性识别机制发挥主动靶向特定细胞作用的给药系统。

免疫脂质体(immunoliposomes)系将抗体直接或间接连于脂质体表面构成。Lopes de Menezes 等研究表明,连接 CD-19 抗体的多柔比星免疫脂质体对 ARH77 细胞的毒性作用比非靶向性脂质体更强,并可选择性作用于 B 淋巴细胞,而游离药物对 B 细胞或 T 细胞均不具有特异性的细胞毒性。Moos 等以大鼠为模型研究抗转铁蛋白受体 IgG2a(OX26) 靶向脑组织的机理。结果表明,OX26 可与血脑屏障上的转铁蛋白受体(TFR)结合转运入脑,脑毛细血管内皮细胞对 OX26 的摄取是同型非免疫 IgG2a(isotypic non-immune IgG2a)的 10 倍以上。

免疫复合物(immunoconjugates)系将抗体直接或间接与药物连接构成。Del Governatore 等用聚 L-赖氨酸将不同数量的光敏物质二氢叶酚分子和抗结肠癌单抗(17.1 A)连接形成阳离子型或阴离子型光免疫复合物。体外试验表明,阳离子型光免疫复合物的释药效率是阴离子型的 5 倍。Dubowchik 等将多柔比星与单抗 BR96 通过二肽连接形成免疫复合物,并以 IgG 代替单抗 BR96 制备的非免疫复合物为对照。结果表明,两种复合物进入细胞后均通过溶酶体蛋白酶使二肽降解释放药物。两种复合物分别在体外转染抗原阳性细胞 L2987 肺癌细胞系,免疫复合物 IC_{50} 为 0.2 nmol/L,肺癌细胞杀伤活性是非免疫复合物组的 25 倍。

(二)受体介导的主动靶向系统

研究表明,肿瘤组织细胞膜上存在多种特异性受体,如 TFR、叶酸受体、低密度脂蛋白受体、尿激酶受体、肿瘤坏死因子受体家族(tumor necrosisfactor receptor family)和超家族(super family)等,有些受体已证实可作为特定肿瘤靶向的靶点,提高主动靶向效率。

脂质体表面连接配体后可与特异性受体结合,介导药物主动转运至靶细胞。Reddy 等制备的叶酸-PEG-二油酰磷脂酰乙醇胺(DOPE)脂质体对人癌细胞的靶向效率比 PEG-DOPE 脂质体高 100 倍以上,但进入细胞后在酸性的核内体(endosome)中较稳定,不易进入细胞核。

血管紧张肽受体(VIP-R)在人乳腺癌细胞上的表达量为正常组织的 5 倍。Dagar 等将血管紧张肽(VIP)共价结合到 99mTc-六甲基丙烯胺肟(hexamethylpropylene amine oxime，HMPAO）标记的空间稳定脂质体（SSL）表面，考察在同等条件下标记 SSL 和 VIP-SSL 的生物分布和药物动力学情况。结果表明，乳腺癌细胞对 VIP-SSL 的摄取是 SSL 的 1.8 倍。

（三）分子复合物介导的主动靶向系统

药物与配体直接连接也可形成具有主动靶向性的复合物。炎症部位内皮细胞表面高度表达 E-selectin，配体 Sialyl LewisX（SleX，属四糖）或其衍生物可与之特异性结合，但糖基不稳定，故用聚糖（carboxymethylpullulan，CMPul）与该配体多价结合保护糖基。研究表明，SleX-CMPul 复合物在体内炎症部位蓄积作用是 SLN（SleX 去除岩藻糖部分后的三糖）-CMPul 的 2.5 倍，是单价 SleX 的 300 多倍，具有高度的生物相容性，可在循环中滞留较长时间。

Gijsens 等利用表皮生长因子（EGF）可与肿瘤细胞表面过度表达的 EGF 受体结合的特点，分别采用两种水溶性载体葡聚糖和人血清白蛋白（HSA）将光敏感体锡（Ⅳ）二氢卟酚 e6 单乙烯二胺[Sn（Ⅵ）chlorin e6 monoethylenediamine，SnCe6（ED）]和 EGF 连接，考察所得复合物的光动力学活性。结果表明，以 HSA 为连接体形成的复合物对 EGF 受体的亲和性较强（IC_{50} 为 63 nmol/L），在 27 kJ/cm^2 光照条件下，细胞内蓄积量增加 5 倍，对肿瘤细胞的光毒性增强。

建立主动靶向给药系统给药系统评价方法与指标体系的关键问题包括：①治疗有效性（TA）；②药物靶向指数（DTI）；③靶向指数（TI）。

三、建立和完善黏膜给药系统的评价方法及指标体系

黏膜用制剂亦称黏膜给药系统（mucosal drug delivery system），系指将药物与适宜的载体材料制成供人体腔道黏膜部位吸收给药，起局部作用或转运进人体循环起全身治疗作用的制剂。黏膜存在于人体各种腔道内，近年来的研究表明，药物经人体眼、鼻、口腔、直肠、阴道及子宫黏膜等部位吸收，可以避免首过效应，提高生物利用度，且黏膜给药方法简便，患者易于接受，因此，黏膜用制剂的开发研究日益受到广泛关注和重视。

许多口服制剂，在胃肠道中不稳定、有刺激性和首过效应，生物利用度低，如肽类药物、普萘洛尔、利多卡因和一些抗生素，过去多采用注射给药，长期用药给患者造成痛苦。近年来大量研究发现，许多药物可通过黏膜吸收，特别是多肽及蛋白质类大分子药物，如胰岛素、生长激素等，口服几乎不被吸收，但可通过眼、鼻、直肠黏膜吸收；雌二醇、孕酮等可通过阴道或子宫黏膜吸收。黏膜用制剂的研究，主要是筛选适宜的载体材料，研制黏膜黏附剂，筛选吸收促进剂和制成前体药物，增加这些部位的吸收。利用黏膜黏附剂，黏附于用药部位。加强药物与黏膜接触的紧密性和持续性，因而有利于药物吸收。以下重点叙述鼻腔、口腔、眼部黏膜和阴道黏膜给药系统。

（一）鼻腔黏膜给药系统

鼻腔作为全身治疗的给药途径，在祖国医学中已有悠久历史。早在《本草纲目》中已

记载了用巴豆油纸拈，燃烟熏鼻，治疗中风、气厥、中毒等病症。现代医学研究鼻黏膜给药治疗全身性疾病也有几十年的历史；1976 年，Dyke 等报道了 10%盐酸可卡因溶液经鼻腔黏膜给药后，药物吸收迅速；1984 年 6 月，在美国新泽西州新布伦瑞克召开了“全身性用药的鼻黏膜给药制剂”的专题研讨会，1991 年在巴黎召开了鼻腔给药学术会议。已报道用于鼻黏膜给药的药物包括蛋白质和多肽类药物，如小分子黄体生成素释放激素(LHRH)、胰岛素等；口服难以吸收的药物，如庆大霉素、磺苄西林、头孢唑林等抗生素；在胃肠道中不稳定以及明显受胃肠道黏膜和肝脏首过效应影响的药物，如纳洛酮、毒扁豆碱和槟榔碱、普萘洛尔等；麻醉用药(如布妥啡诺、脑啡肽、丁丙诺啡)，心血管、止咳平喘、激素类药，改善循环的药物(如前列地尔、依前列醇)，解热止痛药等。FDA 批准的鼻腔用药物包括治疗流感的 FluMist (Medimmune)，治疗头痛的 Imitrex (sumatriptan succinate，Glaxo) 和偏头痛的 Migranal (dihydroergotamine mesylate，Xcel)和 Stadol NS(Butorphanol，Bristol-Myers Squibb)，提升血钙的 Miacalcin (calcitonin，Novartis)，治疗血友病的 Stimate (desmopressin acetate，Aventis Behring) 等。国产鼻腔用制剂到目前仅有安乃近滴鼻剂一个品种上市。1999 年我国批准进入临床研究的西药鼻腔给药剂型有醋酸曲安奈德鼻喷剂、富马酸酮替芬鼻用喷雾剂、氢溴酸右美沙芬滴鼻剂、缩宫素鼻喷雾剂、缩宫素鼻用溶液、盐酸西替利嗪滴鼻剂、胰岛素喷鼻剂等；中药鼻腔给药制剂有辛桂滴鼻剂、羚羊角滴鼻剂。鼻腔黏膜是体内唯一直通大脑和外部环境的部位，实验表明，鼻黏膜对其吸收的效果与静脉注射相当。鼻腔给药治疗的优点：①起效快；②不侵入肌体；③避免首过效应；④使用方便；⑤改善患者顺应性和易操作性；⑥降低成本。适合鼻腔给药的剂型有滴鼻剂和喷雾剂、吸入粉雾剂、凝胶剂、微球制剂、环糊精包合物、乳剂、脂质体等。

建立鼻腔给药系统评价方法及指标体系除了剂型本身要求的评价方法和指标外，尚有如下重要指标：①研究药物吸收的动物模型；②研究鼻纤毛毒性的动物模型；③测定纤毛摆动频率(CBF)；④测定纤毛持续运动时间；⑤测定黏膜纤毛转运能力；⑥评价黏膜形态的变化；⑦溶血实验考察药物对生物膜的作用；⑧鼻黏膜毒性实验方法的适用范围等。

(二)口腔黏膜给药系统

在诸多给药途径中，经口给药是最受病人和临床医生欢迎的。然而，经口给药的药物特别是蛋白质和多肽类药物，有受肝脏首过效应及胃肠道内酶降解影响的缺点。口腔黏膜作为较常见的给药方式，有如下优点：与传统的口服给药相似，给药方便，能随时停止，口腔黏膜面积约 200 cm^2，有丰富的血管，药物可以通过毛细血管直接进入体循环，较皮肤更易为药物穿透；低酶活性，避免胃肠道酶和酸的降解作用及肝脏首过效应；与鼻黏膜相比，口腔黏膜不易损伤，修复功能强。

自 1874 年 Sobrero 报道了硝酸甘油口腔黏膜吸收以来，这种给药方式已得到迅速发展，20 世纪 80 年代后期细胞培养技术的应用使其进展更加迅猛。目前口腔黏膜给药可以分为三类：①舌下给药，药物通过舌下黏膜进入体循环；②颊黏膜给药，药物通过颊黏膜进入体循环；③局部给药，药物到达黏膜、牙组织、牙周袋，起局部治疗作用，如口腔溃疡、牙周疾病等的治疗。

口腔黏膜给药已经广泛用于心血管药物、止痛剂、镇静剂、止吐剂、激素、糖尿病药物等各类药物的研究，建立口腔给药系统评价方法及指标体系需要进一步解决的关键问题是：①如何提高黏膜对药物的通透性；②如何提高生物利用度；③口腔黏膜长期用药的安全性。

（三）眼黏膜给药系统

药物只有在到达眼组织特定部位，并维持足够时间，才能起到应有的治疗作用。影响药物抵达眼组织病变部位的因素很多，选择恰当的给药系统（drug delivery system，DDS）是重要的影响因素之一。它可以影响药物对眼作用的强度、速率、持续时间以及不良反应的发生等。全身给药系统的药物进入眼组织后的组织浓度较低，且易导致全身不良反应。因此，近年来随着高分子化学的发展，眼部给药系统（ocular drug delivery system，ODDS）研究正成为眼科和药学界的热门课题。滴眼液是眼局部用药的传统剂型，有配制容易、使用方便的优点。但也存在许多缺点，如药物滴眼后，立即被结膜囊内的泪液稀释，并很快从泪道排出。因此，这种给药方式的生物利用度低，作用时间亦极为短暂；药液大部分从泪道排出，经鼻、咽部吸收后还可能引起全身毒性，如噻吗洛尔、阿托品、肾上腺素、氯霉素等眼液滴眼后可能导致患者中毒。眼液滴眼难以抵达眼后节段，对视网膜、脉络膜或玻璃体疾患（如增生性玻璃体视网膜病变、巨细胞病毒性视网膜炎等），则必须全身用药或玻璃体内注射。为延长作用时间、增加眼部生物利用度、降低毒性（包括全身和眼局部毒性），各种新型眼部给药系统应运而生，简述如下。

1. 缓释滴眼液

在普通滴眼液内加入黏性赋形剂，溶液黏滞度增加，延缓药液在结膜囊内的滞留时间，从而延长作用时间，同时眼内通透性亦随之增强。常用的黏性赋形剂有：甲基纤维素、聚乙烯醇、羟丙基甲基纤维素、聚维酮、透明质酸钠等。

2. 膜控释药系统

将药物溶入（或掺入）高分子膜内，制成膜状缓释剂型，置入结膜囊内，借助泪液的作用，缓慢释药，以提高疗效、延长作用时间、减少对眼和全身的不良反应。按释药速率可分为两大类：半定量释药系统（如亲水软镜、眼用药膜、胶原膜等）和长效控释药囊。

3. 眼植入剂（ocular implant）

为一类将药物包植入眼组织（包括玻璃体、前房或结膜下）的新剂型，药物从这种制剂中缓慢定量释放，起长效治疗作用。已用于临床的有更昔洛韦植入剂（非蚀解型）和地塞米松植入剂（生物蚀解型），分别植入玻璃体和前房，用于治疗巨细胞病毒性视网膜炎和内眼术后炎性反应，取得了良好疗效。

4. 透巩膜释药系统（transscleral drug delivery system）

许多眼后节疾患如年龄相关性黄斑病变、糖尿病视网膜病变、葡萄膜炎、视网膜静脉阻塞以及眼前节手术后诱发的黄斑囊样水肿等需要长期而又足够剂量的药物治疗，现有的各种给药途径（如全身给药、滴眼、眼内注射、眼内缓释装置等）均有诸多不尽如人意之处。巩膜有较大的表面积、高度亲水性、能通透水溶性大分子药物（相对分子质量

70 000～150 000)，同时巩膜内细胞少、缺乏蛋白水解酶，促使一些大分子生物活性物质(如寡聚核苷酸、单克隆抗体等)能透过巩膜抵达脉络膜、视网膜。因此，随之产生了侵袭性小的透巩膜释药装置，包括药物巩膜内注射装置、巩膜药物渗透泵、非蚀解和蚀解式巩膜外层植入剂等，为有效治疗眼后节疾患提供了一种有效且侵袭性小的给药系统。

5. 原位形成凝胶(in situ activated gel-forming systems)

是指一类黏性液体，当暴露于机体生理状态(如眼表面)时，可转变为一种半固体的胶态。它能精确给药，具缓释性，是一种更为合理的剂型。温度、pH 值或电解质的改变均可引起此种胶凝作用(gelation)的相转变。

建立眼黏膜给药系统评价方法的关键指标包括：

(1)正确开展新型眼部给药系统的眼内药代动力学研究，新型眼部给药系统具有缓释、控释功能，属长效制剂。一个理想的长效制剂应包括两个释药过程，一是快速释药的速释部分，使眼组织较快达到有效药物浓度，发挥治疗效果；二是恒速释药的缓释部分，在眼组织内维持平稳、均匀的有效浓度，达到长效目的。

(2)2005 年版《中国药典》二部附录对体外释药性能试验和体内药物浓度测定方法的基本要求制订了相应的指导原则，这是法规性文件，也是进行药物评价的准绳。

(3)眼部给药系统的眼毒理学研究，新型眼部给药系统由于采用新的高分子材料，同时药物较长时间在眼组织保持有效浓度，从而为毒理学研究提出了新的要求。

(四)阴道黏膜给药系统

阴道黏膜给药系统是指药物置于阴道内，通过阴道黏膜吸收进入局部或全身血液循环，用于杀菌消毒、避孕、引产、流产、治疗癌症，甚至可以实现蛋白质、多肽类药物给药等作用的一类制剂。阴道有丰富的毛细血管和淋巴管，且阴道没有明确的神经末梢，给药时患者的疼痛刺激小，对于特定的疾病和药物是有效的药物释放部位。主要特点如下：①不仅可以局部用药，而且可以全身性用药；②避免首过效应，生物利用度较高；③适用一些有严重胃肠道反应的药物；④可以避免多次给药产生的峰谷现象；⑤阴道环等用于计划生育的给药系统安全、有效、使用方便。目前市场上使用的阴道给药制剂主要有两类用途：①防治一些妇科疾病；②计划生育。

阴道黏膜给药系统的各种剂型主要包括：

1. 传统的避孕用阴道环

供阴道使用的控释系统中，使用时间最长、应用最广泛的是阴道避孕环。1970 年开发研制的安宫黄体酮避孕环是第一个阴道用避孕的真正的控释给药系统。

2. 阴道栓剂

在常温下是固体，纳入阴道管腔后，在体温下能迅速软化、熔融或溶解于分泌液中，逐步释放药物而产生局部或全身作用。

3. 阴道片剂

具有较多的优点：①使用方便、质量稳定、生产的机械化程度高；②与栓剂相比，克服了栓剂基质受体温作用熔融后连同药物一起流失而影响疗效、污染衣物及患者的不适感；

③阴道泡腾片可以快速崩解，增加药物在阴道的分布面积，起效快，疗效高；④生物黏附性阴道片提高了制剂的抗排出能力，延长了阴道内的滞留时间，有利于提高生物利用度。

4. 气雾剂

阴道用中药泡沫型气雾剂，在阴道腔内分散均匀，涂布面广，药物能有效地渗入黏膜皱襞，达到良好的治疗效果。该实验采用无刺激性的丙二醇和乙二醇作潜溶剂，克服了一般泡沫气雾剂基本处方使用大量乙醇而对阴道黏膜产生刺激的缺点；选用乳酸为 pH 调节剂，调节 pH 值到 4.5，这不仅是制剂所要求的稳定的 pH 值，而且适用阴道酸性环境，还可对滴虫和霉菌的抑制和杀灭起协同作用。

5. 凝胶剂

研究人员用胰岛素水凝胶给药，以大鼠和家兔作为模型动物，30 min 时产生最大降血糖效应，1 h 时血浆中胰岛素迅速消失，3 h 后恢复最初水平。通常认为胰岛素很难通过黏膜被吸收，但在该试验中胰岛素在很小的剂量就观察到显著的降糖效应，说明胰岛素可以通过阴道黏膜吸收，但促进吸收的机制还不甚清楚。

建立阴道黏膜给药系统评价方法及的关键指标包括：①制剂的质量评价指标，参见药典的有关要求；②药效学指标要求高，如计划生育用药其有效性要求几乎达到 100%有效；③阴道局部毒性评价等。

四、建立和完善口服缓控释系统的评价方法及指标体系

口服缓、控释系统的制剂主要包括缓释制剂(sustained-release preparations)、控释制剂(controlled-release preparations)和迟释制剂(delayed-release preparations)三个方面。

(一)缓释制剂

缓释制剂(sustained-release preparations)：指口服后在规定释放介质中，按要求缓慢地非恒速释放药物的制剂，与相应普通制剂比较，给药频率减少，且能显著增加患者的顺应性或降低药物的副作用。一般缓释制剂中药物释放属 1 级速度过程。

1. 骨架片(matrix tablet)

是指药物与一种或多种惰性固体骨架材料通过压制成型技术制成的片剂，药物分散在多孔或无孔的材料中，通过各种机理释放药物，使药物缓慢释放，在胃肠道释放过程中，药物与胃肠黏膜接触浓度小，有利于减少药物的毒副作用。缓释控释骨架片可分类为亲水凝胶骨架片、溶蚀性骨架片与不溶性骨架片三大类，根据现在产品情况，亲水凝胶骨架品种最多，居缓释控释制剂之首。

2. 缓释控释胶囊

目前上市产品中，大多数缓释胶囊内装缓释控释小丸，少部分装缓释颗粒，装缓释小片的胶囊更少。装缓释颗粒胶囊工艺比较简单，可用常规制粒技术，但质量不及小丸，缓释小片装胶囊的关键是小片灌装设备的机械化问题。缓释控释小丸装胶囊最常用。小丸大小一般为 0.5～2.5 μm。胶囊内装缓释小丸 (pellets)的特点是不受胃排空的影响，个

体差异小；与胃黏膜接触面积大，药物局部浓度低，可减少药物对胃的刺激性；用药后均匀分布在胃肠道内，释药完全，生物利用度高；个别小丸有缺陷，不致对整个制剂释药行为产生影响；制成小丸包衣，可提高药物稳定性；各种不同释药小丸搭配组合，血药浓度平稳。当前问题是工艺复杂、技术难度大。

缓释制剂质量评估的关键指标是：①适合大工业生产的处方工艺；②体外释放时间满足临床给药的需要；③多剂量给药后体内血药浓度的波动分数要小；④多剂量给药后体内平均稳态血药浓度应在治疗窗的中值；⑤体外释放度与体内吸收分数有较高的相关度。

（二）控释制剂

控释制剂（controlled-release preparations）：指口服后在规定释放介质中，按要求缓慢地恒速释放药物的制剂，与相应普通制剂比较，给药频率降低，且能显著增加患者的顺应性或降低药物的副作用。一般缓释制剂中药物释放属 0 级速度过程。渗透泵制剂是口服控释制剂中释药行为最理想的给药系统之一，其释药速度不受胃肠道 pH 值影响，且个体差异的影响较小。目前开发的制剂多是以水溶性药物为主的单室渗透泵，这和渗透泵的释药原理有关。难溶性药物通常采取双层渗透泵（或称推拉型渗透泵）技术，使药物与含药层高分子以混悬液形式被助推层高分子推出释药孔，达到恒速释药的目的。目前，国外制药公司已有几个难溶性药物采用该技术制成一天给药一次的渗透泵型控释制剂，如拜新通（Procardia XL，硝苯地平）、瑞易宁（Glucotrol XL，格列吡嗪）等都获得了良好的治疗和商业效果。双层渗透泵制剂技术是目前难溶性药物制成渗透泵型制剂最为成熟且适宜工业化生产的方法。但是由于双层渗透泵制剂制备工艺烦琐，对生产设备的性能要求较高，制约了其广泛应用，目前只有国外少数大型制药公司有产品上市。因此针对难溶性药物如何更为简单、有效地制成渗透泵型制剂的研究不断进行着。

控释制剂质量评估的关键指标是：①适合大工业生产的处方工艺；②体外释放度符合 0 级释放；③多剂量给药后体内血药浓度的波动分数要小；④多剂量给药后体内平均稳态血药浓度应在治疗窗的中值；⑤体外释放度与体内吸收分数有较高的相关度。

（三）迟释制剂

迟释制剂（delayed-release preparations）：即给药后不立即释放药物而按预定时间释药的制剂，包括肠溶制剂（enteric coated preparations）、结肠定位与脉冲制剂（pulsatile-release preparations）等。

1. 肠溶胶囊及片剂（Enteric coated capsules or tablets）

将药物粉末或颗粒直接装入空的肠溶胶囊中，常因肠溶胶囊本身质量不好，以致释放不均匀，有些在胃中溶解而有些在肠中迟迟不能释放，甚至整个胶囊原形排出。理想的办法是制成肠溶小丸再装入普通胶囊中。如上市的奥米拉唑肠溶胶囊以糖球为丸芯，先将奥米拉唑混悬于 HPMC、滑石粉溶液中包于小丸芯上为药层，再用甲基丙烯酸共聚物水分散体为肠溶材料，用枸橼酸三乙酯为增塑剂，以二氧化钛为遮光剂进行包衣得小丸，然后装入胶囊。

2. 结肠定位制剂(Preparations located in colon)

也有将其称迟释制剂，代表性药物有5-氨基水杨酸(mesalamine)或美沙胺，是治疗溃疡性结肠炎的有效药物。先将美沙胺以乳糖、PVP、羧甲基淀粉钠、硬脂酸镁等为辅料制成片芯，用Eudragit S为肠溶材料，邻苯二甲酸二乙酯为增塑剂，另加PEG、二氧化钛、滑石粉及色素等制成包衣液进行包衣。由于本品使用Eudragit S为包衣材料，故在大于pH=7的环境中才能溶解释放，故有结肠定位的作用。

3. 脉冲给药系统(pulsatile drug delivery systems)

对于缺血性心脏病人往往凌晨发作而死亡，如果设计一个制剂在晚上10点服用，在早上4～5点钟时突然释放即所谓脉冲释放。近年上市的维拉帕米迟释片，商品名Chronovera，就是这类制剂，服后5 h开始释放，7～8小时达到峰浓度，维持10小时有效，能有效的预防与治疗这类病的发作，深受患者欢迎。这种制剂采用渗透泵原理制备，基本方法与单室双层片制法类似。含药层包括主药与部分聚环氧乙烷、氯化钠及PVP，渗透层为聚环氧乙烷、氯化钠、HPMC等。将以上药层与渗透层压成双层片，然后用醋酸纤维素包衣，再用欧巴代包薄膜，然后激光打孔，即得。最近，美国FDA已批准了盐酸普萘洛尔脉冲给药胶囊(InnoPran XL)上市，该产品是采用Diffucap专利技术研制的；加拿大一家公司研制的1日服药一次的盐酸地尔硫䓬脉冲给药片(Cardizen XL)的临床效果也不错。

延释制剂质量评估的关键指标是：①适合大工业生产的处方工艺；②在预定的时间段内体外释放度符合治疗要求；③体外释放度与体内吸收分数有较高的相关度。

五、建立和完善透皮给药系统的评价方法与指标体系

经皮给药系统(transdermal drug delivery system，TDDS)是指药物通过皮肤吸收后产生药效的制剂给药系统。经皮给药系统是一种研究得较为广泛的给药系统，其给药剂型一般为贴片(Patch)。近年来，随着对TDDS机制的不断深入研究及各种促渗技术的相继开发，其正突破传统向一类重要的非口服制剂发展。迄今为止，共有10类药物20余个品种被开发为经皮给药制剂，并获得美国FDA批准上市，如东莨菪碱、硝酸甘油、烟碱、可乐定、芬太尼、雌二醇/炔诺酮、睾酮、利多卡因、奥昔布宁等。仅这几类经皮制剂在美国市场的年销售额就已超过30亿美元，发展潜力较大。有数据显示，在美国，其129类处于临床评价的制剂中有51类属于经皮或皮肤局部应用制剂；处于临床前研究的77类新产品中，有30%属于经皮给药制剂。在亚洲，除日本外，尤其是韩国和印度近来也加大了对经皮给药制剂的科研投入，很多药物的经皮给药制剂正处于临床前及临床研究阶段。目前，大量的产品正在研发中，并有转向小型、智能化的趋势，即根据各种不断涌现的物理促渗方法的特点，利用物理或化学，乃至一些电子芯片控制手段，定时、定量地释放药物发挥疗效。同时，能够经皮给药的药物类型也随各种新技术的应用不断扩大，如蛋白质、多肽，乃至基因均有可能通过皮肤给药，这方面的研究报道也较多，如疫苗就是一种大分子物质，且一般不能口服。人体皮肤是一个重要的免疫器官，其表皮内含有抗原提呈细胞，如果可以用电致孔或微针等方法实现无损伤经皮接种疫苗。此外，如果其可用现代经皮

给药方法代替传统的注射方法，将广泛地节约医疗资源：不需要专业培训的医护人员注射；减少一次性注射用品的丢弃对环境造成的污染和浪费；避免针头共用造成的疾病传染等。总之，经皮给药系统可使患者受益，且给药方便，具有良好的社会效益和经济效益，其发展前景广阔，市场潜力巨大，值得继续研究。

经皮给药系统的评价方法和体系中要考虑的关键指标是：①促渗方法与促渗剂的适宜性；②体外释放度；③体外透皮速率；④处方与生产工艺的产业化；⑤长期放置稳定性；⑥体内生物利用度；⑦体外释放度与体内吸收分数的相关性。

参考文献

[1] 张强，武凤兰. 药剂学. 北京：北京大学医学出版社，2005.
[2] 张志荣. 靶向性治疗分子基础与靶向药物设计. 北京：科学出版社，2005.
[3] 黄容琴，裴元英. 主动肿瘤靶向给药系统的研究进展. 中国医药工业杂志，2005，36(8)：505-510.
[4] 陆继伟，裴元英. 阴道给药系统的剂型发展. 中国临床药学，2003，12(2)：123-127.
[5] 陆彬. 药剂学. 北京：中国医药科技出版社，2003.
[6] 刘扬，吕万良，张强. 脂质体及纳米粒药物递送系统的研究进展. 中国医学科学院学报，2006，28(4)：583-589.
[7] 季颖，江志强. 口腔黏膜给药系统研究进展. 中国生化药物杂志，2003，24(3)：150-152.
[8] 陈祖基. 重视眼部给药系统的研究. 中华眼科杂志，2006，42(4)：292-295.

撰稿人：张强　周建平　蒋新国　侯世祥　王思玲

合成与半合成抗菌药研究进展

合成与半合成抗菌药研究仍以抗耐药菌感染药物为重心，十分关注具有新作用机制与全新结构的新化合物研究。迈入 21 世纪迄今，先后有 16 种新药首次上市，2005 年后有 4 种(见下表)，还有一些颇有开发前景的化合物正在研究中。兹分类简要评述于下。

2005 年后首次上市的合成与半合成抗菌药

药物名称	商品名	试验编号	开发单位	上市(年份)	化学类别
多利培南 (doripenem)	Finibax	S-4661	盐野义制药	日本 2005	碳青霉烯类
替吉环素 (tigecycline)	Tygacil	GRA-936	Wyeth	美国 2005	四环素类
阿尼芬净 (anidurafungin)	Eraxis	LY-303366	Pfizer/Vicuron	美国 2006	脂肽类
宝刹康唑 (posaconazole)	Noxafil	SCH 56592	Schering-Plough	德国 2005	三唑类

一、半合成抗生素

(一)碳青霉烯类抗生素

20 世纪 80 年代第一个碳青霉烯亚胺培南(imipenem/cilastatin)上市，随后有培尼培南(penipenem/betamipron)、美洛培南(meropenem)、比阿培南(biapenem)[1]、厄他培南(ertapenem)[2]临床应用。多利培南(doripenem)对 β-内酰胺酶与肾脱氢肽酶稳定，抗革兰阳性菌与阴性菌的活性比较平衡，是当前碳青霉烯中抗铜绿假单胞菌活性最强者。静脉滴注 250 mg (历 30 min)，C_{max} 18.1 μg/mL，AUC 20.26 μg·h/mL，$t_{1/2}$ 0.90 h。分布良好，经肾排泄。治疗呼吸、尿路、腹腔、外科与妇科领域感染的有效率均在 90%以上。不良反应仅占 4.4%(37/835)，主要为消化道反应[3]。碳青霉烯研究正在继续深入，发现①抗耐甲氧西林金黄色葡萄球菌(MRSA)活性较强的品种有：BO-3482[4]、FR-21818[5]、J-111225[6]、L-786392[7]、SM-17466[8] 等。② 抗铜绿假单胞菌活性增强的有：BMS-181139[9]、BO-2502A[10]、DX-8739[11]、E-1010 (ER-35786)[12] 等。③ 可口服的有：Sanfetrinem cilexetil(GV-118819)[13]、CS-834[14]、DZ-2640[15] 与 ME-1211(L-084)[16] 等。已进入临床试验的有：①CS-023 (R-115685, Ro 4908463)：抗菌谱广，抗革兰阳性菌与阴性菌，需氧菌与厌氧菌，对 MRSA, MRSE, PRSP, β-内酰胺酶阴性氨苄西林耐药流感嗜血杆菌，铜绿假单孢菌都有作用。对脱氢肽酶(DHP-1)稳定，对肠杆菌与变形杆菌属等产生的 β-内酰胺酶稳定，且不被大肠埃希菌等产生的超广谱 β-内酰胺酶(ESBLs)水解，正在进行Ⅲ期临床试验[17,18]。②泰比配南(tebipenem, L-036)与其前药泰比配南酯(tebipenem pivoxil, ME-1211, L-084)：抗菌活性同亚胺培南，尤其对肺炎链球菌等革兰阳性菌有很强活性，抗 PSSP 与 PRSP 的 MIC_{90} 分别为 0.002 μg/mL 与 0.063 μg/mL。口服 150 mg，T_{max} 0.50±0.26 h，C_{max} 5.85±2.35 μg/mL，$t_{1/2}$ 0.50±0.26 h，AUC 5.75±1.08 μg·h/mL，6 h 尿中排出 73.4%±6.7%，正在Ⅱ期临床试验[19]。③SM-216601：抗 MRSA 活性强，MIC_{90} 为 2 μg/mL，几与万古霉素、利奈唑酮(Linezolide)相同[20]。正

在临床试验的碳青霉烯还有 ME-1036 (CP5609) (明治制果)等[21]。

(二)头孢菌素类抗生素

头孢菌素已由第一代发展到第四代,近年无新品种问市,20 世纪已完成临床评价的头孢丽定(cefclidin)与头孢露南(ceflurenam)至今未见上市报道。当前致力于研究抗耐甲氧西林葡萄球菌(MRS)活性与对超广谱 β-内酰胺酶(ESBLs)稳定性有所增强的头孢菌素。进入临床试验的有:①头孢比普(ceftabiprole,BAL9141)具有较强的抗 MRSA 与 PRSP 活性,头孢比普酯(ceftabiprole medocaril,BAL 5788,Ro 639141)为其水溶性前药,在体内迅速分解出头孢比普而发挥作用[22]。②BMS-247243 对 MRSA 的 MIC90 为 4 μg/mL,且对 ESBLs 稳定[23]。③CAB-175(CB 181963)抗 MRSA 活性与万古霉素相同[24],NB-2001 抗 MRSA 活性比万古霉素强[25],S-3578 疗效与万古霉素相似[24],TAK-599(PPI-0903,T-91825)抗 MRSA 的 MIC 为 0.88～4.72μg/mL[26],试验中的还有 RWJ-54428 (MC-02479)与 RWJ-442831 等[21]。

(三)其他 β-内酰胺类抗生素

1. 青霉素类抗生素

过去曾成功地开发出 5 个系列,33 种半合成青霉素供临床应用,但从 20 世纪 80 年代至今,无新品种问市。

2. 青霉烯类抗生素

1997 年法罗培南(faropenem)上市。性能同碳青霉烯,但不抗铜绿假单胞菌。迈入 21 世纪迄今无新品种问市,但在构效关系研究中发现:法罗培南的 5,6-顺式异构体对 MRSA 有抗菌活性[27]。

3. 单环 β-内酰胺类抗生素

20 世纪临床应用的有两种:安曲南(aztreonam)与卡鲁莫南(carumonam)。特征是①抗革兰阴性菌,对革兰阳性菌、厌氧菌无作用。②对 β-内酰胺酶包括超广谱 β-内酰胺酶(ESBLs)稳定。迈入本世纪,无新品种问市。

4. β-内酰胺酶抑制剂

20 世纪临床应用的有 3 种,即青霉烷砜类化合物舒巴坦(sulbactam)、他唑巴坦(tazobactam)与氧青霉烷类化合物克拉维酸(clavulanic acid)。此间曾发现多种新 β-内酰胺酶抑制剂,但大都未见进一步研究报道。当前迈入开发研究阶段的有氧青霉烯类化合物 AM-112,为一广谱 β-内酰胺酶抑制剂,对 C 组 β-内酰胺酶的抑制作用比已有的品种强,抑制 A、C 与 D 组 β-内酰胺酶的 IC_{50} 分别为 0.16 μg/mL、2 μg/mL 与 2 μg/mL[28],已完成Ⅰ期临床试验[21]。

(四)大环内酯类抗生素

将 14 元大环内酯的 3 位糖苷键转变成酮基的化合物称为酮内酯(ketolide)。①泰利霉素(telithromycin)为第一个临床应用的酮内酯,与核糖体有两个以上的结合点,对大环内酯耐药菌尤其对肺炎链球菌有很强作用，对酸稳定，在上呼吸道组织内有较高的药物浓度，$t_{1/2}$ 10～14 h，血清蛋白结合率 70%，大部分经肝脏代谢，尿中排出约 15%，口服生物利用度 57%，适用于社区呼吸道感染，治疗 2 485 例肺炎链球菌（包括青霉素与大环内酯耐药菌）感染（800 mg/d）的有效率 87.4%[29]。②开发中的赛霉素（cethromycin，ABT-773）性能与泰利霉素相似，对大环内酯敏感与耐药的肺炎链球菌、酿脓链球菌有良好作用，对流感嗜血杆菌、卡他莫拉菌、奈瑟菌属、李斯特菌、葡萄球菌（MSSA）、肺炎支原体、衣原体、军团菌、幽门螺杆菌、棒状杆菌与革兰阳性厌氧菌亦有较好作用，对鸟分枝杆菌有中度作用，对 MRSA、耐万古霉素与红霉素的肠球菌作用较差。$t_{1/2}$ 3.6～6.7 h，血清蛋白结合率 90%，预期疗效与泰利霉素相似[30]。③酮内酯 A-217213 抗肺炎链球菌包括耐大环内酯的菌株活性比泰利霉素强，对金黄色葡萄球菌亦有较强活性[31]。④6,11-双环酮内酯 EDP-420（EP-13420，S-13420）对大环内酯耐药的链球菌、葡萄球菌作用强，对流感嗜血杆菌、卡他莫拉菌等呼吸道病原菌有较好作用，对消化链球菌等厌氧菌、鸟型分支杆菌、结核分支杆菌亦有较好作用，药物动力学性质优于泰利霉素，肺组织浓度高，正在进行Ⅱ期临床试验[32]。⑤研究中的酮内酯还有 HMR-3004 与 HMR-3647[33]，TE-802、TE-810 与 TEA-0769[34] 等。⑥对大环内酯耐药菌有一定作用的新化合物还有：酰内酯 FMA-122、FMA-199 与 FMA-481[35,36]，烯内酯 A-185685，A-1957730 与 A-197800[37] 以及若干大环内酯 4′-氨碳酸酯（4′-carbamate macrolides）衍生物[38]。⑦将泰利霉素的杂环取代基侧链引入十六元大环内酯泰乐霉素（tylocin）的 4′-位，得到的衍生物对耐红霉素的肺炎链球菌有较强活性（MIC 0.5 μg/mL）[39]。

（五）四环素类抗生素

耐药性发展严重，30 余年研究几无进展，迈入本世纪在结构修饰中有两大发现：

1. 甘氨环素（glycylcycline）类化合物

是在四环素的 9 位上连有二甲基甘氨酰（DMG）氨基的四环素，对起源于核糖体保护与外排机制的耐药菌都有作用[40,41]。其中叔丁基甘氨酰氨基米诺环素（替吉环素，tigecycline，GRA-936）对临床分离的重要致病菌（包括耐四环素、糖肽与氟喹诺酮类的革兰阳性菌）有广泛活性，对 MRSA、耐青霉素肺炎链球菌（PRSP）与耐万古霉素肠球菌（VRE）的 MIC_{90} 分别为 0.5 μg/mL、0.03 μg/mL 与 0.12 μg/mL，优于万古霉素、合杀菌素（synercid）与利奈唑酮（linezolid）。在低浓度（≥0.12 μg/mL）下，即可抑制四环素的高度耐药菌（MIC≤128 μg/mL）。口服 300 mg，C_{max} 2.8 μg/mL，AUC 17.9 μg·h/mL，$t_{1/2}$ 长达 36 h。静注治疗腹腔与皮肤软组织等感染的有效率与细菌清除率均在 90%左右，不良反应发生率约 3%，主要为头痛、发热与消化道反应[42,43]。

2. 氨甲环素（aminomethylcycline）类化合物

是在四环素的 9 位上连有氨甲基的四环素，PTK 0796（BAY 73-6944），抗菌谱广，抗耐药性革兰阳性菌作用（包括 MRSA，PRSP）与万古霉素相似，比利奈唑酮强，对 VRE 亦有作用，已进入Ⅰ期临床试验[21,44,45]。

(六)利福霉素类抗生素

利福霉素类抗生素是重要的抗结核药,从利福霉素噁嗪衍生物中筛选出的利福拉吉(rifalazil,KRM-1648,ABI-1648)抗结核杆菌与鸟分支杆菌活性比利福平强,对利福平的耐药菌亦有作用,$t_{1/2}$长达 60 h,肺部实验疗效超过利福平与利福布丁,是一种很有希望的化合物,正在进行Ⅱ期临床试验[46-48]。

(七)糖肽类抗生素

万古霉素、去甲万古霉素与替考拉宁(teicoplanin)是控制 MRSA 等革兰阳性耐药菌重症感染"最后选择的"药物,其主核是由 7 个氨基酸组成的环肽,称为达巴七肽(dalba-heptide)。在结构修饰研究中发现:①欧利万星(Oritavancin,LY-333328)对 VRE、MR-SA 与 PRSP 有较强的抗菌活性,$t_{1/2}$ 较长,AUC 比万古霉素大 10 倍[49]。②达巴万星(Dalbavancin,V-glycopeptide,BI-397)对 VRE、MRSA 与 PRSP 有较强作用,$t_{1/2}$长达 174 h[50]。③泰拉万星(Telavancin,TD-6424)为亲水性的万古霉素衍生物,体内抗 MR-SA,VRE 活性强,特点是肝肾组织分布率低[51]。三者均已进入Ⅱ/Ⅲ期临床试验。

(八)酯肽类抗生素

酯肽类抗生素 A-21978 不吸收,经 *Actinoplanes utahensis* 脱去 N-末端的脂肪酸,再重新葵酰化,开发出新抗生素达托霉素(daptomycin,Cidecin)[52]。该抗生素能改变细菌细胞膜电位,阻断细胞膜输送氨基酸。主要抗革兰阳性细菌,包括耐甲氧西林金黄色葡萄球菌(MRSA)、耐万古霉素的肠球菌(VRE)等革兰阳性耐药菌,$t_{1/2}$ 8.5～9 h,24 h 尿中排泄出 60%,蛋白结合率 92%。2003 年美国 FDA 批准用于革兰阳性菌,MRSA 与 VRE 等所致皮肤与软组织感染,尚未批准系统用药[53]。

(九)链阳霉素类抗生素

继合杀菌素(synercid,奎奴普定/达福普定)之后,正在研究中的品种有二:①RPR-106972 为 RPR-106950 与 RPR- 112808 的 55∶45(w/w)的混合物[54]。②XRP 2868 为 RPR-202868 与 RPR-132552 的 30∶70 (w/w)的混合物。此二混合物的抗菌活性都比奎奴普汀/达福普汀强,而且都可口服[55],后者已Ⅰ期临床试验[21]。

(十)酯肽类抗真菌抗生素

由于临床迫切需要杀菌作用强、安全性高的抗真菌药物,近年进行了大量筛选,并作了不少结构修饰研究。发现 20 多个系列数百种新化合物,但或因抗真菌谱过窄,体内活性微弱,或因细胞毒性较强,抗生素本身与其结构修饰物,绝大部分无开发前景[56,57]。进入 21 世纪以来仅有经过结构修饰获得的 3 种酯肽类抗真菌抗生素上市,即卡堡芬净(caspofungin)[58]、米卡芬净(micafungin)[59]与最近上市的阿尼芬净(anidurafungin,LY-303366,V-echinocandin,VER-002)。阿尼芬净系由纽莫康定 B (pneumocandin B)修饰制得,选择性地抑制 β-(1,3)-葡聚糖合成酶,干扰真菌细胞壁合成。双盲、多中心Ⅲ期临床试验表明：256 例念珠菌血症患者每日静注 100 mg，10～42 d，有效率为 75.6%，而每日静注 400 mg 氟康唑组的有效率为 60.2%[60,61]。研究开发中的半合成抗真菌抗生素[56,57]为真菌细胞壁合成抑制剂 。①β-1，3-葡聚糖合成酶抑制剂：酯肽类化合物 L-731373、L-733560、FR 901469 与环肽类化合物阿宝康定 C (arborcandin C)等。②几丁质合成酶抑制剂：nikkomycin Z，arthrichitin，guanofosfocin 等的修饰物；③作用于甘露糖与甘露糖蛋白的抗生素：pradimicin，benannomycin 等的修饰物。

(十一)新作用机制抗生素的结构修饰

微生物对作用机制相同的抗生素和化学结构相似的化合物都有交叉耐药性，探索开发具有全新作用机制或全新结构的化合物是克服现有抗生素耐药性的重要的途径之一。汲取新理论，采用新技术，建立新模型，进行高通量筛选，但获得的天然物往往因活性、毒性、溶解性、生物利用度等问题，需适当进行结构修饰，以期优化成新药。

近年来颇受关注的报道有：①肽脱甲酰基酶抑制剂研究：肽脱甲酰基酶（peptide deformylase）为细菌必要的金属酶，催化新合成细菌蛋白的 N-甲酰甲硫氨酸脱去甲酰基，是原核细胞蛋白合成的关键一步，但对哺乳动物细胞蛋白合成无影响，为一良好筛选靶位。放线菌产生的 Actinonin 活性强，但不吸收，不能应用[62]。合成的 BB-3497[63]、BB-38698[64]、LBM415(NVP-PDF386，VRC1887)[65]、VRC-3324 与 VRC-4887[66]等多种异羟肟酸与 N-甲酰羟胺类化合物对呼吸道革兰阳性细菌包括耐喹诺酮、青霉素的肺炎链球菌与 MRSA 等有良好抗菌作用，其中 LMB 415 与 BB-38698 已进入临床试验[21]。②硫内酯霉素（thiolactomycin）抑制细菌脂肪酸合成途径中的 FabB、FabF 与 FabH 酶，在体内外都有较强的抗结核分支杆菌作用，分子量低，是一良好的药物化学先导物[67]。③近年国内外抗微生物药物与化疗学术会议报道多种作用于新靶位的化合物筛选[68]，如细菌组氨酸激酶、莽草酸激酶、泛酸激酶、磷酰烯醇丙酮酸糖磷酸转移酶（酶-1）、磷酸泛酰巯基乙胺腺苷酰转移酶（PPAT）、苯丙氨酸-t-RNA 合成酶（Phe-RS）、甲二磺酰基氨基酰-t-RNA 合成酶、SAH/MTA 核苷酶、二氢新蝶呤醛缩酶、3-脱氧-D-甘露糖辛酮糖酸-8-磷酸合成酶[69]、LpxC 抑制剂[70]、细菌分支酸合成酶（chorismate synthase）[71]等酶抑制剂，新型核糖体抑制剂（novel ribosome inhibitor）[72]与 DNA 小凹沟结合剂（minor groove DNA binders）[73]等筛选与产物的结构修饰。此等研究尚都处于初期阶段。

二、合成抗菌药

(一)喹诺酮类抗菌药

喹诺酮类抗菌药已由第一代发展到第四代，抗菌谱陆续扩展，抗菌活性不断加强。在世纪之交，此类药物研究出现两个值得关注的动向。第一，继续研发第四代氟喹诺酮；第二，注意研究结构变幅更大的喹诺酮。

1. 第四代氟喹诺酮

能比较均衡地作用于 DNA 促旋酶与拓扑异构酶Ⅳ两个靶位，在保持强革兰阴性菌活性的基础上，增强了抗革兰阳性菌与厌氧菌活性，并对支原体、衣原体等有效。继20世纪末应用的莫西沙星(moxifloxacin)与加替沙星(gatifloxacin)之后，近年上市的有吉米沙星(gemifloxacin)[74]与巴洛沙星(balofloxacin)[75]。研究开发中的氟喹诺酮有：西他沙星(sitafloxacin，DU-6859a)抗菌活性强。MIC_{90}：葡萄球菌≤0.06 μg/mL，A组与B组链球菌≤0.125 μg/mL，粪肠球菌1 μg/mL，屎肠球菌0.5 μg/mL，MRSA为1 μg/mL，对临床分离的耐喹诺酮的铜绿假单胞菌的活性比当前应用的品种强得多[76]。西他沙星本身无抗真菌作用，但与二性霉素B、氟康唑、咪康唑等抗真菌药有明显的协同作用[77]。奥鲁沙星(olamufloxacin，HSR-903)结构与西他沙星相似，抗菌活性亦相匹敌[78]。ABT-492(WQ-3034)[79]与DK-507k[80]抗菌活性比莫西沙星、佳替沙星强，而且对耐喹诺酮的肺炎链球菌亦有较强作用。DQ-113对多重耐药性革兰阳性菌有作用，MIC为0.004～2 μg/mL[81]。AVE-6971抗MSSA与MRSA的MIC_{50}/MIC_{90}分别为0.5 μg/mL/0.5 μg/mL与0.5 μg/mL/1.0 μg/mL，已完成Ⅰ期临床试验[21]。

2.结构变幅更大的喹诺酮

①7位C-C键喹诺酮与多环喹诺酮：近年上市的帕珠沙星(pazufloxacin)[82]、鲁利沙星(prulifloxacin)[83]结构与一般喹诺酮有很大不同，前者的主核7-位与环丙基的碳相连(C-C键)，后者1,2位与含硫四元环并联。但抗菌活性、药动学性能、安全性与一般第三代喹诺酮无明显差异。②非氟喹诺酮：格林沙星(garenoxacin，BMS-284756，T-3811)抗肺炎链球菌、溶血性链球菌、MRSA、CNSA等活性比环丙沙星、莫西沙星、哌拉西林/他唑巴坦、氨苄西林/舒巴坦、亚胺培南强[84]，具有良好的药动学性质，口服200 mg，t_{max} 1～2 h，C_{max} 2 μg/mL，$t_{1/2}$ 13～17 h，以原形药物从尿中排出20%～50%[85]，已进入Ⅲ期临床试验[21]。PGE-9262932对环丙沙星、喹诺酮高度耐药的MRSA，PRSP，QRSP有很强的活性。对屎肠球菌的MIC_{90}>2.0 μg/mL，在试验过的43种600株临床分离菌(包括革兰阳性与阴性菌)中有85.3%能被≤1 μg/mL的PGE-9262932抑制，药动学性质与已应用的氟喹诺酮相似，但毒性低于相应的氟喹诺酮[86]。DX-619对耐甲氧西林、万古霉素与喹诺酮的金黄色葡萄球菌有作用，据MIC_{90}比较，其抗菌活性比环丙沙星、左氧氟沙星强32倍，比加替沙星、莫西沙星强16倍[87]，已完成Ⅰ期临床试验[21]。研发中的非氟喹诺酮还有奈诺沙星(nemonoxacin，TG 873870，PGE 5703971)。③2-吡酮类(2-Pyridone)化合物：ABT-719对MRSA、耐环丙沙星的金葡菌、表葡菌和肠球菌等有很强活性，对耐环丙沙星的铜绿假单胞菌、耐万古霉素的屎肠球菌和脆弱拟杆菌亦有较强作用。A-165753与A-170568抗菌谱广，对需氧菌与厌氧菌包括脆弱拟杆菌都有较强活性[88]。ABT-255抗结核分支杆菌(包括现有抗结核药的耐药菌)活性优于利福平、异烟肼与乙胺丁醇，MIC在0.016～0.031 μg/mL之间，抗金黄色葡萄球菌、肺炎链球菌与大肠埃希菌的MIC分别为0.015 μg/mL、0.03 μg/mL与0.015 μg/mL，ED_{50}各为2.5 mg/kg、3.6 mg/kg与1.0 mg/kg(口服)[89]。

(二)噁唑酮类抗菌药

20世纪末问市的利奈唑酮(linezolid)为全新的噁唑烷酮(oxazolidinone)类化合物，作用于50S核糖体亚基，抑制细菌蛋白质合成中的“起始复合物”形成。抗菌作用与万古霉素相似，对葡萄球菌、肺炎链球菌、酿脓链球菌、无乳链球菌、粪肠球菌、屎肠球菌等革兰阳性球菌有强大抗菌活性，对MRSA、PRSP和VRE仍然保持高度活性。口服吸收迅速，$t_{1/2}$ 5～7 h，约有35%的原型药物由尿中排泄。550例临床试验表明：使用低(375 mg，bid)与高(600 mg，bid)两种剂量治疗成人肺炎，有效率分别为87%与100%，细菌清除率94%。治疗金黄色葡萄球菌、表皮葡萄球菌、肺炎链球菌等引起的严重感染(750～1 250 mg/d，21 d)亦显示出优异疗效。237例菌血症、心内膜炎、腹腔脓肿、腹膜炎及骨髓炎等试验，有效率为63.7%，细菌清除率为75%[90,91]。

噁唑烷酮类抗菌药研究正在深入，发现活性更强和对革兰阴性菌也有一定作用的化合物，如AZD-2563、DA-7867、PUN-171933、PUN-179954、Ranbezolid(RBX 7644)、VEC-3783以及吡嗪并吲哚或噻嗪并吲哚取代的新噁唑烷酮等。其中AZD-2563抗菌活性强，PUN-171933对流感杆菌、黏膜炎莫拉氏菌亦有作用，两者已进入临床试验[92,93]，DA-7867活性更强，抗MRSA的MIC为≤0.06～0.25 μg/mL(利奈唑酮在同样条件为1～2 μg/mL)，抗粪肠球菌与屎肠球菌的MIC为0.06～0.12 μg/mL(利奈唑酮为0.5～2 μg/mL)[94]。

(三)二氢叶酸还原酶抑制剂

克拉普林(Iclaprim，AR-100)具有较强的抗革兰阳性菌(包括MRSA等耐药菌)活性，Ⅱ期临床试验有效率90%以上，革兰阳性菌清除率80%～90%(万古霉素为72%)。正在进行Ⅲ期临床试验[95]。

(四)合成抗结核药

1.硝基咪唑并吡喃类化合物

PA-824具有双重作用机制，既抑制结核杆菌的蛋白质合成，又抑制细胞壁霉菌酸(mycolic acid)合成。对增殖期的与发育休止期的结核杆菌都有杀菌作用，与现有的抗结核药不交叉耐药，抗多重耐药性结核杆菌的活性与敏感性结核杆菌相同。在小鼠与豚鼠结核杆菌感染实验模型上进行短期与长期口服治疗试验中，都获得与异烟肼相同或更好的疗效，是当今最引人注视的品种之一，正在临床试验[96,97]。

2.二芳基喹啉类化合物

TM-207(R207910，JNJ-16175328)作用于向分枝杆菌生长提供能量的三磷酸腺苷合成酶质子泵，能抑制所有的分枝杆菌，并不与临床应用的抗结核药包括莫西沙星等交叉耐药，在大鼠模型上单药治疗与目前标准三联(利福平-吡嗪酰胺)治疗同样有效[98]。

3.二胺类化合物

SQ-109(DUP 226769)在小鼠试验模型上1 mg/kg有明显疗效，其强度相当于100 mg/kg乙胺丁醇[99]。

4.被纳入新结核药物管线(New TB drug pipeline)研究开发的品种

吡咯类化合物BM-212[100]、LL-3858[101]、二氢咪唑并噁唑类化合物OPC-67683[101]、

二哌啶类化合物 SQ-609[101]、长链磺酰胺类化合物 N-辛磺酰基乙酰胺(N-octansulfonylacetamide,OSA)[102]与苯并[c]菲啶(benzo[c] phenanthridine)类化合物苄卡利铵(benzylcarinium)与乙卡利铵(ethyl- carinium)等[103]。

(五)其他合成抗菌药

近年报道对现有抗生素耐药菌有作用的化合物有:①螺异噁唑衍生物 KY-9,抗 MRSA 活性强,且与阿贝卡星有协同作用[104]。②新喹啉-吲哚衍生物 SEP-32196 与 SEP-132617,抗金葡菌与 MRSA 的 MIC_{90} 为 1.56 μg/mL[105]。③联苯羧酸酯类化合物 NE-2001[106]与 TG44[107],抑制幽门螺杆菌的生长,且对克拉霉素与甲硝唑的耐药株亦有作用,MIC NE-2001 为 4～16 μg/mL,TG44 为 0.39 μg/mL,作用机制可能是抑制细菌 DNA 的起始复制。

(六)唑类抗真菌药

过去应用的合成抗真菌药有 20 余种,但可用于治疗深部真菌感染的仅有咪康唑、酮康唑、氟康唑、依曲康唑与氟胞嘧啶 5 种。21 世纪上市的 10 余种合成抗真菌药中有 3 种可用于深部真菌感染:即伏立康唑(voliconazole)[108]、磷氟康唑(fosfluconazole)[109]与最近上市的宝利康唑(posaconazole)。该药抗念珠菌活性与依曲康唑相似,抗曲霉菌活性比两性霉素 B 强(MIC 达 0.06～0.22 μg/mL)。健康人口服 400 mg,C_{max} 2.6 μg/mL,AUC 27 μg·h/mL,$t_{1/2}$ 15 h。800 mg/d 治疗念珠菌病有效率为 52%,曲霉菌病为 42%,镰刀菌病为 39%,球孢子菌病为 69%。不良反应轻微,主要为头痛与轻度胃肠道症状[110]。研究开发中的唑类抗真菌药有:①瑞夫康唑(ravuconazole,BMS 2207147),抗菌性能与伏立康唑相似,$t_{1/2}$长达 83～157 h[111]。②BAL-8557,抗念珠菌、曲霉菌活性强,水溶性好,正进行Ⅱ期临床试验[112]。③CS-758(R120758),抗耐氟康唑的念珠菌属活性有明显改善[113]。④KP-103,抗念珠菌、曲霉菌[57]。⑤TAK-456,抗念珠菌、曲霉菌、新型隐球菌活性较强[114]。⑥SS-750,结构虽较简单,但抗念珠菌属、曲霉菌属与隐球菌属活性强,生物利用度高(75%),蛋白结合率低(50%),尿中排泄率为 75%[115]。⑦阿巴康唑(albaconazole,UR-9825),抗新型隐球菌活性比氟康唑强 100 倍[116]。⑧阿唑林(azoline,R126638),具有较强抗念珠菌、皮肤真菌与鳞斑霉活性[117]。

三、结语

基础科学的进步,病原微生物基因组全序列的解明,抗微生物新靶位的陆续发现与运用[118],微生物耐药性分子机制的进一步阐明,外排泵抑制剂[119,120],群体感应(Quorum sensing)抑制剂[121]等制服耐药菌新理念的探索和最近倡导的突变体筛选窗埋论(mutant selection window)[122,123]以及多年来研究经验的积累等都将有助于新药筛选。相信只要坚持努力,人们在与细菌斗争中必将获得胜利。

参考文献

[1] 薬事日报社. Biapenem [J]. 最近の新薬,2003,54:88.

[2] Isacs R,Friedland I,Gresser R,et al. Ertapenm 1g once a day is highly effective in treatment of severe community-acquired and mixed infections[J]. *Clinical Microbiology and Infections*,2002,8 (Suppl. 1):159.

[3] 山口惠三,柴孝也,斎藤厚ら. Doripenem[J]. 日本化学療法学会雑誌,2005,53 (Suppl. A):78.

[4] Ohtake N,Imamura H,Kiyonaga H,et al. Novel dithiocarbamate carbapems with anti-MRSA activity[J]. *Bioorg. Med. Chem. Lett.*,1997,7 (13):1817-1622.

[5] Azami H,Barrett D,Tanaka A,et al. Synthesis and antibacterial activity of novel 4-pyrrolidinylthio carbapenem Part. Ⅳ. 2-alkyl substituents containing cationic heteroaromatics linked via a C-C bond. *Bioorg. Med. Chem.*,2001,9:961.

[6] Hashizume T, Morishima H. Design and synthesis of new 1β-methylcarbapenems. *Drugs Fut.*, 2000,25:833.

[7] Rosen H,Hajdu R,Silver L,et al. Reduced immunotoxicity and preservation of antibacterial activity in a releasable side-chain carbapenem antibiotics. *Science*,1999,283:703.

[8] Sumita Y,Nouda H,Kanasawa K,et al. Antimicrobial activity of SM-17466,a novel carbapem antibiotic with potent activity against methicillin-resistant *Staphylococcus aureus*. *Antimicrob. Agents Chemother*,1995,39(4):910.

[9] Kessler R. E,Fung-Tomc J,Koler B,et al. In vitro activity of BMS-181139,a new carbapenem with potent antipseudomonal activity[J]. *Antimirob. Agents Chemother.*,1995,39 (2):380.

[10] Ohtake N,Yamada K,Mano E,1β-methyl-2-(5-substituted pyrrolidin-3-ylthio) carbapenems. Synthesis and antibacterial activity of BO-2502A and its related compounds[J]. J. *Antibiot.*,1997,50 (7):567.

[11] Giamarellos-Bourboulis E. J,Grecka P,Giamarellos H. In vitro activity and killing effet of DX-8739, a new carbapenem,compare with those of meropenem against multiresistant *Psedomonase aeruginosa*[J]. *Antimic-rob. Agents Chemother.*,1995,39 (3):731.

[12] Sato N. Ohba F. ER-35786 [J]. *Drug Fut.*,1996,21 (4):361.

[13] Modugno E,Erbetti I,Ferrari L,In vitro activity of tribactam GV104326 against Gram-positive, Gram-negative and anaerobic bacteria [J]. *Antimirob. Agents Chemother.*,1994,38(10):2362.

[14] Miyauchi M. Endo R,Hisaoka M,et al. Synthesis and struceure-activity relationships of a novel oral carbapenem CS-834[J]. *J. Antibiot.*,1997,50 (5):439.

[15] Tanaka M,Hohmura M,Nishi T,et al. Antimicrobial activity of novel oral carbapenem DZ-2640[J]. *Antimirob. Agents Chemother.*,1997,41(6):1260.

[16] Miyazaki S,Hosoyama T,Furuya N,et al. In vitro and in vivo antibacterial activities of L-084,a novel oral carbapenem,against causative organism of respiratory tract infections[J]. *Antimirob. Agents Chemother.*,2001,45:203.

[17] Kawamoto I,Shimoji Y,Kanno O,et al. Synthesis and structure-activity relationships of novel parenteral carbapenems,CS-023(R-115685) and related compounds containing an amidine moiety[J]. *J.*

Antibiot., 2003, 56(6): 565.

[18] Koda T, Abe T, Inoue H, et al. In vitro and in vivo antibacterial activities of CS-023 (Ro 4908463), a novel prenteral carbapenem[J]. *Antimirob. Agents Chemother.*, 2005, 49(8): 3239.

[19] Kobayashi R, Konomi M, Hasegawa K, et al. In vitro activity of Tebipenem, a new oral carbapenem antibiotic, against penicillin-nonsusceptible Stareptococcus pneumoniaae[J]. *Antimirob. Agents Chemother.*, 2005, 49(3): 889.

[20] Ueda Y, Kanaziwa K, Eguchi K, et al. In vitro and in vivo antibacterial activity of SM-216601, a new broad-spectrum paremtaval carbapenem[J]. *Antimirob. Agents Chemother.*, 2005, 49(10): 4185.

[21] 八木泽守正. 抗菌薬開発の现状と展望[J]. 日本化学療法学会雑誌, 2004, 52(12): 761.

[22] Sorbera L. A, Castaner J. Ceftobiprole/ Ceftobiprole Medocaril[J]. *Drugs Fut.*, 2005, 30(1): 11.

[23] Bronson J. J, Barrett J. F. Recent developments in antibacterial research [J]. *Annual Reports in MedicinalChemistry*, 2001, 36: 89.

[24] 2Editors. New agents presented at ICAAC [J]. *Scrip*, 2002, No. 2710: 23.

[25] Li Qing, Lee J. Y, Castillo R, et al. NB-2001, a novel antibacterial agent with broad-spectrum activity and enhanced potency against β-lactamase-producing strains [J]. *Antimicrob. Agents Chemother*, 2002, 46 (5): 1262.

[26] Ishikawa T, Matsynaga N, Tawada H, et al. TAK-599, a novel N-Phpsphono type prodrug of anti-MRSA cepha-losporon T-91825: Synthesis physicochemical and pharmacoligical properties [C]. *Abstracts 42nd Interscience Conference on Antimicrobial Agents and Chemotherapy.* (*Abstr. 42 nd ICAAC*), AMA, Washigton, D. C. Sept. 2002: 174.

[27] 石黑正路. β-ラクタム系薬の開発. 日本化学療法学会雑誌, 2004, 52(7): 361.

[28] Jamieson C. E, Lambert P. A, Simposon I. N, et al. In vitro and in vivo activities of AM-112, a novel oxapenem[J]. *Antimicrob. Agents Chemother*, 2003, 47 (5): 1653.

[29] Balfour J. A, Figgitt D. P. Telithromycin[J]. *Drugs*, 2001, 61: 815.

[30] Dougherty T. J, Barrett J. F. ABT-733, a new ketolide antibiotic [J]. *Expert. Opin Investig. Drugs.*, 2001, 10: 343.

[31] Nilius A. M, Mitten M, Bui M. H, et al. In viero and in vivo activities of A-217213, a new ketolide antibiotic, against respiratory tract pathogenes [C]. *Abstr. 41st ICAAC*. ASM. Chigago, Dec. 2001: 235.

[32] Scorneaux B, Arya A, Polemeropoulos A, et al. In viero and in vivo evaluation of EP-13420: a novel ketolide highly active against resistant pathogens and having exceptional pharmacokinetic properties in the dog[C]. *Abstr. 43rd ICAAC*. ASM. Chigago, Sept. 2003: 1191.

[33] Reinert R. R, Bryskier A, Lutticken R. In vitro activities of the new ketolide antibiotics HMR-3004 and HMR-3647 against streptoccus pneumoniae in Germany [J]. *Antimicrob. Agents Chemother.*, 1998, 42: 1509.

[34] 鸠田甚五郎, 斋藤厚, 山口惠三, 他. 第 37 回インターサイエンス化学療法会議から[J]. 感染症, 1998, 28: 3.

[35] Asaka T, Kashimura M, Tanikawa T, et al. Synthesis and antibacterial activities of unique acylides [C]. *Abstr.* 39 *th ICAAC*. ASM. San Francisco, Sept. 1999: 353.

[36] Asaka T, Kashimura M, Manaka A, et al. Struture activity studies leading potent acylides[C]. *Abstr.* 39 *thICAAC*. ASM. San Francisco, Sept. 1999: 352.

[37] Elliott R. L, Pireh D, Griesgrager G, et al. Anhydrolid macrolides I. Synthesis and antibacterial activ-

ity of 2,3-anhydro-6-O-methyl-11,12-carbamate erythromycin A analogues [J]. *J. Med. Chem.*, 1998,41:1651.

[38] Girard D, Mathieu H W, Girard A E, et al. 4′-Carbamate macrolides[C]. *Abstr.* 38 *th ICAAC*. San Diego, Sept. 1998: Abstr. 120-122.

[39] Phen L T, Jian Tianying, Chen Zhigane, et al. Synthesis and antibacterial activity of a novel class of 4′-substi-tuted 16-membered ring macrolide derived from tylosin [J]. *J. Med Chem.*, 2004, 47:2965.

[40] Sum P E, Lee V J, Testa R T, et al. Glycylcyclines I. A new generation of potent antibacterial agents throughmodification of 9-aminotetracyclines [J]. *J. Med. Chem.*, 1994, 37:184.

[41] Testa R T, Peterson P J, Jacobus N V, et al. Glycylcycline antibiotics [J]. *Antimicrob. Agents Chemother.*, 1993, 37:2270.

[42] Ethan R, David V. Tigecycline, a novel glycycline[J]. *Drurs*, 2005, 65:1317.

[43] Jones C H, Petersen P J. Tigecycline, a review of preclinical and clinical studies of the first-in-class glycylcycline antibiotic[J]. *Drugs Today*, 2005, 41(10):637.

[44] Macone A, Donatelli J, Domunt T, et al. In viero activity of PTK0796 against Gram-positive ana Gram-nagative *organisme*[C]. *Abstracts* 43*rd Interscience Conference on Antimicrobial Agents and Chemotherapy* (*ICAAC*). ASM, Chigago, Sep. 2003: Abstract No. F-754.

[45] Mckenney D, Quinn J M, Jackson C L. Evalution of PTK0796 in experimental models of infections caused by Gram-positive and Gram-negative *pathogens*[*C*]. *Abstracts* 43*rd Interscience Conference on Antimicrobial Agents and Chemotherapy* (*ICAAC*). ASM, Chigago, Sep. 2003: Abstract No. F-757.

[46] Saito H, Tomioka H, Sato M, et al. In vitro antimycobacterial activity of newly synthetized benzoxazinorifa-mycins [J]. *Antimicrob. Agents Chemother.*, 1991, 35:542.

[47] 井上教生.实验的マウス结核症に对するbenzoxazinorifamycin KRM-1648のin vivo 治疗效果 I [J]. 结核, 1998, 73:53.

[48] Dietze R, Teixeira L, Rocha L M C, et al. Safety and bactericidal activity of rifalazil in patients with pulmo-nary tuberculosis [J]. *Antimicrob. Agents Chemother.*, 2001, 45:1972.

[49] Editors. Oritavancin filing delayed by manufacturing issues[J]. *Scrip*, 2003, 2886:23; 2955:29.

[50] 杨敏婕, 杨帆. 新糖肽类抗生素 dalbavancin. 中国感染与化疗杂志, 2006, 6 (2):140.

[51] Michael R L, Adams S M, Bazzini B, et al. Hydrophybic vancomycin derivativrs with improved ADME properties, Discovery of telavancin (TD-6424)[J]. *J. Antibiot.*, 2004, 57:326.

[52] Bernard M D, Abbott J, Molloy R M, et al. Enzymatic and chemical modifications of lipopeptide antibiotic 21978C: The synthesis and evaluation of Daptomycin (LY-146032) [J]. *J. Antibiot.*, 1988, 41:1093.

[53] Alder J. D. Daptomycin, a new drug class for the treatment of Gram-positive infections[J]. *Drugs Today*, 2005, 41(2):81.

[54] Barriere J C, Berthaud N. Recent developments in streptogramine research [J]. *Curr. Pharm. Res*, 1998, 4:155.

[55] Barriere J C, Beacque E, Berthaud N, et al. Design and synthesis of RPR202868, the pristinamycin I component of RPR202868/RPR132552, a new oral *streptogramin*[C]. *Abstracts* 41*st Interscience Conference on Antimic-robial Agents and Chemotherapy* (*ICAAC*). ASM. Chigago, Dec. 2001: 207-208.

[56] 张致平. 抗真菌药物研究进展[J]. 中国新药杂志,2004,13:106.
[57] 八木泽守正. 新规抗真菌藥の探索研究. 日本医真菌雜誌(*Jpn. J. Med. Mycol*),2004,45:77.
[58] Cornely O A,Schmitz K. The first echinocandin:Caspofungin[J]. *Mycoses*,2002,45(suppl. 3):56.
[59] 药事日报社. Micafungin sodium [J]. 最近の新药,2003,54:95.
[60] Murdoch H W,Plosker G L. Anidurafungin[J]. *Drugs*,2004,64:2249.
[61] Editors. U. S Backing at lest for Pfizer′s antifungal Eraxis (anidurafungin)[J]. *Screp.*, 2006, 3134:20.
[62] Chen D Z,Dinesh V,Yuan Z Y,et al. Actinonin,a naturally occurring antibacterial agent,is potent deformylase inhibitor[J]. *Biochemistry*,1999,39:1256.
[63] Clements M J,Beckett P R,Hunter M G. Antibiotic Activity and characterization of BB-3497,a novel peptide deformylase inhibitor [J]. *Antimicrob. Agents Chemother.* ,2001,45:563.
[64] Handhya G R,Juliet M,Clements J M,et al. Pharmacokinetics 1n animal and humans of a first-in-class peptide deformylase inhibitor[J]. *Antimicrob. Agents Chemother.* ,2004,48:4835.
[65] Fritsche T R,Sader H S,Cleeland R,et al. Comparative antimicrobial characterization of LBM4515 (NVPPEF-713),a new peptide deformylase inhibitor of clinical importabce [J]. *Antimicrob. Agents Chemother.* ,2005,49:1468.
[66] Jones R N,Rhomherg P R. Comparative spectrum and activity of NVP-PDF 386 (VRC4887),a new peptide deformylase inhibitor [J]. *J. Antimicrob. Chemother.* ,2003,51:157.
[67] Payne D C,Warren P V,Holmes D J,et al. Bacterial fatty acid biosynthess:a genomics driven taget for antibac-terial discovery [J]. *Drug Discovery Today*, 2001, 6: 537. (see also: *Scrip*, 2002, 2717:20.)
[68] Chandrakala B,Mehra U,Kaur P,et al. Novel targets and novel methoes in antimicrobial drug discovery Ⅰ and Ⅱ [C]. *Abstracts 42nd ICAAC*,ASM. Washigton,D. C. Sept. 2002:191-201.
[69] Sansom C,Writer F. LPS inhibitors:Key to overcoming multidrug-resistant bacteria? [J]. *Drug Discovery Today*,2001,6:499.
[70] Clemnts J M,Coignard F,Johnson I,et al. Antibacterial activities and characterization of novel inhibitors of LpxC [J]. *Antimicrob. Agents Chemother.* ,2002,46:1793.
[71] Thomas M G,Allanson N M,Lawson C,et al. Discovery of a series of (2Z)-2-benzylidine-5,6-dihydeoxy-1-benzofuran-3(2H)-one, inhibitors of chorismate synthase [C]. *Abstr. 42nd ICAAC*, AMA. Washigton,D. C Sept. 2002:198.
[72] Shen L L,Schaefer C B,Cai Y N,et al. Mechenism of action of a novel series of naphthyridine-type ribosome inhibitor:inhancement of tRNA footprinting at the decoding set of 16S rRNA [J]. *Antimicrob. Agents Chemother.* ,2005,49:1890.
[73] Dyatkina N B,Roberts C D,Keicher J D,et al. Minor Grove DNA binders as antimicrobial agents,I. Pirrole teramides are popent antibacterials against vancomycin resistant Enteroccoci and methicillin restant Staphylococcus aureus [J]. J. Med. Chem. ,2002,45:805.
[74] 陈胜昔,郭惠元. 广谱高效的新喹诺酮类抗菌药 gemifloxacin [J]. 国外医药抗生素分册,2002, 23:279.
[75] 松元文夫,山口惠三,国井乙彦. Q-35 (Balofloxacin)[J]. 日本化学療法学会雜誌,1955,43:148.
[76] Sato K,Hoshino K,Tanaka M,et al. Antimicrobial activity of DU-6859,a new potent fluroquinolone,gainst clinical isolates[J]. *Antimicrob. Agents Chemother.* ,1992,36:1491.
[77] Nakajima R,Kitamura A,Someya K,et al. In vitro and in vivo antifungal activity of DU-6859a,a flu-

roqunolone, in combinnation with amphatercin B and fluconazole against pathagenic fungi[J]. *Antimicrob. Agents Chemother.*, 1995, 39:1517.

[78] Okezaki E, Watanabe Y, Hirohe T, et al. HSR-903. Abstr. 35*th ICAAC*. 1995; Abstr. 202.

[79] Gunderson S M, Kelkar S, Hayes R A, et al. Minimum inhibitory concentrations and time-kill analysis of ABT-492, a new quinolone, against penicillin sensitive and penicillin resistant *Streptococcus pneumoniae*[C]. *Abstr.* 42*nd ICAAC*, AMA. Washigton, D. C. Sept. 2002:184-186.

[80] Bozdogan B, Kelly L, Jacobs M R, et al. Activity of DK-507k, a new fluoroquinolone, against quinolone non-susceptible *Streptococcus pneumoniae* compared to ciprofloxacin, levofloxacin, moxifloxacin, gatifloxacin and sitafloxacin[C]. *Abstr.* 42*nd ICAAC*, AMA. Washigton, D. C. Sept. 2002:189.

[81] Takahashi H, Inagaki H, Miyauchi R, et al. DQ-113 (D61-1113), a potent fluoroquinolone against multi-drug resistant Gram-positive bacteria: Practical synthesis, and in vitro and in vivo activities [C]. *Abstr.* 41*st ICAAC*. AMS. Chigago, Dec. 2001:219.

[82] 藥事日报社. Pazufloxacin megilate [J]. 最近の新藥, 2003, 54:114.

[83] 藥事日报社. Prurifloxacin [J]. 最近の新藥, 2003, 54:108.

[84] Bassetti M, Dembry L M, Farrel P A, et al. Antimicrobial activity of BMS-284756 compared those of fluoro-quinolones and β-lactams against Gram-positive clinical isolates[J]. *Antimicrob. Agents Chemother.*, 2002, 46:134, 1119, 1761.

[85] Gajjar D A, Bello A, Gel Z, et al. Multiple-dose safety and pharmacokinetics of gerenoxacin in healthy subjects[J]. *Antimicrob. Agents Chemother.*, 2003, 47(7):2256-2263.

[86] Brown S D, Barry A L, Fuchs P C, et al. In vitro antibacterial activity of series of novel nonfluoraquinolones against bacterial pathogens [C]. *Abstr.* 39*th ICAAC*. ASM. San Francisco, Sept. 1999:305.

[87] Bogdanovich T, Esel D, Kelly M K, et al. Antistaphylococcal activity of DX-619, a new des-F(6)-quinolone, compared to those of other agents [J]. *Antimicrob. Agents Chemother.*, 2005, 49(8): 3325-3333.

[88] Fung A K L, Shen L L. The 2-pyridone antibacterial agents: 8-Position modification [J]. *Current Pharmaceutical Design*. 1999, 5:515.

[89] Oleksijiue A, Meulbroek J, Ewing P, et al. In vivo efficacy of ABT-255 against drug-senstive and resistant Mycobacteritum tuberculosis strains[J]. *Antimicrob. Agents Chemother.*, 1998; 42(10): 2674-2677.

[90] Clemett D, Markham A. Linezolide [J]. *Drugs*, 2000, 59:815.

[91] 藥事日报社. Linezolide [J]. 最近の新藥, 2003, 54:147.

[92] 张致平. 噁唑烷酮类抗菌药研究进展[C]. 全国抗生素(微生物药物)分离、纯化、合成及质量分析学术研讨会论文汇编, 1999:71.

[93] Gadwood R C, Shinabarger D A. Progress in the oxazolidinone antibacterials [J]. *Annual Reports in Medicinal Chemistry*, 2000, 35:135.

[94] Yong D, Yum J W, Lee K, et al. In vitro activities of AD7867, a novel oxazolidinone, against recent clinical iso-lates of areobic and anaerobic bacteria [J]. *Antimicrob. Agents Chemother.*, 2004, 48:352.

[95] Editors. New Medicines in development. Drug Week, 2006-03-02.

[96] Stover C K, Warrener P, VanDevanter D R, et al. A small-molecule nitromidazopyran drug candidate for treat-ment of tuberculosis [J]. *Nature*, 2000, 405:962.

[97] Editors. Advances in TB drug development[J]. *Scrip*,2002,2717:20.

[98] Andries K,Verhasselt P,Guillemont J,et al. A diarylquinoline drug active on the ATP synthase of Mycobacterium tuberculosis[J]. *Science*,2005,307:223-227.

[99] Editors. New compounds highlighted at ICAAC [J]. *Screp.* ,2003,2888:22.

[100] Biva M,Fioravanti R,Porretta G C,et al. Synthesis and microbialogical activity of pyrrole analogs of BM-212 a potent antitubercular agent [J]. *Med. Chem. Res.* ,1999,9:19.

[101] T Smart. TB treament and diagnostics pipelines: once empty, suddenly offers new hope for TB care. *Aidsmap news*,2005-11-02.

[102] Parrish N M,Houston T,Jones P B,et al. In vitro activity of a nevel antimycobacterial compound, N-octane-sulfonylacetamide,and its effects on lipid and mycolic acid synthesis [J]. *Antimicrob. Agents Chemother.* ,2001,45:1143.

[103] Ishikaw T. Benzo[C] phenathridine bases and their antibacterial activity [J]. *Med. Chem. Rev.* , 2001,21:61.

[104] Fujita H,Seto Y. New anti-MRSA agent,spiroisoxazole derivertive (KY-9) alone and in synergism with other aminoglycoside antibiotics [C]. *Abstr. 39th ICAAC*. ASM. San Francisco, Sept. 1999:337.

[105] Cuny G D,Hoemann M Z,Kumaravel G,et al. Discovery of novel class of antibacterial agents with potent in vitro methlcillin-resistant *Staphylococcus aureus activity*[C]. *Abatr. 39th ICAAC*. ASM. San Francisco,Sept. 1999:336.

[106] Dai G F,Chen N,Dong L,et al. Bactericidal and morphologial effects of NE-2001,a novel synthetic agent directed against Helicobacter pylori [J]. *Antimicrob. Agents Chemother.* ,2005,49:3468.

[107] Kamoda O,Fujiwara H,Yanagi T. Guanidinomethyl cyclohexance carboxylic acid ester derivatives: U. S. ,6284791[P]. 2001.

[108] Johnson L B,Kauffman C A. Voliconazole: A new triazole antifungal agent [J]. *Clin. Inf. Dis.* , 2003,36:630.

[109] 藥事日报社. Fosfluconazole [J]. 最近の新藥,2004,55:77.

[110] Dodds E S,Alexander B D. Posaconazole [J]. Drugs Today,2005,41 (6):393.

[111] Alder P,John L B. Second generation azole antifungal agents[J]. *Drugs Today*, 2005, 41(2): 81-90.

[112] Editors. Results from a phase Ⅱ study indicate that BAL 8557,a broad-spectrum antifungal agent, has efficacy comparable to that of fluconazole in oesophageal candidiasis[J]. Inpharma, 2005, 1 (1505):9.

[113] Kamai Y,Kubata M,Fukuoka T,et al. Efficacy of CS-758,a novel triazole,against experiment fluconazole-resistant oropharyngeal candidiasis in mice[J]. *Antimicrob. Agents Chemother.* ,2003,47 (2):601-606.

[114] Tsuchimori N,Hayashi R,Kitamoto N,et al. In vitro and in vivo antifungal activities of TAK-456, a novel oral triazole with broad antifungal spectrum[J]. *Antimicrob. Agents Chemother.* ,2002,46 (5):1388.

[115] 鳩田甚五郎,山口惠三,砂川慶介,他. 第 40 回インターサイエンス化学療法會議から[J]. 感染症,2001,31:10.

[116] Albaconazole(UR-9825)[J]. *Antimicrob. Agents Chemother.* ,2004,48(2):384-287.

[117] R126638(Azoline)[J]. *Drugs Fut.* ,2006,31(1):34-39.

[118] Dougherty T J, Barrett J F. The prospects for microbial genomics providing novel exploitable, antibacterial targets[J]. *Annual Reports in Medicinal Chemistry*, 2002, 37: 95.

[119] Renau T E, Lemoine R C. Efflux pump inhibitors to address bacterial and fungal resistance[J]. Drugs Future, 2001, 26(12): 1171.

[120] 星野一树. キノロン系薬およびエフラックボンプ阻害薬の開発[J]. 日本化学療法学会雜誌, 2004, 52(7): 355-360.

[121] Norikawa M. The Possibility of inhibitors of bacterial Quorum Sensing [J]. 最新医学, 2004, 59(12): 2590.

[122] Zhao X. Restricting the selection of antibiotic-resistant mutant: a general strategy drived from fluroquinolones studies[J]. *Clin. Infect. Dis.*, 2001, 33: S147-156.

[123] Zhao X. Clarification of MPC and the mutant selection window concept[J]. *Antimicrob. Chemother.*, 2003, 52: 731.

撰稿人：蔡年生　张致平　张月琴　金少鸿　邵荣光

我国药品不良反应报告和监测工作的现状与策略

我国药品不良反应监测工作近几年得到了迅速发展，突出表现在：法规建设逐步完善、药品不良反应监测组织体系初步建成，药品不良反应病例报告数量和质量逐年增加和提高，药品不良反应监测信息化建设步伐加快，建立了药品不良反应监测信息通报制度，发挥了为药品监管正确决策提供科学依据的作用。我国药品不良反应监测工作还面临一些问题，如药品上市后的用药风险问题依然严峻，药品不良反应漏报情况普遍存在，对病例报告的分析评价不够，药品安全性信息交流不够，药品安全性预警及快速反应体系不完善，安全用药意识不够。加强药品不良反应报告和监测工作的策略包括：正确认识药品不良反应，延伸和发展药品不良反应报告和监测网络功能，建立快速反应和处理的应急机制，加强宣传，不断提高公众的安全用药、合理用药的意识。

药品安全问题不仅关系到公众的身体健康，在某种程度上也影响着社会的稳定和经济的发展。特别是近年来，药品安全性问题越来越多地引起全社会的关注，如安徽泗县发生的因违规接种甲肝疫苗引发群体性心应性反应、"齐二药"假药引起多人因急性肾功能衰竭导致死亡事件和鱼腥草注射液等 7 个注射剂品种在临床上出现严重过敏反应等严重不良事件，都给公众健康造成了重大的伤害，也给我国的药品上市后的安全监管工作带来了巨大的挑战。

本文从药品不良反应报告和监测的角度，通过回顾我国药品不良反应报告和监测工作的发展，对目前面临的问题进行分析，提出了强化药品不良反应报告和监测工作的相应对策，以进一步保证公众用药的安全有效。

一、我国药品不良反应监测工作的发展

药品不良反应监测可以追溯到上个世纪，在 20 世纪 60 年代，日本和欧洲、南美等地区的 17 个国家发现了 1 万多名海豹肢畸形的婴儿，经调查发现是由于孕妇怀孕期间服用了用于治疗妊娠呕吐的"反应停"。这一件事震惊了全世界，使人们认识到即使一个被正式批准上市的药品，在正常用法用量下也会产生意外的有害反应。因此药品上市后，还应加强监测，及早发现药品在大面积人群使用所出现的药品严重不良反应和药害事件，避免和防止严重不良事件的蔓延和重复发生。也正是在反应停事件后，各国政府开始建立本国的 ADR 报告和监测制度。

近年来，国家食品药品监督管理局不断加大药品不良反应监测的工作力度，并从法规建设、监测系统建立、信息技术应用和行政控制措施的强化等多方面进行加强和完善。在全国各级食品药品监管部门和卫生行政部门的协作下，全国药品不良反应报告和监测工作已呈现迅速发展的局面。主要体现在以下几个方面。

(一)法规建设逐步完善

1999年11月,原国家药品监管局会同卫生部联合颁布了《药品不良反应监测管理办法(试行)》,该办法对规范和推进我国药品不良反应监测管理工作发挥了重要的作用。2001年重新修订的《中华人民共和国药品管理法》第七十一条明确规定:“国家实行药品不良反应报告制度”,在法律上进一步明确了药品不良反应报告和监测工作。2004年3月国家食品药品监督管理局会同卫生部以部长、局长令的形式正式发布实施《药品不良反应报告和监测管理办法》(以下简称《办法》)。《办法》进一步明确各级食品药品监管部门、各级卫生行政部门的职责,确立药品生产、经营、使用单位的法定报告和监测的责任,加大违反《办法》要求的处罚力度,从而为推进我国药品不良反应监测管理进入一个新的发展阶段奠定了重要的法律基础。

(二)我国药品不良反应监测组织体系初步建成

到2002年底,全国31个省、自治区、直辖市均建立了省级药品不良反应监测中心,截至目前,又有22个地区建立本地区的省级以下药品不良反应监测中心或监测站,全国药品不良反应监测组织体系框架已逐步构成。

(三)药品不良反应病例报告数量和质量逐年增加和提高

在组织体系逐步建立与完善的同时,通过不断进行的全国和地区性药品不良反应监测管理相关法律法规和专业知识的培训,使药品生产、经营、使用单位对国家实行药品不良反应报告制度的理解和认识有了较大程度的提高,报告意识从无到有并逐步增强,报告数量由少到多并不断增加。据统计,1998～2005年间,收到药品不良反应报告分别是519、595、4 708、7 718、17 000、36 852、70 074、173 480份,年增长率分别为14.67%、691.26%、63.93%、120.26%、116.78%、90.15%及147%,药品不良反应病例报告质量逐渐规范,报告的利用率逐年提高。

(四)药品不良反应监测信息化建设步伐加快

利用现代化的科技手段,建立了国家药品不良反应监测信息网络体系,改变了传统的、单一的、人工报告的监测报告方式,实现实时的网络信息传输的高效、快捷。实现了在线报告的方式。通过快速在线实时报告,使一些突发、严重的不良反应可以在第一时间报告到国家药品不良反应监测中心和国家食品药品监管局。

(五)建立我国药品不良反应监测信息通报制度

2001年药品不良反应信息通报制度在我国首次建立,这是我国药品不良反应监测工作的一大突破。从2001年11月19日发布了第一期药品不良反应信息通报,到目前为止已向社会发布了10期《药品不良反应信息通报》,共通报近40个有严重安全隐患的药品。作为药品不良反应预警和信息渠道,《药品不良反应信息通报》进一步提高了各级政府、医疗卫生机构、药品生产经营企业及社会各界对药品不良反应的重视程度和防范意识,对推动我国药品不良反应监测工作，真正保障广大人民群众健康起到了非常积极的作用。

（六）发挥为药品监管正确决策提供科学依据的作用

2000 年，通过药品不良反应监测和国际上有关国家的管理规定和信息中，发现含苯丙醇胺(PPA)的药品制剂可能存在增加出血性中风的危险隐患，为保证我国广大公众的用药安全，通过风险/效益比后，国家食品药品监督管理局撤消了所有含 PPA 的药品制剂。

2001 年，通过不良反应监测和国外的相关报道，发现含马兜铃酸的中药制剂，如龙胆泻肝丸，可能引起肾损害的严重不良反应后，经过各项研究和调查后，国家食品药品监督管理局取消了“关木通”的药用标准[1]，在药品处方中撤消了该药材的应用。

2001 年，通过药品不良反应监测发现乙双吗啉治疗银屑病可能会引起白血病，经专家们进一步评价，国家食品药品监督管理局最终停止该品种的生产销售和使用。

2002 年发现苯甲醇(注射溶媒)由于可能导致儿童臀肌挛缩症，经进一步评价后，国家食品药品监督管理局决定限制其使用范围，不得用于儿童，以避免严重不良反应的重复发生。

2003 年通过药品不良反应监测发现甘露聚糖肽注射液的严重不良反应，国家食品药品监督管理局及时采取措施，修订了药品说明书。

2004 年，通过药品不良反应监测，发现了“葛根素注射液”可能会引起的溶血的安全隐患，国家食品药品监督管理局立即采取了修订药品说明书，并提醒临床使用注意该不良反应，合理使用该药品[2]。

2005 年根据药品不良反应监测情况，国家食品药品监督管理局对“莲必治注射液”、“穿琥宁注射液”、“非甾体类抗炎药”等品种采取了修改药品说明书的措施；将“千柏鼻炎片”、“氯霉素眼药水”等 12 个品种，由非处方转换为处方药管理；对“凯杰舒”、“甲肝疫苗”等药品引起的不良事件采取了紧急控制措施，并进行了相应的处理。

2006 年根据药品不良反应监测结果，发现鱼腥草注射液等 7 个注射剂品种在临床使用中存在严重的过敏反应，国家食品药品监督管理局立即对这类品种采取了暂停使用的紧急控制措施[3]。

对有严重不良反应发生的药品进行跟踪监测，并依法及时采取相关行政措施，以保障公众用药安全，这是我国药品监督管理工作取得的重大进步。

WHO 的专家曾专门考察过我国药品不良反应监测工作，在向 WHO 西太区办事处提交的综合报告中，他们评价说：“中国的 ADR 监测工作正在大步前进。”

二、我国药品不良反应监测工作面临的问题

虽然我国药品不良反应监测体系的基本框架已初见端倪，相关的法律法规体系、工作机制的建设已经初步建立，且在确保人民群众用药的安全、有效，发挥了重要作用。但是，目前我国的药品不良反应监测工作与我国社会经济的发展，与人民生活质量提高，对生命健康关注的要求还不完全适应；较之国际先进水平、WHO 有关国际标准、尤其是与欧美

等发达国家相比还相差较远。

(一) 我国药品上市后的用药风险问题依然严峻

近年来,药品安全性事件频繁发生,国际上如:万络因严重不良反应而在全球撤市、非甾体抗炎药因心血管不良反应被提出在说明书中实行黑框警告等。国内也发生了如:泗县的甲肝疫苗事件、凯杰舒引起严重不良事件、穿琥宁引起儿童血小板下降事件[4]、莲必治引起急性肾功能损伤事件[5]、苯甲醇引起小儿臀肌挛缩事件、"齐二药"假药事件、鱼腥草注射液等7个品种的严重过敏反应事件,以及"欣弗"不良事件等,这其中造成安全性问题的原因是各式各样的,有假劣药引起的伤害事件,也有不合理使用、不正确用药引起的伤害,也有药品本身不良反应所造成的伤害。这些都从各个方面提示药品上市后仍然存在用药风险问题。

(二) 药品不良反应监测工作还有薄弱环节

1. 药品不良反应漏报情况普遍存在

WHO推荐的理想监测系统的报告率,应该是每百万人口年均药品不良反应病例报告为200~400份,且严重不良反应报告占30%以上。而我国目前收到的病例报告每百万人口约为120多份,严重不良反应报告约占4.6%,低的报告水平,使我们不能及时发现药品安全性问题。

2. 对病例报告的分析评价不够

目前,对药品安全性信息的利用还处于初级阶段,信息的可利用率较低,尚不能满足管理的要求。

3. 药品安全性信息交流不够

目前,我国药品安全性信息交流的方式还比较单一,途径不够通畅,虽然《药品不良反应信息通报》已经向社会公开警示了有关药品的安全性问题,但相当数量的公众不知道从那里可以获取这类药品不良反应信息。

(三) 药品安全性预警及快速反应体系不完善

随着社会经济的发展,人民生活水平的提高,社会各界对生命健康的关注,对用药安全性的关注日益密切,加上现代科技的迅猛发展,互联网络信息的快速传播,使得很多安全性的信息和动态迅速反映到社会上,有些媒体由于对药品知识缺乏或不了解,往往从表面去理解和认识一些药品的安全性问题,甚至有些媒体对一些问题进行炒作,造成了社会上的不稳定因素,出现这些问题时,如处理缓慢或不当,都可能导致政治、经济、社会等各方面的不良影响。目前,我国的药品预警及快速反应机制不完善,还需进一步加强。

(四) 安全用药意识不够

目前,社会各界对药品不良反应认识不到位,思想上不重视。药品生产、经营、使用及广大公众对药品不良反应的认识都存在认识片面和不重视的问题。报告单位认识不到位，片面认为报告药品不良反应是暴露工作中存在的问题和药品的缺点，会影响单位的效益，因而不愿报告药品不良反应。公众普遍缺乏安全用药的常识，公众在缺少医师和药师指导下用药的情况在我国还比较普遍，公众往往仅看到药品有效性的一面，忽略其不良反应，或者是一旦发现药品的不良反应，就片面地认为该药品是毒药，而忽略了用药有风险。

三、加强药品不良反应报告和监测工作的策略

（一）正确认识药品不良反应

俗话说“是药三分毒”，药品犹如一把双刃剑，既有其有利的一面，又有其有害的一面，即在达到治疗作用的同时，也会发生不良反应，对人体造成危害。

药品不良反应（Adverse Drug Reaction）简称 ADR，是指合格药品在正常用法用量下出现的与用药目的无关的或意外的有害反应，主要包括副作用、毒性作用、后遗效应、过敏反应、继发反应、特异性遗传素质等。从药品不良反应的定义来看，药品不良反应既不包括无意或有意超剂量用药引起的有害反应即用药不当引起的反应，也不同于医疗事故以及因药品质量问题（假药、劣药）而引起的有害反应。

药品不良反应的发生是受医药学研究技术和人们认识水平的限制而导致的必然现象，是不以人的意志为转移的，任何药品，包括维生素、矿物质类、中药等都可能会出现不良反应，只是随个体不同，不良反应的表现或严重程度不尽相同而已。因此某一种或某一类药品在部分人身上出现的个别药品不良反应，不能简单地认为是药品审批不严、药品质量事故或医疗事故。

（二）延伸和发展药品不良反应报告和监测网络功能

目前，国际上药品不良反应监测的概念在不断地发展，已经从药品不良反应监测向药物警戒发展；工作方向在不断突破，从原来以发现新的和严重信号为重点到强调药物合理使用和对药品的准确评价；并且通过统一术语、报告要求和评价方法等方面使药品不良反应监测工作更加国际化。我国的药品不良反应监测也应不断跟踪国外的发展动向，不断扩大监测范围，并逐步将药品警戒的概念引入，在我国发展药物警戒。在实际工作中，我国的不良反应监测系统收集到各类安全性信息已不仅是药品不良反应，很多是因为药品质量和不合理用药造成的药害事件，如“齐二药”假药造成的患者死亡等事件，都是通过药品不良反应监测系统报告出来的，这已说明我国的药品不良反应监测系统也在发挥着药物警戒的作用。

（三）建立快速反应和处理的应急机制

药品不良反应监测工作是一项长期工作，对于一些群发的药品不良事件的及时控制与处置，关系到人民大众的生命健康和生活质量及社会大局的稳定，因此，通过制订《药品和医疗器械突发性群体不良事件应急预案》和《药品安全性紧急事件应急工作程序》等相关的规定与要求，使药品的安全性事件能够在最短的时间里，得到有效的控制与处理。

(四)加强宣传,不断提高公众的安全用药、合理用药的意识

药品不良反应的宣传是一项长期的工作。要通过各种方式的宣传,不断加深社会各界对药品知识的了解。通过开展宣传培训,强化药品生产、经营、使用单位对药品不良反应报告和监测的认识和自觉性;通过开展宣传,使社会各界正确认识、科学对待药品不良反应,提高责任意识,在全社会营造安全用药、合理用药的氛围。

药品不良反应监测涉及广大人民群众的用药安全,是体现社会文明发展程度和药品监管水平的重要方面。深入开展药品不良反应监测工作,是保障公众的用药安全有效的有力措施。

参考文献

[1] 国家食品药品监督管理局.关于取消关木通药用标准的通知(国药监注[2003]121号).2003-4-1.

[2] 国家食品药品监督管理局.关于修订葛根素注射剂说明书的通知(食药监注函[2004]136号).2004-11-22.

[3] 国家食品药品监督管理局.关于暂停使用和审批鱼腥草注射液等7个注射剂的通告(食药监安[2006]218号).2006-6-1.

[4] 李成建.穿琥宁注射液可致血小板减少[N].中国医药报,2004-5-18.

[5] 龚翔.使用莲必治注射液等须监测肝肾功能[N].中国医药报,2005-4-21.

撰稿人:曾繁典　辛华雯

临床药学工作更加深入

(一)临床药师培训基地开始启动并招生

临床药师的职责包括参与临床药物治疗活动,做好新药推荐、用药咨询、个体化给药方案的制订、药物治疗的干预及不良反应的监测等工作,从而保证临床药物治疗的安全性、有效性和经济性。随着医药科学技术的飞速发展,新药品,新剂型,新制剂不断涌现,使得药品治疗方案更趋多样化和复杂化,各种药物滥用现象也尤为严重,据世界卫生组织(WHO)统计,各国住院病人药品不良反应的发生率为10%~20%,其中5%的病人因为严重的药品不良反应而死亡,并且指出"全球有1/7的人不是死于自然衰老或疾病,而是死于不合理用药,此外,在病人中约1/3的人死于不合理用药。"这充分体现了临床药师工作的重要性,并要求临床药师工作者同临床医生一道共同担负人类的卫生保健任务。

我国直至2002年《医疗机构药事管理暂行规定》公布后,临床药师的职业名称在我国才正式启用。较国外相比,我国临床药师人才培养落后国外数十年,造成人员匮乏,且专业水平远低于国外,远未达到社会的需求。2005年,卫生部委托中国医院管理协会药事管理专业委员会在全国确定了第一批卫生部临床药师培训基地(19家医院),2006年3月进行招生培养临床药师,第二批卫生部临床药师培训基地正在申报和评审中。这种培养方式是一种新的尝试,是对在职药师的再教育,但目前的培养规模和速度远远赶不上需求。

(二)提倡全程化药学服务(Integrated Pharmaceutical Care)[1-3]

通过药学服务改善公众的生活质量,而不仅仅是解决药物相关性问题。全程化药学服务包括用药前的宣传、教育;用药过程中的顾问、监测及用药后的监测与评价。其特点包括:①广泛性,即任何药物治疗过程(预防性、治疗性、恢复性)、任何时间、任何地方;②服务内容,由单纯的治疗发展到预防、保健、康复、治疗;③服务模式,不再等病人上门,而是走出医院的围墙,走到社区,走进家庭;④服务对象,由患者扩大到公众。比较临床药学与药学服务,后者扩大了药师的工作范畴,同时提出了更高的要求。

(三)门诊发药实行柜台式服务,实现面对面的交流

传统的发药方式是药师在里面,患者在外面,中间用玻璃或墙隔开,通过一个小窗口递送处方和药品,这种方式不仅体现了人格上的不平等,而且发药不方便,与患者的交流更难以进行。现在一些医院已认识到这种方式的弊端,打掉了隔墙,去掉了玻璃,实施柜台式服务,加强与患者的零距离交流,从而提高药学服务质量。这种柜台式的药学服务模式越来越多,在成都军区总医院出现了"药学城"。即将药学部门和药师集中配置在同一个大厅,方便药学技术服务,方便病人。药师在一个个分隔的窗口向患者面对面提供药学服务,同时保护了患者的隐私[4]。

(四)信息化和智能化加速，电子处方和单剂量分包装机开始在我国使用，医院药学信息系统建设受到重视

1. 随着科学技术的迅猛发展，信息化和智能化加速，电子处方和单剂量分包装机开始在我国使用

全国许多医院建立 HIS 系统，门诊实施电子化处方，大大减少了处方笔误、识别带来的差错；很多医院建立了患者信息卡，卡中记录患者的既往病史、用药情况、过敏史等，对开展合理用药提供极大的帮助。造价较高的机器人发药机和单剂量分包装机也开始在我国一些医院使用，对减少差错，收集患者信息，提供药学服务效果发挥作用。机器人在审方、调配、发药过程中具有准确、快速、误差率低的特点，减员增效。电子药历的自动生成则为临床药师开展工作节约了大量时间。

2005 年 10 月 13 日在北京举行"药品调剂安全与智能化方面的进展"研讨会，由日本 TOSHO INC 及北京协宇东盈科技有限责任公司承办。中国药学会医院药学专业委员会特邀中日友好医院常明主任介绍"用药差错的防范"，北京医院药剂科谭玲药师介绍"单剂量药包机的应用"，北京协宇东盈科技有限责任公司何沅经理介绍"日本智能化药房的现状"。这次活动为认识和促进调剂自动化的发展，做出了有益的尝试。

2. 医院药学信息系统建设受到重视[5]

药学信息系统是人类社会迈向信息化时代在医院药学领域的具体体现，促进医药结合型和知识信息型医院的发展。目前我国许多医院建立了医院药学信息的数据库，成立了医院药学情报室，服务对象既包含医院医护人员、药学人员，也包括患者及其家属。医院药学工作者将收集掌握的药物不良反应，新、老药物的评价，病历分析和处方用药调查情况等药学信息，向医护人员和患者及家属开展药物咨询工作。服务内容以病人为主要对象，重点解决临床工作中预防和治疗疾病时对药物情报信息的需求。同时，向医生提出达到最佳治疗效果的建议，教育护士在病人用药时如何监测及护理注意事项。这样既可以提高病人用药依从性，又能与医护人员合作以达到药疗的最佳效果。许多医院的信息服务通过局域网或因特网，更利于知识的传播，如上海长海医院药学部和武汉军区总医院药学部的网站均发挥很好的作用。

(五)中国优良药房管理规范(GPP)和中国药历书写规范相继出台

2005 年，在中国药学会医院药学专业委员会学术年会上，中国优良药房管理规范(GPP)宣布正式出台，随后通过专业杂志、报刊和网站向全国药房推荐，为药房的管理和服务提供了较高水准的行业标准。2006 年，在中国药学会医院药学专业委员会学术年会上，中国药历书写规范(讨论稿)(包括住院患者药历、出院带药教育药历、门诊咨询教育药历、TDM 药历)出台，该规范将收集全国各地委员意见后再正式推出，目的是为临床药师开展工作提供标准化的要求和记录表格，从而便于案例的汇总、分析、共享，也便于临床药师工作的量化考核。

(六)重视人才培养和药师的继续教育

适应医院药学发展，建立新的医院药学工作模式，人才因素至关重要。近年来，全国

50多所院校成立了临床药学系或教研室，有些院校招收临床药学学生，实行长学制，4～5年制为本科生，6年制的为硕士生；从课程的设置到授课老师都发生了较大的变化。课程设置更多地增加了开展临床药学所需要的医学知识、文献检索、循证医学、沟通与交流、药物治疗学等；而授课老师除了院校的师资，更多的授课老师来自医院的药师和医师；教学方式除了传统的老师讲学生听外，还采用情景式教学模式，模拟药物咨询、病例讨论、会诊、知识竞赛、专题演讲等综合运用到教学中，极大地提高了学生的兴趣和能力。这些改变必将为未来医院药学的发展提供优秀人才。

目前，我国医院药剂科高学历人才比例不断增加，不少医院拥有药学博士和硕士，许多学科带头人成为硕士生导师，博士生导师也在一些医院出现。在医院药剂科除引进知识结构合理、专业扎实的高层次人才外，对医院药学人员进行继续教育也在加强。医院药学科选派相关人员进修学习，定期或不定期组织召开有关医院药学的专题座谈会或研讨会，给药学人员提供学习和交流的机会。医院药师读在职硕士和博士的人数大大增加。药剂科是一个由各级别技术人员组成的混合型技术队伍。如何合理使用各级技术人员，近年来各地进行了十分有益的探索。政府部门应适时制定相应的政策，以利学科的发展和人员积极性的调动。

中国药学会医院药学专业委员会、清华大学继续教育学院和西安杨森制药公司联合进行的“国际创新(药事管理)研修班”已连续举办三期，全国130多药剂科骨干参加学习，对促进药学事业的发展起到了积极作用。

(七)系列临床药学教材正式启动

我国的临床药学教育处于迅速发展阶段，但到目前为止，尚无统一或大家公认的临床药学教材。2005年，由人民卫生出版社组织的临床药学系列教材编写工作正式启动，这些系列教材有望于2007年出版发行，从而推动临床药学的教学。

中华医学会《国家级继续医学教育项目教材——临床药学》分册的编写工作2005年9月启动，2006年正式出版，并在全国进行巡回教育。全国《继续医学教育》系列培训教材“临床药学分册”聘请李大魁教授担任主编。《继续医学教育》杂志是以不同学科为主题内容的国家正规连续出版物，由卫生部主管、天津市卫生局主办，也是我国唯一的“继续医学教育”专业期刊，创始于1987年。《继续医学教育》系列培训教材“临床药学分册”2006年完成并出版。

参考文献

[1] 胡晋红. 全程化药学服务. 上海：第二军医大学出版社，2001：30-65.
[2] 李静，郭运翠，迟学兰，等. 医院药学全方位服务模式探讨. 齐鲁药事，2004，23(10)：29-30.
[3] 王荣梅. 现代医院药学发展存在的问题和对策. 齐鲁药事，2006，25 (4)：231-232.
[4] 陈盛新，舒丽芯，蒯丽萍，唐立尧. 21世纪初中国医院药事管理面临的挑战与对策[J]. 药学实践杂志，2006，24(1)：35-37.
[5] 杨樟卫，胡晋红，陈征宇. 医院药学信息系统的概念与内涵研究[J]. 中国药房，2006，17(20)：1546-1549.

撰稿人：李大魁　袁锁中　赵志刚　常明　朱珠

中药制药工程

随着现代社会文明的发展和科技进步，我国传统的中药产业在“回归自然”的世界潮流中将再次焕发出强大的生命力，展示出广阔的发展前景。中药现代化离不开制药工程，在这个新兴的产业走向现代化的进程中，我国中药制药工程的学科发展已备受关注。

一、中药制药工程的定义

“中药制药工程”是研究中药制药工业过程规律及解决生产实践中单元操作系统中的工程技术问题的一门应用科学。它是“现代高新技术与中药传统生产工艺相结合及现代药学理论与传统中医药理论相结合”的一门新兴学科和一个新兴的产业，是实现中药新产品、新技术、新工艺、新装备研究开发及推广应用的重要组成部分。它的任务是：运用现代高新技术使中药生产过程规范化、标准化、科学化和系统化，开展关键中药装备及工程技术的研究和推广，为实现中药产业现代化起到科技先导产业的作用。中药制药工程技术是在生产实践中，为弘扬祖国优秀医药文化遗产，推动中药工业全面实施 GMP 标准，以逐步实现中药生产规范化、现代化为目的而兴起的。

二、中药制药工程的研究范围

按现代工程学的基本原理，结合中药工业生产的工艺程序，可分为下列八个方面。

1. 药材预处理工程

鉴别中药材的真伪与优劣：控制中药材质量的技术和方法；中药材预处理分类与工艺；预处理的单元装置与应用；中药饮片炮制原理与方法；炮制装置与应用；中药炮制品质量标准与检测技术等。

2. 粉碎、混合与流体输送工程

粉碎工艺原理与方法：粉碎单元装置与应用；混合机理、方法、混合装置与应用；流体力学基本原理，流体输送装置与应用等。

3. 分离工程

药材的浸取机理：浸取过程的计算及浸取装置；影响浸取效率因素及强化措施；液—液分离（萃取及蒸馏）的原理与装置；非均相物系的分离原理、设备及装置；膜分离技术（超过滤及反渗透法）原理及在中药制剂中的应用。

4. 蒸发与干燥工程

传热的基本原理与计算：蒸发装置与应用；结晶原理与装置；干燥基本理论与计算；干燥装置与应用等。

5. 洁净与灭菌过程

净化原理与工艺要求；洁净工程的设计与装置；灭菌原理与意义；各种灭菌方法的工艺与装置；正确应用防腐剂等。

6. 中药工程设计

工艺流程设计与计算；单元操作设计与应用；剂型的介绍与选择；工艺管道与平台设计；公用工程系统设计；计算机在各单元系统中的应用等。

7. 中药包装工程

中药材包装技术与装置；中成药包装技术与装置；中药包装研究进展等。

8. 中药提取、浓缩、纯化过程的工业集成制造技术的计算和控制系统

综观上述8个方面研究范围，中药工程学可以说是贯穿了中药工业生产的全过程，它是保证产品质量、提高工效、降低成本、增加经济效益的重要科学理论依据和工程技术手段。

三、我国中药制药工程的发展过程及现状

中药制药技术代表着一个国家中药工业发展的重要水平。中华人民共和国成立以来，我国中药制药生产技术发生了巨大的变化，经历了六七十年代的中药生产“机械化”、80年代的中药制药“工业化”和90年代提出实现中药制药技术“现代化”为目标的三个阶段。

由于历史原因，中药制药技术工程理论研究与应用目前还处在起步时期。中药生产前身是以手工作坊形式开始的，产品则以多品种小批量间隙生产为主，在一定历史条件下这种较为传统的经验性小生产方式是与当时历史发展相适应的。但是随着科学技术的发展，这种封闭、分散的作坊传统生产方式已不适应社会生产力发展的需要。因此，建立以传统医学与现代药学相结合，传统生产工艺与现代技术相结合，指导中药工业生产实践，研究解决本专业大工业生产过程中的工程技术问题，已成为药学和工程技术人员研究的重要课题。在国家行业主管部门的支持和关心下，80年代中期，中药制药工程开始建立了自己的学科，在《中药工程》一书的基础上，1994年相继出版了我国第一部《中药工程学》，中药制药工程开始有了自己的理论专著。

在国家的重视和支持下，中药制药工程在全国形成了广泛的技术协作网络，先后在我国东部、南部、北部和中部建立了国家级中药工程技术中心、中试基地和相关机构等，为中药工业的现代化起到推进作用。为此，我们还应加强中药制药工程中心的建设，促进中药新工艺、新装备、新技术、新材料、新剂型的开发，开展中试和工程化放大试验，推进GMP等规范的实施步伐。

四、中药制药工程对我国制药工业的发展起到了促进作用

近年来，全国中药生产企业的制药工业技术和生产设备有了较大的改进，新建或改建

了一大批制药生产厂家。不少厂家经过技术改造，生产厂房、生产工艺、技术、设备等方面都有了很大改善和提高，基本上消除了简易厂房、手工切制、敞口煎煮、明火直取等落后的生产方式；有的企业还引进了国外先进的生产线或设备以及各种检测仪器等；有的企业还实现了计算机全面管理。近年来，在国家政策的引导和扶持下，一些企业完成了 GMP 改造，并通过了国家有关部门的认证。同时也实现了 GMP 的全面质量管理，大大提高了中药生产的整体水平，一个新兴的中药制药产业正在崛起，传统的中药产业正在向现代化方向大踏步地迈进，即将成为国民经济中的新的增长点。

五、近年中药制药工程取得的主要成果

目前已推广应用的中药制药工程高新技术有：中药炮制全浸润工艺及其装备；超微粉碎技术；中药动态逆流提取工艺及其装备与自控系统；中药提取、浓缩、纯化过程的工业集成制造技术；超临界二氧化碳萃取技术及装备；大孔树脂吸附技术；工业膜分离技术及其装备；中药浓缩颗粒剂标准化、规范化生产工艺技术的应用；一些已基本成熟的其他中药制剂技术，如絮凝沉淀、工业化色谱分离技术，粉碎、干燥、提取等各工序中的节能设备，如低温粉碎机组、一步制粒机、喷雾干燥塔、洗灌封联动机组等；新剂型、新辅料的推广应用项目，如膜剂、气雾剂、鼻腔给药、栓剂、缓释与控释制剂的推广及羟丙基 β-环糊精、交联聚乙烯吡咯酮、木糖醇、甲壳胺等新敷料的应用；中药生产中空气净化技术的应用；中药生产中的环境治理工程；中药制药工程单元操作系统的其他主要装置，如中药提取工艺生产线自动化控制系统、中药用三效节能浓缩装置及其密度检测微机自控系统、中药喷雾干燥装置及其微机自控系统、高效低耗真空冷冻干燥工艺装置、实验用小型多功能提取浓缩干燥装置、各种中药制粒及干燥装置、中药静电干燥技术的应用及其装置、中药荷电提取技术的应用及其装置、高频中药灭菌机、中药粉体工程成套装置及其自动控制系统；中药包装机械，等等。

六、中药制药工程学研究是中药产业现代化的桥梁

我国中成药工业的落后，很大程度上是受到了工程水平的制约，许多新药在审批以后不能进行工业化生产以致不能形成集约化、规模化产业，许多科研成果也因此被束之高阁，中药制药工程研究就是在这科研成果和产业化生产过程中搭建了一座桥梁。这座桥梁的构筑，需要不同学科之间的相互交叉和渗透，亦需要各种人才的交流和综合，更需要不同相关行业之间的优势互补。

七、中药制药工程的前景展望

要加强我国自己开发、自己创新的制药装备的知识产权保护。在今后 10～15 年可能在下列几方面产生知识产权。

(1)中药制药工程集成技术的创新，特别是产业化生产中有效成分或有效部位提取、

浓缩、纯化过程工业集成制造技术的创新。“集成制造技术”是一类最新的工业技术概念。在中成药制造业中通过一系列提取、分离、浓缩、纯化操作的有效组合和计算机的集成控制，实现从中药原料药到目标产品的全程控制，从而高效率、高质量地生产出中成药产品。

(2)中药在生物基因工程方面的创新技术及其装备。目前研制一种生物制药的周期已由原来的5～6年缩短到20个月左右。基因疗法、克隆技术的重大突破及人类基因组计划进展的加速，预示着生物技术在制药工业的广阔发展空间。

(3)中药提取、分离、纯化工艺技术及其装备的创新。例如：中药荷电技术的进一步优化，荷电提取温度在80℃以下，防止了中药有效成分与热敏感成分的流失，其前景可观；中药提取液分离与纯化技术的新突破，用中药冷冻浓缩代替真空浓缩，使提取液在0℃以下完成浓缩过程，避免有效成分因受热时间长发生变化，同时浓缩物可逆性地溶于水，改善了提取物性能；超临界萃取、大孔树脂吸附、膜分离等技术及其装备的进一步优化及产业化等等。

(4)中药粉体工程技术及装备的创新。包括制药粉体机械、粉体过程工艺技术、专用的功能性粉体材料及检测用装备。如制药粉粒体机械为超微粉碎机组；粉体物性测定和实验室研究及设备；制药粉体工程自动化装置及检测，计量传感装置；医药食品功能性粉体材料；制药粉体过程工艺技术(包括超微粉碎及相关技术、复合化及精密包覆技术、粒子设计及表面改性技术、机电一体化及自动化技术、洁净化及安全化技术)。

(5)中药干燥工程工艺及装备的创新，特别是干燥方法的创新。如静电干燥技术，其比常规热风循环干燥、微波干燥等有更多的优越性。

(6)逆流层析分离技术。这是国际上80年代末发展起来的一项分离技术，利用液液对流分配原理对物质进行分离，具有分离度高、分离量大、分离效果好、成本低等特点，适合天然药物和中药材有效成分的分离提纯，国内外已用于部分天然药物的提取分离。

(7)中药生产过程的智能化。中药生产过程智能化和组合封闭式数字程控装备的开发是今后10～15年的重点，随着微电子技术的发展和信息数据库网络的建立，传统的中药生产工艺及其装备将会出现一次革命。

八、中药制药工程学科发展的重要性

中医药学经历了数千年的发展和临床积累，以它独特的疗效和完整的理论体系，在国际医药发展史上独树一帜。同时在中医药生产实践中建立了具有中国特色的工艺技术和传统绝技。作为中医药学的重要组成部分的中药工业，既是一个古老的行业，又是一个新兴的工业产业，其产品不仅满足了国内医疗、保健需求，而且已推向国际医药大市场。近代中药工业生产正处于一个从手工作坊式的小生产方式向现代工业大生产过渡的阶段，要顺利完成这一重大变革，必须相应地解决中药制药生产过程中的国际药品市场生产工艺的需求问题，同时要解决好一系列有关工程学的技术问题，例如：探讨研究传统中医药理论与现代药学理论的结合；传统工艺技术与现代药学工程技术的结合等问题，即在保持“中药特色”、“疗效”的前提下，使中药制药生产过程中，建立本专业有效的生产工艺规范、技术标准、质量控制、单元操作与工程设计等保证系统，以推动贯彻GMP的实施，逐步实现中药工业生产的“规范化”、“标准化”,从传统“定性”的生产方式转化为“定量”的现代生产工程技术要求,以逐步达到国际药品生产规范之目的,使中药制药工业生产尽早迈入国际先进工程技术行列。

在此新的形势下,如何振兴发展中医药事业,让传统的中药适应世界医药生产的发展趋势,把中药引向未来,面向世界,造福人类,是“中药制药工程”学科发展的重要课题,亦是历史赋予的使命。它将为全面提高中医药品生产质量和中医药在国际上的地位作出贡献。

参考文献

[1] 狄留庆. 中药制药工程学的内涵与外延初探. 南京中医药大学学报,2005,6(2):117-117.

[2] 曹光明. 中药制药工程理论研究与实践. 世界科学技术——中药现代化,2002,4(5):12-17.

[3] 刘明言,元英进,等. 中药现代化进展. 中草药,2002,33(3):193-196.

[4] 潘五九,肖小河,等. 中药生产关键共性新技术研究进展. 中草药,2004,35(4):361-366.

[5] 孙喜斌. 现代中药生产中的新技术. 吉林中医药,2006,26(10):70.

[6] 翟海斌,程翼羽,等. 论加速建立现代化中药制造工业的若干支要工程技术问题. 中国中药杂志,2003,28(10):904-906.

[7] 冯毅,史淼直,等. 中药水提液冷冻浓缩的研究. 制冷,2005,24(1):5-8.

[8] Du Qizhen, Jerz Gerold, Waibel Reiner, et al. Isolation of dammarane saponins from Panax notoginsengby hish-speed counter-curent chromatography. J Chromatography A,2003,1008:173-180.

[9] Quan Cem, Li shufen, Tian SongJiang, et al. Supercritical fluid extraction and clean-up of organochlorine pesticides in ginseng. The Journal of Supercritical Fluids,2004,31(2):149-153.

撰稿人:沈平孃

生物反应器工程研究

一、生物制药工程的关键问题

对生物制药产业化来说，生命科学与生物技术不断取得的重大突破，为生物药的新产品开发或新技术利用提供了重要基础。借助于细胞培养进行药物及其他化合物生物合成的生产已占生物技术产品的40%以上，产值达数百亿美元。而且随着生物技术的发展，还呈不断上升的趋势。但是这些新方法如果没有明显的成本优势，就不可能被生产所采纳。这些成本降低可以是直接的（如材料或能源投入减少，废物处理成本降低，资金投入的减少），也可以是间接的（公众危险性的降低，后处理担负的责任减少，对降低全球污染水平的贡献，下游过程的再循环利用等）。

显然，要解决上述问题，就必须加强生物技术中下的研究，特别是工程化技术研究，必须全力以赴地研究解决生产过程的优化问题，最大限度地降低成本费用以提高生产利润。生物制药技术的工程问题很多，药物生产过程大都是在生物反应器中进行，根据不同生物系统特点就有不同类型的生物反应器，因此生物反应器中的生物过程研究就成为生物制药工程研究的核心问题之一。它主要研究各类生物反应及生物加工过程（包括微生物发酵、动植物细胞培养和组织工程、生物催化与生物转化等）的特征与本质，揭示过程放大、过程优化对生物反应器系统设计和操作的要求，在此基础上致力于研究并揭示生物反应器的设计放大规律，建立满足过程需要的生物反应器系统强化和优化策略，使有关生物过程能迅速而有效地从实验室过渡到生产规模或提高现有生产过程的生产效率。

二、我国生物技术工程化开发能力基本情况分析

（一）生产细胞株构建技术落后

据统计，我国至今用于大规模工业生产的生产用细胞株，几乎都是从国外高价引进的。因此，从根本意义上来说，我国的生物制药产业缺乏核心竞争力。

（二）装备技术落后

生物反应器是用于生物药生产的主要设备。近年来，国内生物反应器产业发展较快，有关产品的生产企业已达10多家。在这些公司的努力下，改变了过去由国外产品统治市场的局面，特别在低端产品上，已基本由国内企业控制。但是这些公司大都主要从事中低档产品生产，以仿制为主，重点是零部件替代以降低成本，尽管产品的质量和标准有所下降，还能满足一般用户的需要。然而，在一些高性能方面，如器件加工工艺、标准与国外产品存在较大差距，无法生产SIP自动灭菌与CIP清洗的全自动生物反应器，缺乏自动取

样与分析系统，一些重要器件如耐高温灭菌的隔膜阀还需进口。特别是一些符合 GMP 要求的高端生物制药产品所需的装备或成套设备主要还是由国外公司提供。国内公司普遍缺乏生物过程的研究力量，不能随着生物技术的发展同步推出生物反应器，例如对于大规模动物细胞生物反应器，至今国内还没有符合要求的定型产品推出。

大型装置的利用也带来新的技术问题。目前国内生物过程放大主要是根据经验，例如单位体积功率相等、单位体积通气比相同或选用相同的搅拌桨型式等，实际情况很难把握。后来又引进了化学工程的冷态试验方法，对罐内流型进行了充分研究，最后根据这些混合传递特点，进行大型生物反应器设计，但实际情况有时偏差也很大。因此，如何在放大的罐体上实现达到相同代谢流参数的目标的设计，需要从生物学、化学工程、机械制造、传感技术到计算机控制技术的协同努力。

(三)研究的理论体系和方法的差距

主要表现为，在生物过程中进行基因技术或"组学"技术应用时缺乏全局性的概念，往往只揭示了生理调控的局部和某一时段的特点，难于对整个过程控制和优化起决定性作用。因而表现在细胞株的基因工程改造、代谢工程研究和发酵过程优化与放大等技术进展缓慢，理论目标与实际目标差距大。

三、主要研究内容和关键技术

(一)生物反应器过程的多尺度复杂系统研究

为了解决上述宏观和微观问题，我们回顾总结了长期来生物过程优化与放大所依据的基本思想和方法后，提出了以细胞代谢流的分析与控制为核心的生物反应工程学的观点，通过实验研究，形成了基于参数相关的生物过程多水平问题研究的优化技术和过程多参数调整的放大技术。随着过程传感技术和计算机技术的发展，开展工艺、工程、装备一体化研究。

我们还进一步从生物过程的多尺度现象进行系统研究，认为以活细胞为主体的大规模生物反应过程，实质上是基因分子尺度的网络结构、细胞代谢尺度的网络与生物反应器系统介尺度的宏观网络结构的复杂系统。

(二)生物过程系统生物学研究

随着生物技术研究的深入发展，各种组学(如基因组学、蛋白组学、代谢组学等)的研究已深入开展，但要解释整体生命过程，人们还要回到系统生物学的高度来认识和解决所面对的问题。同样，在以活细胞为主体进行生物反应过程优化研究时，也必须从系统生物学高度来认识所面临的问题，我们提出了生物反应器的系统生物学问题。其中也包括以代谢流分析为核心所涉及的功能基因、转录谱、蛋白组学、代谢组学、代谢工程与计量化学等研究。

以上情况，实际上揭示了生物过程系统生物学研究的重要性问题。20 世纪生物学经历了由宏观到微观的发展过程，由形态、表型的描述逐步分解、细化到生物体的各种分子及其功能的研究。2003年完成了人类基因组计划和随后发展起来的各种组学技术把生物学带入了系统科学的时代。系统生物学是研究一个生物系统中所有组成成分(基因、mRNA、蛋白质等)的构成，以及在特定条件下这些组分间的相互关系的学科。也就是说，系统生物学不同于以往的仅关心个别的基因和蛋白质的实验生物学，它要研究所有的基因、蛋白质以及组分间的所有相互关系。显然，系统生物学是以整体性研究为特征的一种大科学。生物科技的发展正在以"结构基因组学→功能基因组学(蛋白质组学)→系统生物学(system biology)→合成生物学(synthetic biology)"路径模式快速演变。

对于工业微生物发酵反应器体系，其微生物以及外在环境构建成一种相对封闭的生态系统，在这种生态系统中，微生物内在的生理活动、微生物与外在环境相互作用关系的研究必须采用系统生物学的研究方法。工业发酵过程优化就是构建一种外在环境使微生物的基因表达及代谢调控最有利于某种产物(包括初级代谢产物或次级代谢产物)的生物合成途径，从而最大限度积累这种产物；菌种改良就是对微生物的基因组及表达调控进行重构，破坏其生理活动的进化稳定性和生存使命，使其在一定的外在环境下，所有基因表达及代谢调控都是为某种产物的生物合成途径服务，从而最大限度合成这种产物。

(三)优化控制技术研究

由于不同产品的代谢调控特性不同，在前述组学研究的基础上，必须根据不同的产物代谢特性，进一步在反应器操作条件下研究环境条件对产物生产的影响，实现过程最优控制。

(四)生物过程检测技术

生物过程检测参数除了常规热工参数如温度、通气流量、罐压力等测量外，为了考察代谢物质流的分布变化，反映过程中的菌体细胞的生理特性或工程水平的混合传递特性，需要添加测量参数。这些参数可以是生物量、中间代谢物、代谢途径中的酶、能量载体，甚至是基因转录或翻译过程中的DNA或RNA。其中有些是根据上述直接测定的参数组成的各种间接参数。

(五)生物过程放大技术

在细胞特性已经确定的情况下，反应器装备放大后所引起的培养环境条件变化就成为主要矛盾。理论上已经证明不可能在反应器放大后做到完全的几何相似、流体运动学相似和流体运动相似，只要某个对菌体生长敏感但在一定试验条件又不被观察到的环境条件发生变化，就成为过程放大的主要因素。因此过程放大必须完成以下研究：

(1)敏感参数寻找、分析与研究，作为过程放大和工程设计的依据。

(2)计算流体力学研究。

(3)用于过程放大数据采集的中试研究。

参考文献

[1] Seeram N, Lee R, Hardy M, et al. Rapid large scale purification of ellagitannins from pomegranate husk. Separation&Purification Technology, 2004, 41(1): 49-55.

[2] Walsh G. Biopharmaceuticals and biotechnology medicines: an issue of nomenclature. *Eur. J. Pharmaceut. Sci.*, 2002, 15: 135-138.

[3] 沃尔什. G 著. 生物制药学. 宋海峰等译. 北京: 化学工业出版社, 2006.

[4] 中华人民共和国科学技术部农村与社会发展司, 中国生物技术发展中心. 中国生物技术发展报告. 北京: 中国农业出版社, 2004.

[5] 王宏广. 发展生物技术引领生物经济. 北京: 中国医药科技出版社, 2005.

撰稿人: 张嗣良

中药分析研究进展

中药作为防治疾病的有效药物，在过去 10 年中已取得了长足的发展。在刚刚召开的全国中医药科技工作会议上，已对中医药科技工作进行了全面回顾和总结，提出“十一五”期间将以《中医药事业发展“十一五”规划》为指导，大力加强中医药的基础和临床研究工作。其中在中药研究方面要开展：中药物质基础和作用机理研究；中药鉴别技术研究；常用中药材、饮片质量标准和质量控制研究；中药现代分离提取技术应用研究；以及有效中药新药的开发研究等。可见，将现代分析方法和技术应用于中药的研究、开发和生产过程中，以保障中药质量，提高中药疗效，加快中药现代化和国际化进程，将成为“十一五”期间药物分析工作者的迫切任务之一。以下就目前中药分析研究进展作一简要概述。

一、分析技术在中药分析中应用现状

在近 10 年中，发表在国际著名学术期刊如美国《Analytical Chemistry》、《Journal of Chromatography A》和《Journal of Chromatography B》，德国《Electrophoresis》和《Chromatographia》等，涉及中药分析的论文约 148 篇，应用的分析方法和技术主要有如、高效液相色谱法（HPLC）、气相色谱（GC）、高效毛细管电泳（HPCE）、高效薄层色谱法（HPTLC）以及液相色谱/质谱（LC/MS）联用技术等（见图 1）。

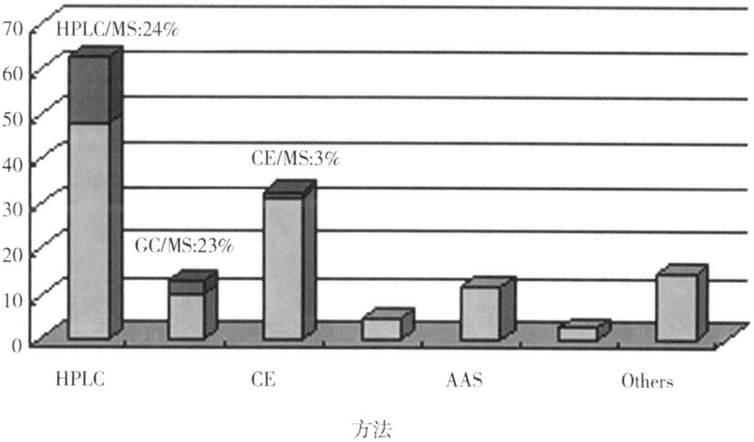

图 1　近十年发表论文所用分析方法统计

其中，从 1997 年至 2006 年分析技术在中药分析中应用呈逐年上升的
反映我国中药分析的水平与国际影响在逐步提升。而 HPLC 及其联
药分析的主要分析方法。

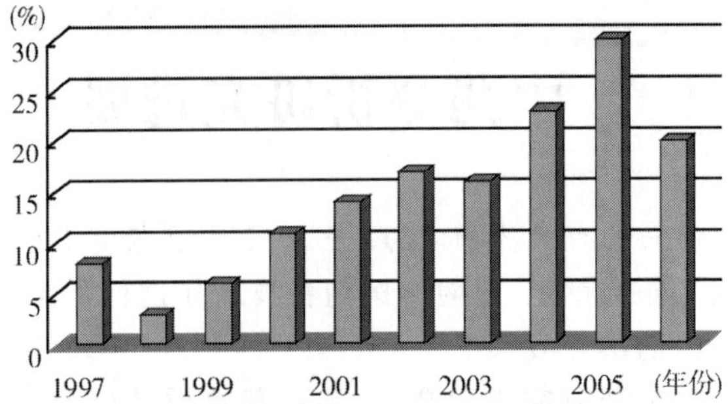

图 2　近十年药物分析学科发表论文数量

近 10 年来，我国药物分析工作者在国内著名的药学期刊如《药物分析杂志》、《药学学报》、《中国药学杂志》、《中国中药杂志》、《中草药》、《中成药》和《分析化学》等，发表的中药分析研究论文 6 800 多篇见下表。

1996～2006 年发表药物分析论文的方法统计表

刊物	分析方法					
	HPLC	CE	GC	TLC	Fu	UV
药物分析杂志	1 014	96	56	56	19	5
药学学报	70	108	57	71	12	125
中国药学杂志	252	12	53	28	27	20
中国中药杂志	299	11	57	81	21	41
中草药	539	37	86	113	45	111
中成药	911	20	51	112	23	79
分析化学	18	285	333	29	523	114
总计	3103	743	983	792	670	492

应用的分析方法与上述趋势基本相同，HPLC 和 CE 等现代分析技术已成为中药分析的首选方法(见图 3)，促使中药分析研究水平不断提高，并初步形成了我国药物分析的特色领域。

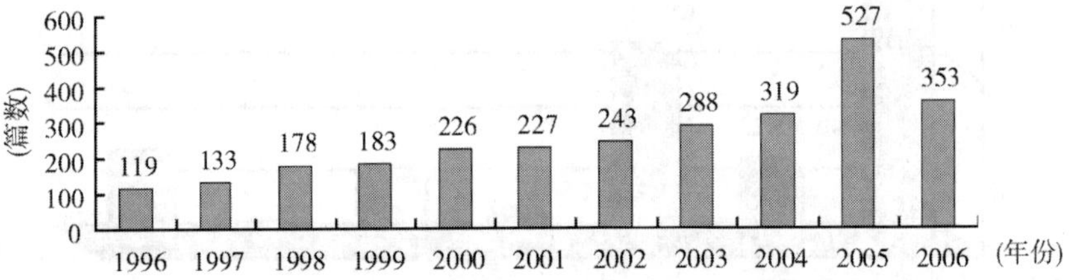

图 3　1996～2006 年《药物分析杂志》、《药学学报》和《中国药学杂志》采用 HPLC 与 CE 法论文数量统计(2796 篇)

二、存在的主要问题

近 10 年来，对中药复杂体系中药效物质的分析研究方面取得了一定进展，也为今后发展奠定了基础。发现并分离纯化得到了大部分中药药材的有效部位和有效成分，建立起了相应的分析研究方法，使中药从定性分析为主逐步过渡到以定量分析为主，定量分析方法也从薄层色谱（TLC）为主，逐步增加了 HPLC、GC 和 CE 等现代分析技术，使中药分析水平明显提高。然而，中药事业与稳定发展的化学制药和高速发展的生物制药相比进展缓慢，市场份额越来越小。原因在于长期以来中药研究过分强调中医理论的基础作用，而忽视了对中药物质基础的深入研究，特别是对中药复杂体系中主要药效物质的基础性研究，缺乏新的思路和有效的方法，基本无法从分子水平阐明中药的作用机制，无法定量把握药效物质在中药中的主导作用，由此而形成了中药与"现代"难以接轨的落差，严重地阻碍了中药的现代化和国际化进程。目前，中药体系存在的突出问题具体表现在：

(1)定量分析指标与其主要药效作用间缺乏相关性，使分析水平难以反映中药尤其是中药复方的质量水平，而且也制约了中药体内分析研究的发展；

(2)与化学药物相比中药是一个由多成分、多因素构成的复杂体系，目前还没有建立起一套有效的中药复杂体系定量分析标准。所以，解决中药复杂体系的质量控制问题，已不仅仅是一个先进分析技术的应用问题，研究思路和研究方法的创新将是 21 世纪中药分析所面临的首要任务。

三、建议的发展方向

如何用现代化分析方法科学、有效和全面地控制中药复杂体系的质量，一直是药物分析界努力探索和研究的重大课题。在《中医药事业发展"十一五"规划》指导下，切实加强中药的基础研究工作。在实施过程中，要重视和加强多学科交叉，要有博大的胸怀和创新的思维，要应用过去 20 年在生命科学领域对生命奥秘的探索中所取得的一切成就，解决中药发展所面临的问题。具体包括以下几个方面。

（一）中药复杂体系物质基础分析

中药的组成是复杂的，但是其物质成分是有限的，应用现代技术是可以分析清楚的。在此基础上，结合化学和数学的方法进行辨析与处理，为中药分析奠定模式基础。化学计量学可作为中药复杂体系中有效成分分析的有效方法，如因子分析是化学计量学中一种多元统计分析方法，在解决复杂体系的化学问题中具有强大的生命力，中药复杂体系中药效物质问题本质上仍属于化学物质问题，所以利用准确的仪器分析方法尤其是分离与分析联用技术，并结合计算机技术，通过因子分析方法则可对中药复杂体系进行定性定量评价。

中药有效组分是中药发挥作用的主要物质基础，将现代药理学的研究方法、技术与模型，应用于中药有效组分的筛选发现之中，提高中药分析的科学水平。如应用仿生学、基因组学等学科的理论和进展，发现新的药物靶标，从分子、基因、受体、组织和整体水平系统准确地确定中药复杂体系中的药效物质。

（二）中药分离提取方法

分析样品的制备是药物分析的重要环节，有统计显示：70%～80%的分析时间是用于样品制备，且 60%以上的分析误差源自非规范化的样品前处理。近年来，虽然简便、高效、重现好，自动化程度高的样品处理技术如加压溶剂提取[6-16]、微波辅助提取[17-28]等在国外已有较多应用，但水蒸气蒸馏、回流提取、索氏提取等操作费时、溶剂耗用量大的样品处理方法仍是国内药物分析特别是中药成分气相色谱分析常用的样品制备方法（见图 4，图 5）。

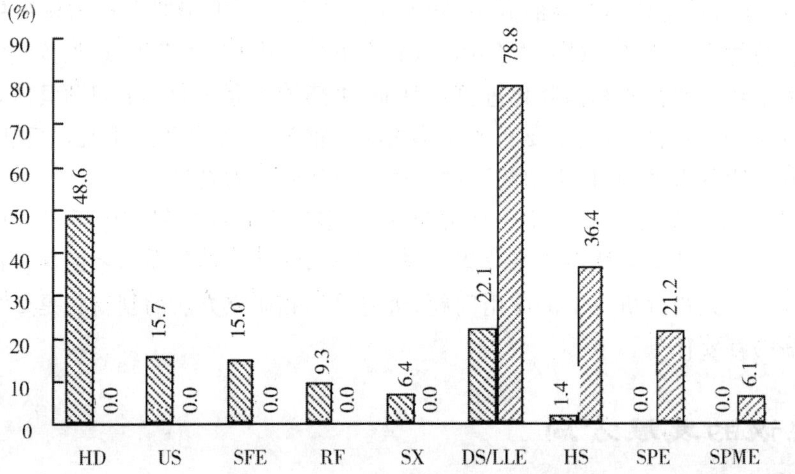

图 4　GC 分析中、西药的样品处理方法比较

数据来源：2005.7—2006.6 国内医药卫生核心期刊发表论文，总篇数为 173 篇，其中中药（▧）140 篇，西药（▨）33 篇。HD，水蒸气蒸馏；US，超声提取；SFE，超临界流体萃取；RF，回流提取；SX，索氏提取；DS/LLE，溶解/液液萃取；HS，顶空进样；SPE，固相萃取；SPME，固相微萃取。

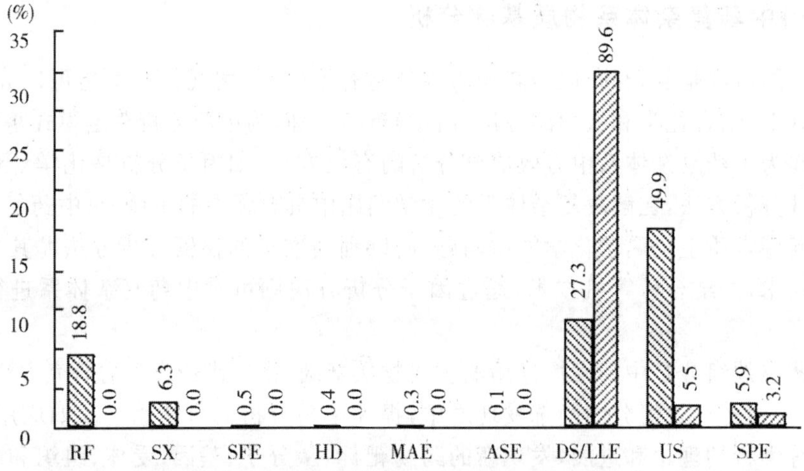

图 5　HPLC 分析中、西药的样品处理方决比较

数据来源：2005.7—2006.6 国内医药卫生核心期刊发表论文，总篇数为 1 494 篇，其中中药（▧）934 篇，西药（▨）560 篇。RF，回流提取；SX，索氏提取；SFE，超临界流体萃

取;HD,水蒸气蒸馏;MAE,微波辅助提取;ASE,加压溶剂提取; DS/LLE,溶解/液液萃取;US,超声提取;SPE,固相萃取。

另外,虽然超声波提取具有简便、快速等特点,但其技术参数如功率与频率的规范化已是亟须解决的问题。而通过30多年的发展,SFE作为一种新的提取技术已经为人们所公认,尤其对高附加值、热敏性、难分离物质的回收和微量杂质的脱除有其优越性,此技术在中药成分分析中已得到了较广泛的应用。总体来说,被分析物的性质差异决定其最佳的样品处理方法也不尽相同,西药因成分相对单一,样品前处理方法以直接溶解和液液萃取为主;而中药样品制备方法就要复杂得多,不同成分的最佳提取方法各异。因此,应加强中药成分分析的样品制备方法比较研究,尤其需要注意被分析物与基质具有明显相互作用的样品处理,此时的回收率试验可能并不能真实反映方法对被分析物的提取效率,而不同样品提取方法的比较有助于发现此问题。此外,未来药物分析的样品处理方法应加强加压溶剂提取、微波提取、顶空进样和固相微萃取技术的应用研究,以提高样品制备方法的自动化程度。

参考文献

[1] L F Hu,S P Li,H Cao,et al. GC-MS fingerprint of *Pogostemon cablin* in China. J *Pharm Biomed Anal*,2006,42(2):200-206.

[2] J B Wan,F Q Yang,S P Li,et al. Chemical characteristics for different parts of *Panax notoginseng* using pressurized liquid extraction and HPLC-ELSD. *J Pharm Biomed Anal*, 2006, 41(5): 1596-1601.

[3] Jorge Moreda-Piñeiro,Elia Alonso-Rodríguez,Purificación López-Mahía,et al. Pressurized liquid extraction as a novel sample pre-treatment for trace element leaching from biological material. *Anal Chim Acta*,2006,572(2):172-179.

[4] E Bichon,M Dupuis,B. Le Bizec,et al. LC-ESI-MS/MS determination of phenylurea and triazine herbicides and their dealkylated degradation products in oysters. *J Chromatogr B*,2006,838(2):96-106.

[5] H Fan,S P Li,J J Xiang,et al. Qualitative and quantitative determination of nucleosides,bases and their analogues in natural and cultured Cordyceps by pressurized liquid extraction and high performance liquid chromatography-electrospray ionization tandem mass spectrometry (HPLC-ESI-MS/MS). *Anal Chim Acta*,2006,567(2):218-228.

[6] Pablo A Lara-Martín,Abelardo Gómez-Parra,Simultaneous extraction and determination of anionic surfactants in waters and sediments. *J Chromatogr A*,2006,1114(2):205-210.

[7] J B Wan,C M Lai,S P Li,et al. Simultaneous determination of nine saponins from Panax notoginseng using HPLC and pressurized liquid extraction. *J Pharm Biomed Anal*,2006,41(1):274-279.

[8] Carla Soler,Jordi Mañes,Yolanda Picó. Determination of carbosulfan and its metabolites in oranges by liquid chromatography ion-trap triple stage mass spectrometry. *J Chromatogr A*,2006,1109(2):228-241.

[9] P Li,S P Li,S C Lao,et al. Optimization of pressurized liquid extraction for Z-ligustilide,Z-butylide-

nephthalide and ferulic acid in *Angelica sinensis*. *J Pharm Biomed Anal*,2006,40(5):1073-1079.

[10] J Zhao,S P Li,F Q Yang,et al. Simultaneous determination of saponins and fatty acids in *ziphus juba* (Suanzaoren) by high performance liquid chromatography-evaporative light scattering detection and pressurized liquid extraction. *J Chromatogr A*,2006,1108(2):188-194.

[11] Kowalska S,Krupczynska K,Buszewski B. Some remarks on characterization and application of stationary phases for RP-HPLC determination of biologically important compounds. *Biomed Chromatogr*,2006,20 (1):4-22.

[12] Wishart D. NMR spectroscopy and protein structure determination:Applications to drug discovery and development. *Curr Pharm Biotech*,2005,6 (2):105-120.

[13] Y Jiang,S P Li,H T,et al. Pressurized liquid extraction followed by high-performance liquid chromatography for determination of seven active compounds in *Cortex Dictamni*. *J Chromatogr A*, 2006,1108(2):268-272.

[14] Tomasz Mroczek,Kazimierz Gfowniak,Joanna Kowalska. Solid-liquid extraction and cation-exchange solid-phase extraction using a mixed-mode polymeric sorbent of Datura and related alkaloids. *J Chromatogr A*,2006,1107(1-2):9-18.

[15] Valéria Flores Péres,Jenifer Saffi,Maria Inês S. Melecchi,et al. Optimization of pressurized liquid extraction of Piper gaudichaudianum Kunth leaves. *J Chromatogr A*,2006,1105(1-2):148-153.

[16] F Q Yang,S P Li,Y Chen,et al. Identification and quantitation of eleven sesquiterpenes in three species of Curcuma rhizomes by pressurized liquid extraction and gas chromatography-mass spectrometry. *J Pharm Biomed Anal*,2005,39(3-4):552-558.

[17] C Pizarro,J M González-Sáiz,N Pérez-del-Notario. Multiple response optimisation based on desirability functions of a microwave-assisted extraction method for the simultaneous determination of chloroanisoles and chlorophenols in oak barrel sawdust. *J Chromatogr A*,2006,1132(1-2):8-14.

[18] Cristina González-Piñuela,Rosa M. Alonso-Salces,Ana Andrés. Validated analytical strategy for the determination of polycyclic aromatic compounds in marine sediments by liquid chromatography coupled with diode-array detection and mass spectrometry. *J Chromatogr A*,2006,1129(2):189-200.

[19] HuaYing Zhou,ChunZhao Liu. Microwave-assisted extraction of solanesol from tobacco leaves. *J Chromatogr A*,2006,1129(1):135-139.

[20] Emmanouil N Papadakis,Zisis Vryzas,Euphemia Papadopoulou-Mourkidou. Rapid method for the determination of 16 organochlorine pesticides in sesame seeds by microwave-assisted extraction and analysis of extracts by gas chromatography-mass spectrometry. *J Chromatogr A*,2006,1127(1-2):6-11.

[21] Emanuela Martino,Ilaria Ramaiola,Mariangela Urbano. Microwave-assisted extraction of coumarin and related compounds from Melilotus officinalis (L.) Pallas as an alternative to Soxhlet and ultrasound-assisted extraction. *J Chromatogr A*,2006,1125(2):147-151.

[22] Chunhui Deng,Yu Mao,Ning Yao,et al. Development of microwave-assisted extraction followed by headspace solid-phase microextraction and gas chromatography-mass spectrometry for quantification of camphor and borneol in Flos Chrysanthemi Indici. *Anal Chim Acta*,2006,575(1):120-125.

[23] T Pena,L Pensado,C Casais,et al. Optimization of a microwave-assisted extraction method for the analysis of polycyclic aromatic hydrocarbons from fish samples. *J Chromatogr A*,2006,1121(2):163-169.

[24] Chunhui Deng,Jie Ji,Ning Li,et al. Fast determination of curcumol,curdione and germacrone in

three species of Curcuma rhizomes by microwave-assisted extraction followed by headspace solid-phase microextraction and gas chromatography-mass spectrometry. *J Chromatogr A*, 2006, 1117(2): 115-120.

[25] M D Prat, D Ramil, R Compañó, et al. Determination of flumequine and oxolinic acid in sediments and soils by microwave-assisted extraction and liquid chromatography- fluorescence. *Anal Chim Acta*, 2006, 567(2): 229-235.

[26] HuaYing Zhou, ChunZhao Liu. Rapid determination of solanesol in tobacco by high-performance liquid chromatography with evaporative light scattering detection following microwave-assisted extraction. *J Chromatogr B*, 2006, 835(1-2): 119-122.

[27] Serrano M Gallego. Continuous microwave-assisted extraction coupled on-line with liquid-liquid extraction: Determination of aliphatic hydrocarbons in soil and sediments. *J Chromatogr A*, 2006, 1104(1-2): 323-330.

[28] Chunhui Deng, Ning Yao, Ben Wang. Development of microwave-assisted extraction followed by headspace single-drop microextraction for fast determination of paeonol in traditional Chinese medicines. *J Chromatogr A*, 2006, 1103(1): 15-21.

撰稿人：贺浪冲　田颂九

组合化学在新药研究中的应用

新药研究与开发是一项耗时耗资的庞大工程。半个世纪以来，人们一直渴望寻找到一条能够缩短研发进程或者节省开发投资的捷径，组合化学(Combinatorial Chemistry)则由此应运而生。它利用一系列合成测试技术，实现合成微量化和操作自动化，可在短时间内合成数目庞大的有机化合物，经过高通量筛选(High-throughput Screening，HTS)，从中发现具有生物活性的先导化合物。在过去的10年里，组合化学以日新月异的势头快速发展，被科学界一致认为是“21世纪化学合成中的革新技术”。在科学引文索引扩大版数据库(SCI Expanded)中，以“Combinatorial Chemistry”为主题词分年度进行论文检索，通过各年度发表论文数量的比较(见图1)，不难看出这一研究领域的迅猛发展是多么的令人兴奋。组合化学思想直接冲击了原有的化学合成理念，尤其在新药研发领域中更是掀起了一场新方法、新技术和新成果的革新浪潮。

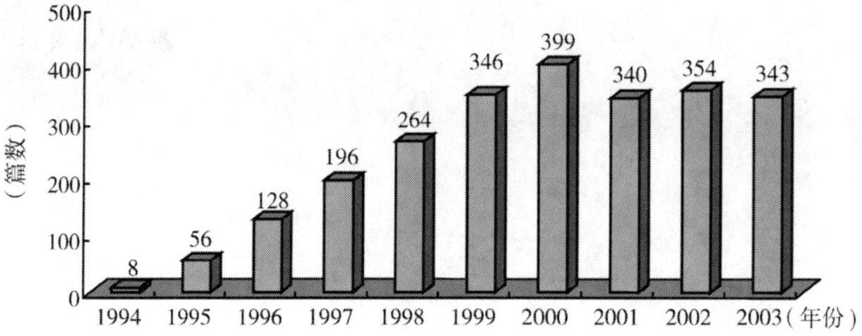

图1 组合化学年度论文数量统计图

一、发展历史与回顾

组合化学最初是由生物化学领域发展而来的。在其诞生后的头十年中，主要被用于多肽及类肽分子的合成研究。随着时间的推进，这项技术不断被发展提高，目前已经应用于药物化学的多个领域，而组合化学的历史使命也转为快速发现具有生物活性的新药物分子上来。

1963年美国科学家Bruce Merrifield发表了多肽的固相合成方法[1]，奠定了今日组合化学大厦的第一块基石。这是一个极为辉煌的起点，仅仅不足6页的报道在此后被数以万计的科研人员不断引用，总引用频次在整个20世纪美国化学会所办期刊中高居第四位。这类反应具有其独特的优越性：通过加入过量试剂可以促使反应趋于完全进行，通过简单的过滤和洗涤树脂可以将杂质除去，而且易于实现自动化操作。因此，这一研究成果立即引起了化学界的轰动。然而在此后20多年的时间里，这一合成方法仅仅应用于单一线型的合成模式上，直到20世纪80年代，各种组合合成策略才不断出现。匈牙利科学家A. Furka提出了“混合—裂分”合成策略[2]，并采用这一方法极为有效地制备出数目巨大的肽库。1984 年 Geyson 简化了整个合成工艺，制备出更大规模的肽库[3]。Hough 等人于 1985 年报道了将树脂包于大孔的聚丙烯网袋中的“茶袋法”，同样也明显提高了合成效率[4]。

然而，由于对非寡聚物的合成所需的试剂和反应条件变动较大，在固相载体上进行常规有机物的合成一直没有新的突破。直到 1992 年 Bunin 和 Ellman 发表固相有机合成(Solid Phase Organic Synthesis，SPOS) 1,4-苯并二氮杂䓬-2-酮化合物库[5]，才打破这一局面。不久，其他的课题组也发表了对这类物质的研究工作，同时对其他类药分子的研究也迅速开展起来，由此揭开了组合开发先导化合物竞赛的序幕。固相有机合成方法在初始阶段始终保持着主导地位，直到 1995 年液相组合化学才开始登上舞台。到 1997 年，文献中所报道的化合物库中，肽库和类肽库的数量已经不到总数的一半。此后，类药性小分子化合物库则愈发引人关注。

组合库的研发极大地带动了相关领域、较宽范畴内辅助技术的发展，例如新型固相载体、连接分子和反应试剂的使用，在珠化合物的化学与生物学分析，针对庞大物质结构集合的信息统计和数据处理，基因芯片的制备，标签编码方法的确定，自动化仪器的发明，以及寡聚核苷酸库和寡聚糖库的合成，等等。一系列的专业论著[6-14]和综述文章[15-30]不断地出版发表。此外，至少有三种影响力突出的组合化学专业期刊创立发行，它们是 *Journal of Combinatorial Chemistry*，*Molecular Diversity* 和 *Combinatorial Chemistry and High Throughput Screening*.

20 世纪末期，一些致力于以高通量筛选技术在基因领域谋求发展的小型公司不断涌现，它们的快速发展同样也促进了组合化学技术的蓬勃发展。这些小规模的公司自身不具备丰富的化合物库方面的信息，因此许多筛选技术处于“吃不饱”状态，迫切需要大量的结构多样性药源，组合化学适时满足了这一需要。当高通量筛选技术被一些大型医药企业所采用后，其现有的化合物库很快也不能满足需求，组合化学方法再一次有了用武之地，同时也得到全面的发展。仅仅在此后的五六年里，药物化学的面貌就被大大地改变。组合化学在很大程度上已不再是雏形期时专一的学术研究和技术手段，其应用价值已明确地指向新药开发这一目标，没有任何医药企业愿意放弃这一先进技术。到 2002 年底，已经有超过 1000 个化合物库被报道，其中的许多库还表述了其生物活性和结构信息。而这些成就很难让人相信，组合化学的发展仅仅经历了 10 年的时间。

二、组合化学的研究进展

(一)组合库设计策略的发展

组合库的合理设计是将全部可以合成出的化合物(虚拟库)，通过一定的标准确定合适的子库，以此来限定实际合成和筛选对象的范畴。这样的一个选择标准，在过去的 5 年里发生了清晰的变化。这是因为业已合成出的数目愈来愈庞大的化合物中，并没有按照最初的设想那样，筛选得到更多数目的候选药物。在 1990～2000 年期间，新化学实体(New Chemical Entity，NCE)的数目始终相对稳定地保持增长，平均每年约 37 个。然而，同一时期经过合成与筛选的化合物的数量却是这一数字的几个数量级[31]。目前，组合库设计的研究重点已经从遵循 Lipinski 规则[32]的多样性类药库，转移到更重视生物活性的类先导物库，后者通过虚拟筛选获得一系列吸收、分布、代谢、消除和毒性(Absorption，Distribution，Metabolism，Elimination，Toxicity，ADMET)的性质[33,34]。显而易见，在开发一个新药的过程中，失败出现的环节越晚，投资的损失则会越大。因此，尽早地发现和避免潜在的问题是明智之举。目前，世界上大多数的制药公司均已开始不同程度地采用 ADMET 在设计组合库阶段进行预测，以此降低开发新药的失败率。下面的几个设计策略代表了当前“不求多，只求精”的科学理念。

1. 多元优化设计技术

传统的优化程序仅采用单一标准，通常是结构上最大限度的多样性，这在当前的理性设计理念中是落后的。有几个研究组正在发展新的统计方法对库的设计进行多元优化。Gillet 报道了名为 SELECT 的多元优化程序[35]，通过评价加权总数确认单一优化方案。此后，另一系列更有效率的新型算法——多元渐进算法(Multi-objective evolutionary algorithms，MOEAs) 发展起来。Gillet 等提出以多元遗传算法(Multi-objective genetic algorithms，MOGA)进行库的设计[36]。依照该算法，他们编写出另一套优化程序，命名为 MoSELECT。该程序可以弥补加权总数评价方法的许多局限。这一算法体系可以为多元库的设计提供一整套优化方案，化学家可以根据已提供的信息来选择其中的一个或几个方案，这就比由 SELECT 程序仅能提供的唯一方案更具有参考性，所用来设计的库的优越性则大大得到提高。

2. ADME 虚拟筛选技术

高通量 ADME 筛选技术在早期药物研发过程中总结出了大量生物学方面的信息，这些数据促进了预测 ADME 相关性质的计算机模型的发展。在此领域已有文献[37-39]做了详细的评价。目前有许多公司提供可预测 ADME 相关属性的商业软件，同时也为一些制药和生物技术公司提供新模型的开发业务。用于区分类药分子和非类药分子的模型已经建立起来，广泛用于预测口服生物利用度。此外，在诸如药物血脑屏障穿透性、溶解度、代谢、转运、毒性以及药物间的相互作用等方面的预测同样也已实现。然而，由于当前最完善的筛选标准过于严格，因此，一些值得继续研究的化合物则很有可能被筛除。

当前，大多数组合库的设计均考虑到化合物基本的物化性质，这已被证明是对药动学性质最有效的预测[37]。这些理化性质包括：①脂溶性：log P 和 log D，与药物的膜穿透性、吸收、分布以及消除途径等相关。②溶解度：与片剂或胶囊的溶解和口服吸收相关，目前预测效果还不理想，尤其是对溶解度较差的化合物来说。③pKa：影响溶解度、脂溶性、穿透性和吸收。④氢键：氢键键能或极性表面积影响膜的穿透性。⑤大小：分子量。

Boyer and Zamora 综述了代谢预测的方法[40]。代谢位点的预测主要基于 3 种方法：①根据一定的分子碎片推导的代谢规则体系。②采用细胞色素 p450s 建立的药效团方法。③基于位点活性的计算方法。

3. 基于天然产物结构的设计方法

天然产物一直是新药的主要来源，然而这一主导地位目前已被高度多样性的组合化学库所取代。不过将天然产物作为新药的可能来源来建立组合库的思想却一直未被人们所放弃。尽管许多天然产物的合成工作涉及复杂的多步骤反应,目前还只能从组合化学家的研究计划中被无奈删去,但仍有一些较大规模的天然产物组合库通过相对较少的直线合成步骤被建立起来[41-43]。在未来的时间里,这一方面的工作还会有更多的突破。

Feher 和 Schmidt 深入分析了药物、天然产物和组合化学库内容物在结构和性质上的差别[44]。结果表明,天然产物和组合库化合物在性质上分布在药物的两端(见图 2)。总的来说,组合库化合物与天然产物相比有如下特性:①手性中心较少;②芳环结构较多;③复杂环(桥、螺、骈)体系较少;④饱和度较大;⑤杂原子数目不同(组合库化合物含 N 原子数是天然产物的 3 倍);⑥可转动化学键较多,刚性差;⑦亲水性较高。

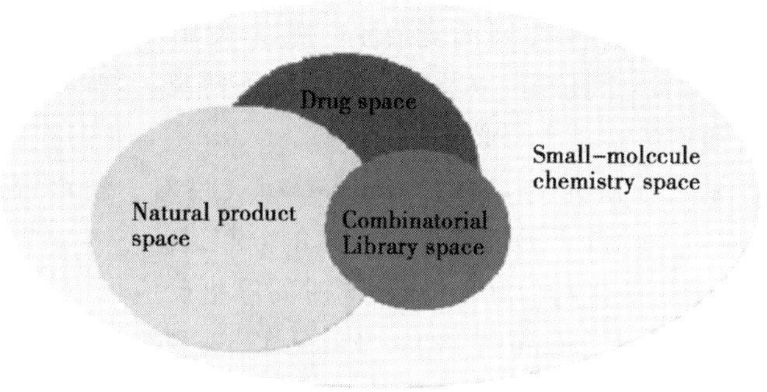

图 2　天然产物、药物及组合库化合物在化学空间内的重叠示意图

Feher 和 Schmidt 根据分析获得的多样性差异,指出在设计组合库时,应融入一些天然产物的结构性质,以此来提高组合库中活性和选择性更好的化合物的出现几率。

Lee 和 Schneider 同样也对天然产物数据库进行了分析研究[45],希望发掘天然产物骨架的相关特性来指导构建组合化学库。他们从含有 10497 个天然产物的 BioscreenNP 数据库中鉴定出 1748 个不同的环系;又从含有 5757 个药物的 WDI 数据库中鉴定得到 807 个不同的环系。通过 Daylight 指纹图谱和 Javis-Partick 群集技术进行聚类分析比较,发现有 17%的天然产物的环系与药物的环系相似。所考察的两个数据库都基本遵循了 Lipinski 的"五律"原则,最大的不同在于每个分子所含的 N 原子数目:药物分子平均每个结构含有 2.3 个 N 原子,而天然产物分子则仅有 1.4 个。Lee 和 Schneider 继续采用 Kohonen 特征映射对药物、非药物、天然产物及基于天然产物设计合成的组合库进行药效团比较,结果表明天然产物与药物的确具有相似的药效团。这就表明天然产物对新型分子骨架结构的研究具有指导意义,但还需在一定程度上加以修饰和优化。

4. 小结

计算机辅助设计和模拟技术在制药行业已被广泛应用于组合库设计和活性预测,并正在提高新药开发成功率方面发挥着越来越重要的作用。Anderson 预测,到 2006 年 10%的新药研发费用将用于计算机模拟和模型构建,而到 2016 年这个数字将会上升到 20%[46]。

(二)固相组合合成技术的发展

合成技术同样是组合化学成功发展的重要因素。曾经是组合合成主要方法的固相合成化学,在过去的几年里的应用已呈下降趋势。这是因为将普通合成方法转移到固相化学的过程中出现了一些问题,导致开发必要的方法学的时间过长,这就与新药开发周期日益缩短的要求相悖。目前,一些高等院校及制药企业的科研人员正在致力于突破这一瓶颈,这将很有可能促进固相合成化学的再次广泛应用。

1. 固相载体的研究进展

固相合成化学家们有一个共识,不加修改地将液相反应转移到固相上是行不通的。这在某种程度上是因为固相载体本身的复杂性。例如,使用不同极性的溶剂引起的变化,树脂珠内部的包埋作用和空间位阻,以及在不同条件下解离产物时所引起的变化,等等。因此,对树脂基本性质的考察是十分必要的。

Bradley 研究组的一项研究[47],通过共焦 Raman 光谱对一些市售树脂(包括聚苯乙烯树脂 PS 和 TentaGel™树脂 TG)的官能团位点的分布进行了考察。将甲氨基化的 PS 和 TG 树脂与 4-氰基苯甲酸进行偶联反应,不同时间停止反应可以获得上载率不同的树脂。树脂珠上分布的氰基在 Raman 光谱上 2 230 cm^{-1} 表现很强的伸缩振动。随机选择树脂珠上的一点,发现在 x 轴和 y 轴上所得的 Raman 谱图基本一致,这就说明了这两种树脂的活性官能团在空间上的分布都是完全一致的,没有证据表明在树脂珠的表面或是内部出现了官能团“富集”的现象。时程实验表明,PS 树脂所有的反应位点几乎同步进行反应;而 TG 树脂则是外部位点反应较快,内部位点反应需要延长时间,表明 TG 树脂参与的反应的速率受扩散控制。

树脂交联度对反应速率有着显而易见的影响。早期通过对树脂内部反应和三相催化反应的考察,表明增大交联成分直接导致反应速率的降低,并且二者呈线性关系[48,49]。扩散速率与反应速率有着必然的联系,Meldal 及其同事采用染色手段对大孔树脂上的扩散形式进行了全面的研究[50]。结果表明,增加树脂的交联成分则会降低扩散速率,因此也会降低反应速率。扩散速率还和其他因素有直接联系:树脂珠半径越大,则扩散越慢;升高温度、改善溶胀性、增大浓度等都会提高扩散速率。

对于“一珠一化合物”合成策略中使用的树脂,单珠的高载量极为重要。为实现高载量,就必须将低载量的树脂“树丛化”(Dendrimerization)。低载量的树脂作为中心核分子,再在其外面成长出密集层或构造分子“树枝”状。Lebreton 等人报道选用异氰酸酯单体(见图 3)将 PS 树脂(75~150μm)和 TG 树脂(160 μm)的上载量分别提高至每珠 12.5 nmol 和 9.0 nmol[51]。

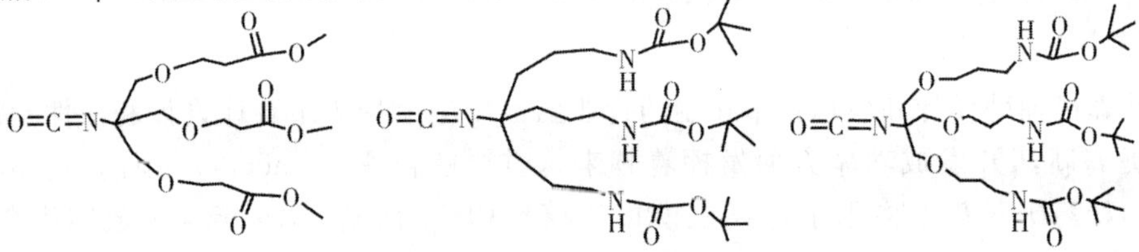

图 3 AB_3 型异氰酸酯单体能够实现树脂活性位点的空间扩张

树脂的重复利用至今几乎未得到人们的重视。通常情况下，当目标产物从树脂上脱离后，树脂就被丢弃。然而从理论上讲，如果树脂上活性官能团能够再生，那么树脂则有回收利用的价值。对大规模合成反应来说，树脂的重复利用不仅在经济上可以发掘潜在的价值，而且对环境保护也可做出贡献。Yan 及其同事以带有 Marshell 连接分子的 PS 树脂证明了三重反应—切离—反应循环的可行性[52]。尽管一些树脂的颜色变暗，但对反应性、上载率、产物纯度和收率等的影响基本可以忽略。

2.新型固相连接分子的应用

连接分子是连接固相载体与底物的桥梁。一套固相合成反应的成败与否，与连接分子在全部反应步骤中（从底物的上载到最终的切离）的表现密切相关。几篇综述文章[53-55]详细介绍了连接分子以及相关的连接、切断方法。在最近的几年里，保护基策略的不断改进间接促进了新型连接分子的出现，继而推动了固相合成的深入发展。新型连接分子的设计不仅要求结构上的稳定，还旨在通过这一桥梁分子来指导化学反应的发展方向，控制最终产物的骨架构型。这些精巧的连接分子在合成方法学上已超越了载体和底物机械性连接的概念和功能。这里列举几个相关的例子。

（1）α-硅烷亚胺连接分子通过硅烷与亚胺氮原子重排生成一个甲亚胺型叶立德，然后与不同的亲偶级化合物进行环加成反应，生成一系列的吡咯烷类化合物（见图 4a）[56]。这类连接分子的特点在于通过独特的重排方式能够快速实现结构上的多样性。

（2）α-硫醚酯连接分子烃化后活化为锍，然后在碱性条件下形成叶立德，通过分子内的 Michael 加成转为烯酮结构。产物通过形成环丙烷结构从树脂上脱下（见图 4b）[57]。这种独特的成环脱载方法同样也适用于通过叶立德与醛的分子内加成来合成环氧丙烷结构。

（3）Meldrum 酸作为连接分子经原甲酸三乙基酯活化后，与苄胺生成环丙二酸苄氨酯，在 200 ℃断键生成喹诺酮类产物伴随放出二氧化碳（见图 4c）[58]。这一方法可以合成数量巨大的杂环库。

（4）Nicolaou 的课题组发明的简单的 α-甲苯磺酰氧酮连接分子能够快速合成结构多样的杂环化合物，如噻唑等（见图 4d）[59]。

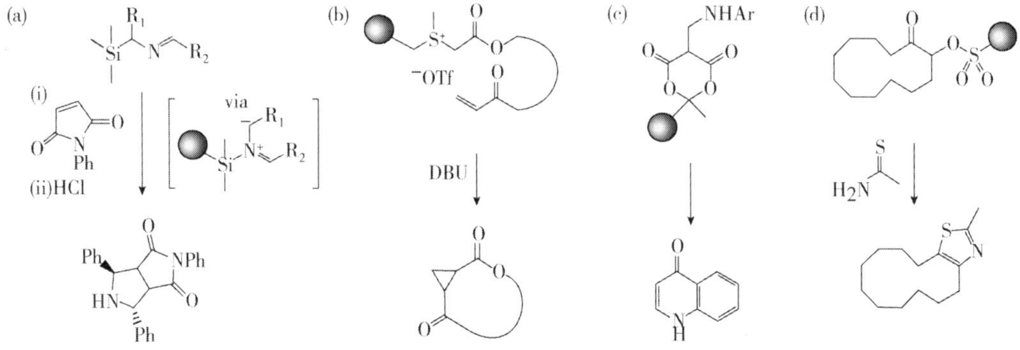

图 4　一些新颖的连接分子

3. 微波辅助技术的应用

微波辅助有机合成在过去的几年里越来越受到人们的关注[60]。与传统热源相比，微波可从分子水平对物质进行加热，因此，具有起热快速、受热均匀的特点。在微波辐射条件下进行反应的最大优势在于反应速度和产率的显著提高。因此，将微波加热技术与组合合成化学的结合应用，可以收到一个“快上加快”的效果，十分有利于新药的发现。

早期开展的微波辅助有机合成实验使用的均是家用微波炉，这些微波炉并不是为科研实验所设计，不具备温度测试装置，因此，这些研究结果往往受到传统化学家们的怀疑。目前许多配置精密的微波反应装置都具备以下的特点：内置磁力搅拌系统；采用光纤探头、热电耦或 IR 传感器直接控制反应物的温度；配备可以通过调节微波功率来实时控制温度和压力变化的软件系统。到 2000 年，所有的有机合成用微波仪器的生产商均已转向开发组合/高通量平台系统。

在过去的 10 年里，微波辅助固相有机合成反应已经成为科研人员越来越重视的课题[61]。Stadler 和 Kappe 最近采用多模式微波反应装置进行了一项固相有机合成的研究[62]。研究结果表明微波辅助手段可以有效地将芳香羧酸化合物引入到 PS 氯甲基树脂上(见图 5a)。同传统的加热方式相比，微波辅助手段在提高反应速率和上载量两个方面表现出显著的优势。这个反应是以 NMP 作溶剂在开口玻璃仪器中进行的，传统方法需加热到 80℃后反应 12～48 h，改用微波加热则片刻升温至 200 ℃，反应时间减少到 5～15 min。重要的一点是 PS 树脂即使置于微波辐射下 200 ℃的环境里，较长时间内仍未发生降解。在作者另一篇相关研究中[63]，通过微波加热将芳香羧酸上载到 PS Wang 树脂上。常压下 200 ℃反应 10 min，芳香羧酸几乎达到定量上载；而与此相对照，传统方法室温条件下则需要 2～3 d。

第一个微波辅助平行合成的实例是于 1998 年报道的，Khmelnitsky 及其同事通过家用微波炉在 96 孔板上实现了吡啶组合库的快速平行合成[64]。此后几年内许多相关的研究报道纷纷出现[65-68]，这些研究的主题主要集中于微波辅助无溶剂条件下进行多组分反应构建杂环体系。最近几篇文章报道了在微波辅助下固相有机平行合成方法的应用。Glass 和 Combs 报道了微波辅助树脂产物切离反应，固载于 4-丁酰磺酰胺树脂上的 N-乙酰氨基酸切离后生成一系列胺类产物[69]。实验采用家用微波炉和传统油浴两种加热形式对照了二异丙胺和苯胺在 DMSO 中的生成速度。80 ℃的油浴加热在 1 h 内仅达到

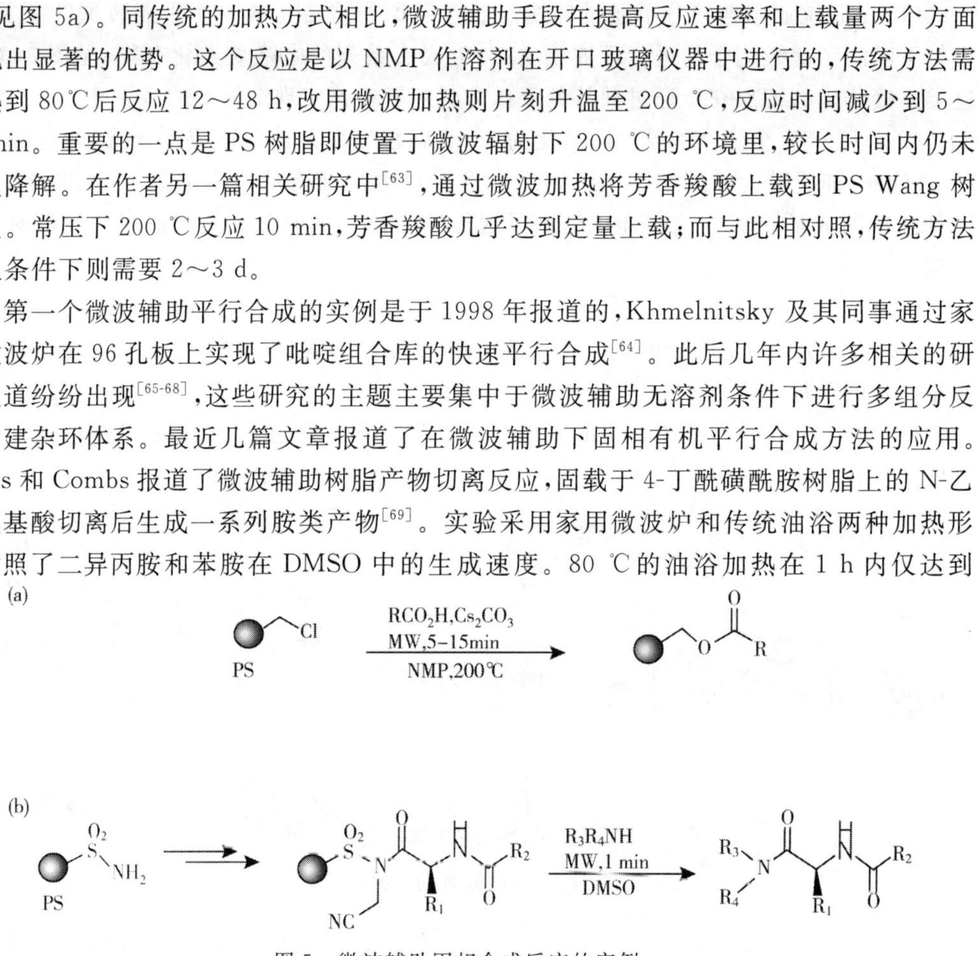

图 5 微波辅助固相合成反应的实例

20%的转化率;而使用微波辅助方法,即使是通常情况下不易反应的苯胺,脱载仍然能够在 140 ℃左右 15 min 内全部完成。运用这一手段,作者选用 10 个带有不同酰基(R_2)的氨基酸(R_1)和 88 个不同的胺(R_3R_4NH)参加切离反应,在 96 孔板上通过微波辐射进行平行合成,完成了一个 880 个成员的组合库的构建(见图 5b)。

4. 小结

固相合成化学曾经作为组合化学的旗舰,带动了这一领域的蓬勃发展。尽管目前在合成方法学上还未有更新的突破,但是随着对固相载体本质的深入了解,新颖的连接分子和连接方法的不断出现以及诸如微波辅助合成装置、自动化平行合成仪、高效分析检测系统等现代化设备的发明使用,相信在不久的将来固相合成化学一定会在药物发现史中再次谱写一段辉煌的篇章。

(三)先导化合物筛选的研究进展

在过去两年里,许多具有发展为候选药物潜力的先导化合物不断地从组合库里筛选出来。通常有两个策略用于发现先导化合物:一个是对现有的化合物集合进行高通量生物筛选;另一个是针对目标库或靶点库进行合成与筛选。无数成功的例子包括几个已进入临床研究的药物的发现,都证明了化学库集合的确是用于新药开发的先导化合物的来源。

从 21 世纪初开始,大量有关 HTS 的研究论文报道了通过这一技术发现结构新颖、具有令人满意的生物活性的化合物。而且,这些文章均不尽相同地阐述道"通过对化合物库的筛选,发现了一个先导化合物"。这些先导物在很多情况下均被建议进行体内活性测试,甚至于有一些最终成为临床测试候选药物。另一个常见的主题是制备基于某一类靶点的组合库以期实现先导化合物的发现和结构优化。这一方法常常也能发现有价值的化合物,继续进行体外和体内活性测试,最终进入临床。

1. 新的先导化合物的发现

通过对 Bayer 化合物库的 HTS 得到一个芳香酮结构的先导物[70],可作为半胱氨酸蛋白酶 K 的一个可逆性竞争抑制剂($IC_{50}=1.2\ \mu M$)。通过组合化学途径结合药理测试,得到活性更好的化合物(1,图 6,$IC_{50}=130$ nM),有望成为抗骨质疏松新药。

对 Pfizer 化合物库的筛选得到一个新型的非肽 HIV 蛋白酶抑制剂 4-羟基吡喃酮[71],以此进行优化和筛选,最终得到 4-羟基-5,6-二氢吡喃酮的衍生物 CI-1029(2,图 6)。该化合物表现出极佳的抗 HIV 蛋白酶活性,EC_{50} 等于 200nM 并且治疗指数大于 1 000。此外,CI-1029 还表现出良好的药代动力学参数,与细胞色素 P450 相互作用非常小,目前已进入临床前研究阶段。

通过对 GlaxoSmithKline 化合物库进行抗 Staphylococcus aureus FabI 筛选,得到一个咪唑衍生物的先导化合物($IC_{50}=1.2\mu M$)[72]。构效关系考察结果表明,1,4-位合适取代的咪唑衍生物(3,图 6,$IC_{50}=0.25\ \mu M$ for S. aureus)是 FabI 有效的抑制剂,而且对革兰阳性菌和阴性菌均有着显著的抗菌活性。这项研究同时也证明了 FabI 可作为抗菌药物的作用靶点模型。

通过组合化学结合高通量筛选技术发现先导化合物成果显著,不能一一列举,表 1 归纳了近几年内的相关研究结果，相关先导化合物的结构列于图 6 中。值得强调的是，化合物 9,25,36,37,40,41,50,51,52,54 和 60 已经成为临床候选药物[73]。

通过组合化学—高通量筛选得到的先导化合物一览表

Compound	Source	Target	Mechanism
1	Bayer	Cathepsin K	Inhibition
2	Pfizer	HIV protease	Inhibition
3	GSK	FabI	Inhibition
4	Columbia U	VRE	Inhibition
5	Abbott	KATP	/
6	Neurocrine Biosciences	IGF/IGFBP-3	Binding inhibition
7	Abbott	Tubulin binding	Inhibition
8	GSK	PPARα	Agonist
9	GSK	PPARδ	Agonist
10	Merck	VLA-4	Antagonist
11	Roche	VCAM/VLA-4	Antagonist
12	Merck	PAR-1	Antagonist
13	Merck	PAR-1	Antagonist
14	RWJ	PAR-1	Antagonist
15	Organon	hGlyT-2	Inhibition
16	Guilford	FKBP12	Inhibition
17	Merck	HIV protease	Inhibition
18	Merck	HIV protease	Inhibition
19	Liily	MRP1	Inhibition
20	Merck Frosst	EP3 Prostanoid receptor	Antagonist
21	Merck Frosst	EP4 Prostanoid receptor	Antagonist
22	Axys Pharma	Serine protease platform	Inhibition
23	Celera	uPA	Inhibition
24	Novartis	DPP-IV	Inhibition
25	GSK	HNE	Inhibition
26	Scripps	AChE	Inhibition
27	Scripps	Myc/Max	Antagonist
28	Molecumetics	μ-Opioid	Agonist
29	PandGP	Peptidoglycan synthesis	Inhibition
30	Pfizer	Cruzain	Inhibition
31	GSK	S. aureus MRS	Inhibition
32	Axys Pharma	Factor VIIa/TF	Inhibition
33	Merck	$\alpha_4\beta_1/\alpha_4\beta_7$ Integrin	Antagonist

续表

Compound	Source	Target	Mechanism
34	Hoffman-LaRoche	NMDA	Antagonist
35	Abbott	Neuraminidase	Inhibition
36	Wyeth-Ayerst	RSV	Inhibition
37	Boehinger-Ingelheim	p-38 kinase	Inhibition
38	Bayer	p-38 kinase	Inhibition
39	Bayer	p-38 kinase	Inhibition
40	Bayer	Raf kinase	Inhibition
41	Aventis	p-38 kinase	Inhibition
42	Merck	KDR kinase	Inhibition
43	BMS	Lck Kinase	Inhibition
44	Korea RICT	PTP-1B	Inhibitor
45	BMS	CDK2	Inhibition
46	GSK	GSK-3	Inhibition
47	Merck	hGlur	Antagonist
48	Pfizer	hGlur	Antagonist
49	Bayer	hGlur	Antagonist
50	Pfizer	MTP	Inhibition
51	BMS	β_3 Adrenergic	Agonist
52	GSK	α_1a Adrenergic	Agonist
53	BMS	CCR3	Antagonist
54	Schering-Plough	CCR5	Antagonist
55	Merck	CCR5	Antagonist
56	Merck	GnRH	Antagonist
57	Merck	GnRH	Antagonist
58	Merck	GnRH	Antagonist
59	Merck	hNK1	Antagonist
60	Lilly	hNK1	Antagonist
61	BMS	NPY Y1	Antagonist
62	RWJ	NPY Y5	Antagonist
63	Fujisawa	NPY Y5	Antagonist
64	Fujisawa	NPY Y5	Antagonist
65	Amgen	NPY Y5	Antagonist

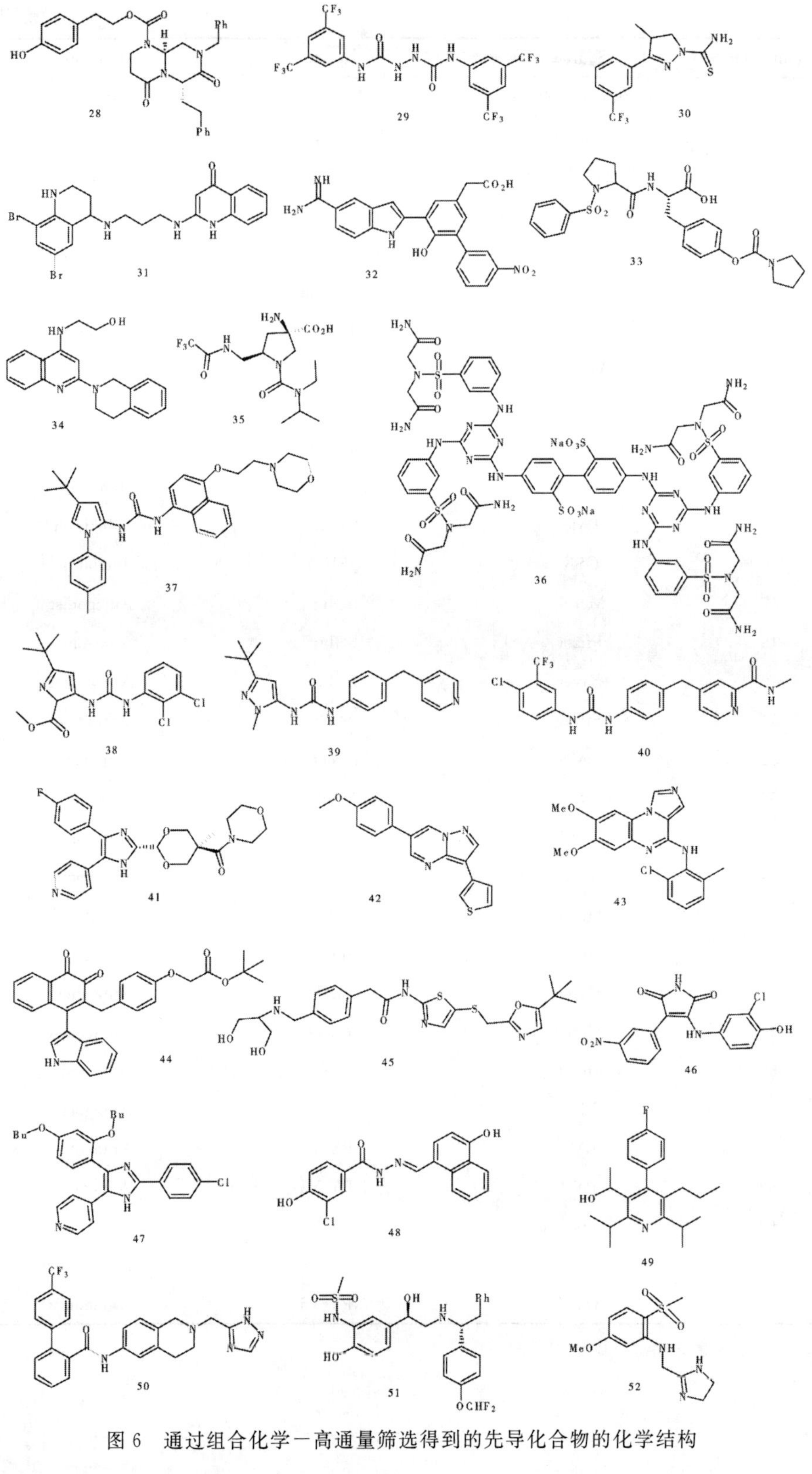

图 6　通过组合化学—高通量筛选得到的先导化合物的化学结构

2. 主题库的概述

还有一个发展趋势正在被人们逐渐认识。组合化学为适应当前新药商业开发的需要，正在逐渐进行自身的演进。在许多研发单位中，旨在最大限度扩展类药分子空间的多样性库，在很大程度上已被目标库及另外一个新概念——主题库所取代。主题库对于基于药物靶点平台进行新药开发极为有用。因为，一个生理机制的掌握往往能够促进在几个治疗领域均适用的先导化合物的发现。从前，大多数组合库是建立在有机化学主题上的，例如特殊的杂环体系(苯并二氮杂䓬、乙内酰脲、二酮哌嗪)、特殊的官能团体系(胍、氧肟酸、α-羰基酰胺)或特殊的反应顺序(关环、多组分缩合、芳基偶联)等。少数组合库建立在生物化学的主题上，在这种情况下，库的设计基于特定的生物药靶，如酶或受体，因此也被称为靶点主题平台。例如，旨在抑制天门冬氨酸蛋白酶的组合库提供的先导物可以适用于多个临床适应证，如心血管疾病(血管紧张肽原酶)，病毒感染(HIV 蛋白酶)，霉菌感染(天门冬氨蛋白酶)，癌症和 Alzheimer 症(组织蛋白酶 D)等。目前的治疗药靶主要为两大类，酶占 28%，受体占 45%[74]。因此，基于特定的酶和受体而设计的主题库进行新药开发更有可能取得商业上的成功。目前由主题库中筛选得到的先导物往往也被由目标库中的筛选结果所涵盖，所以对于这一策略的有效性还不能明确。不过可以肯定的是，新发展的第三条策略正深受各个制药企业的欢迎。

3. 小结

在过去的几年里，有关从组合库中筛选得到先导化合物的报道呈现出量的飞跃。许多成功例子共同证明了一个令人信服的论断，将组合化学和快速自动化高通量生物筛选技术相结合，十分有利于候选药物的发现和优化。不论是多样性组合库还是目标组合库，都被认为是优秀的先导化合物的丰富源泉。已经进入临床研究的几个先导化合物的例子，无论对于科研人员还是投资公司来讲，都是非常值得探讨的，原因是这种新药开发策略实现了人力资源和资金投入的有效分配。这同时也暗示了，没有应用高通量组合库技术的制药公司始终将会处于一个明显劣势的地位。

三、展望

作为合成化学的主要研究手段之一，组合化学已经建立起不可动摇的地位。过去 10 年里，药物开发方面的投资以每年 10%的速度增长，这也促使先导化合物的数量快速地增长。同样值得注意的是，成百倍增长的活性筛选工作并未使先导化合物的出现产生相应的增长率。部分原因是简化的合成不能简单等同于产物的价值。只有组合库中的化合物能被进一步认真地设计，其数据被进一步仔细地分析，那么这个不等的差距才能不断地缩小。

科学的发展是多元化的。组合化学发展到今天已不再仅仅是创建组合库，发现先导化合物的工具，在思维方式上的冲击将会更具有革命意义。尽管对于未来的预测通常会模糊不清，但是有一件事却是十分明朗的：组合化学是有生命力的，不仅目前发展良好，而且将会向更完美、更不可预测的方向逐步发展。在即将到来的时代，我们可以期待制药行业能够收获丰硕的果实，即大量应用组合原则而不断发现新的药物。也许有一天我们能实现组合化学家的梦想—建立起能够走向新药开发市场的组合库，在其最初的设计中内置了所有必要的类药特征。我们期待着令人兴奋的新方法和新技术的不断出现。

参考文献

[1] Merrifield R B. Solid Phase Peptide Synthesis. I. The Synthesis of a Tetrapeptide. J. Am. Chem. Soc, 1963,14:2149-2154.

[2] Furka A. Combinatorial chemistry:20 years on. Drug Discov. Today,2002,7:1-4.

[3] Geysen M H, Melone R H, Barteling S J. Use of Peptide Synthesis to Probe Viral Antigens for Epitopes to a Resolution of a Single Amino Acid. Proc. Natl. Acad. Sci. USA,1984,81:3998-4002.

[4] Houghton R A, Pinella C, Blondelle S E, et al. Generation and Use of Synthetic Peptide Combinatorial Library for Basic Research and Drug Discovery. Nature,1990,354:84-86.

[5] Bunin B A, Ellman J A. A general and expedient method for the solid-phase synthesis of 1,4-benzodiazepine derivatives. J. Am. Com. Soc. ,1992,114:10997-10998.

[6] Bannwarth W, Felder E. Combinatorial Chemistry: A Practical Approach. New York: Wiley,2002.

[7] Ghose A K, Viswanadhan V N. Combinatorial Library Design and Evaluation. New York: M. Dekker,2001.

[8] Dorwald F Z. Organic Synthesis on Solid Phase: Supports, Linkers, Reactions. Weinheim, Chichester: Wiley-VCH,2000.

[9] Seneci P. Solid-Phase Synthesis and Combinatorial Technologies. New York: Wiley-Interscience,2000.

[10] Miertus S, Fassina G. Combinatorial Chemistry and Technology: Principles, Methods and Applications. New York: Marcel Dekker,1999.

[11] Jung G. Combinatorial Chemistry: Synthesis, Analysis, Screening. Weinheim, New York: Wiley-VCH,1999.

[12] Famulok M, Winnacker E L, Wong C H. Combinatorial Chemistry in Biology. New York: Springer Verlag,1999.

[13] Bunin B A. The Combinatorial Index. San Diego, CA: Academic Press,1998.

[14] Abelson J N. Combinatorial Chemistry. San Diego, CA: Academic Press,1996.

[15] Gordon E M, Kerwin J F. Combinatorial Chemistry and Molecular Diversity in Drug Discovery. New York: Wiley,1998.

[16] Dolle R E. Comprehensive Survey of Combinatorial Library Synthesis: 2003. J. Comb. Chem,2004,5: 623-679.

[17] Meisner N C, Hintersteiner M, Uhl V, et al. The chemical hunt for the identification of drugable targets. Curr. Opin. Chem. Biol,2004,4:424-431.

[18] Ortholand J Y, Ganesan A. Natural products and combainatorial chemistry: back to the future. Curr. Opin. Chem. Biol,2004,3:271-280.

[19] Srinivasan N, Kilburn J D. Combinatorial approaches to synthetic receptors. Curr. Opin. Chem. Biol, 2004,3:305-310.

[20] Dolle R E. Comprehensive Survey of Combinatorial Library Synthesis:2002. J. Comb. Chem,2003,6:693-753.

[21] Nam N H,Sardari S,Parang K. Reactions of Solid-Supported Reagents and Solid Supports with Alcohols and Phenols through Their Hydroxyl Functional Group. J. Comb. Chem,2003,5:479-546.

[22] Dolle R E. Comprehensive Survey of Combinatorial Library Synthesis:2001. J. Comb. Chem,2002,5:369-418.

[23] Auld D A,Diller D,Ho K K. Targeting signal transduction with large combinatorial collections. Drug Discov. Today,2002,24:1206-1213.

[24] Ley S V,Baxendale I R,Brusotti G,et al. Solid-supported reagents for multi-step organic synthesis: preparation and application. Ⅱ Farmaco,2002,57 :321-330.

[25] Ganesan A. Recent developments in combinatorial organic synthesis. Drug Discov. Today,2002,1:47-55.

[26] Orain D,Ellard J,Bradley M. Protecting Groups in Solid-Phase Organic Synthesis. J. Comb. Chem,2002,1:1-16.

[27] Ramström O,Lehn J M. Drug Discovery by Dynamic Combinatorial Libraries. Nature,2002,1:26-36.

[28] Dolle R E. Comprehensive Survey of Combinatorial Library Synthesis:2000. J. Comb. Chem,2001,6:477-517.

[29] Vaino A R,Janda K D. Solid-Phase Organic Synthesis: A Critical Understanding of the Resin. J. Comb. Chem,2000,2:579-596.

[30] Dolle R E. Comprehensive Survey of Combinatorial Library Synthesis:1999. J. Comb. Chem,2000,5:381-433.

[31] Oprea T I. Chemical space navigation in lead discovery. Curr. Opin. Chem. Biol,2002,6:384-389.

[32] Lipinski C A,Lombardo F,Dominy B W,et al. Experimental and computational approaches to estimate solubility and permeability in drug discovery and development settings. Adv. Drug Deliv. Rev,1997,23:3-25.

[33] Waller C L. Recent advances in molecular diversity. J. Comput. Aided Mol. Design,2002,16:299-300.

[34] Egan W J,Walters W P,Murko M A. Guiding molecules towards drug-likeness. Curr. Opin. Drug Discov. Devel,2002,5:540-549.

[35] Gillet V. Reactant- and product-based approaches to the design of combinatorial libraries. J. Comput. Aided Mol. Design,2002,16:371-380.

[36] Gillet V,Khatib W,Willett P,et al. Combinatorial library design using a multiobjective genetic algorithm. J. Chem. Inf. Comput. Sci,2002,42:375-385.

[37] Van de Waterbeemd H,Gifford E. ADMET in silico modelling: towards prediction paradise. Nat. Rev. Drug Discov,2003,2:192-204.

[38] Elkins S,Boulanger B,Swaan P W,et al. Towards a new age of virtual ADME/ TOX and multidimensional drug discovery. J. Comput. Aided Mol. Design,2002,16:381-401.

[39] Beresford A P,Selick H E,Tarbit M H. The emerging importance of predictive ADME simulation in drug discovery. Drug Discov. Today,2002,7:109-116.

[40] Boyer S,Zamora I. New methods in predictive metabolism. J. Comput. Aided Mol. Design,2002,16:403-413.

[41] Ganesan A. Natural products as a hunting ground for combinatorial chemistry. Curr. Opin. Chem. Biol,2004,15:1-7.

[42] Nielson J. Combinatorial synthesis of natural products. Curr. Opin. Chem. Biol,2002,6:297-305.

[43] Bindseil K U,Jakupovic J J,Wolf D,et al. Pure compound libraries:a new perspective for natural product based drug discovery. Drug Discov. Today,2001,16:840-847.

[44] Feher M,Schmidt J M. Property distributions:differences between drugs,natural products and molecules for combinatorial chemistry. J. Chem. Inf. Comput. Sci,2003,43:218-227.

[45] Lee M L,Schneider G. Scaffold architecture and pharmacophoric properties of natural products and trade drugs:application in the design of natural product-based combinatorial libraries. J. Comb. Chem,2001,3:284-289.

[46] Anderson R J. 20/20 vision:a brave new world of drug development. Curr. Drug Discov,2002,8:25-29.

[47] Kress J,Rose A,Frey J G,et al. Site distribution in resin beads as determined by confocal Raman spectroscopy. Chem. Eur. J,2001,7:3880-3883.

[48] Kim B,Kirszensztejn P,Bolikal D,et al. Kinetic features of an intraresin reaction. J . Am. Chem. Soc. 1983,105:1567-1571.

[49] Li W B,Yan B. A direct comparison of the mixing efficiency in solid-phase organic synthesis by single bead IR and fluorescence spectroscopy. Tetrahedron Lett,1997,38:6485-6488.

[50] Groth T,Grotli M,Meldal M. Diffusion of reagents in macrobeads. J. Comb. Chem,2001,3:461-468.

[51] Lebreton S,Monagham S,Bradley M. Solid-phase dendrimer chemistry:synthesis and application. Aldrichimica Acta,2001,34:75-83.

[52] Irving M M,Kshirsagar T,Figliozzi G M,et al. Repeated use of solid supports in combinatorial synthesis:the case of Marshall resin recycling. J. Comb. Chem,2001,3:407-409.

[53] Guillier F,Orain D,Bradley M. Linkers and Cleavage Strategies in Solid-Phase Organic Synthesis and Combinatorial Chemistry. Chem. Rev,2000,100:2091-2157.

[54] James I W. Linkers for Solid Phase Organic Synthesis. Tetrahedron,1999,55:4855-4946.

[55] Eggenweiler H M. Linkers for solid-phase synthesisof small molecules:couplingand cleavage techniques. Drug Discov. Today,1998,12:552-560.

[56] Komatsu M,Okada H,Akaki T,et al. Generation and cycloadition of polymer-supported azomethine ylide via a 1,2-silatropic shift of a-silylimines:traceless synthesis of pyrrolidine derivatives. Org. Lett,2002,4:3505-3508.

[57] Porta E l,Piarulli U,Cardullo F,et al. Cyclative cleavage via solid-phase supported stabilized sulfur ylides:synthesis of macrocyclic lactones. Tetrahedron Lett,2002,43:761-766.

[58] Huang X,Liu Z. Solid-phase synthesis of 4(1H)-quinolone and pyrimidine derivatives based on a new scaffold-polymer-bound cyclic malonic ester. J. Org. Chem,2002,67:6731-6737.

[59] Nicolaou K C,Montagnon T,Ulven T,et al. Novel chemistry of α-tosyl ketones:application to thesolution- and solid-phase synthesis of privileged heterocycle and enediyne libraries. J. Am. Chem. Soc,2002,124:5718-5728.

[60] Lidström P,Ticrney J,Wathey B,et al. Microwave assisted organic synthesis-a review. Tetrahedron,2001,57:9225-9283.

[61] Kappe C O. Speeding up solid-phase chemistry by microwave irradiation. A tool for high-throughput synthesis. Am. Lab,2001,33(10):13-19.

[62] Stadler A, Kappe C O. High-speed couplings and cleavages in microwave-heated, solid-phase reactions at high temperatures. Eur. J. Org. Chem, 2001: 919-925.
[63] Stadler A, Kappe C O. The effect of microwave irradiation on carbodiimide-mediated esterifications on solid-support. Tetrahedron, 2001, 57: 3915-3920.
[64] Cotterill I, Usyatinsky I Y, Arnold J M, et al. Microwave assisted combinatorial chemistry. Synthesis of substituted pyridines. Tetrahedron Lett, 1998, 39: 1117-1120.
[65] Kappe C O, Kumar D, Varma R S. Microwave-assisted high-speed parallel synthesis of 4-aryl-3, 4-dihydropyrimidin-2(1H)-ones using a solventless Biginelli condensation protocol. Synthesis, 1999: 1799-1803.
[66] Varma R S, Kumar D. Microwave-accelerated three-component condensation reaction on clay: solvent-free synthesis of imidazo[1, 2-a] annulated pyridines, pyrazines and pyrimidines. Tetrahedron Lett., 1999, 40: 7665-7669.
[67] Usyatinsky A Y, Khmelnitsky Y L. Microwave-assisted synthesis of substituted imidazoles on a solid support under solvent-free conditions. Tetrahedron Lett, 2000, 41: 5031-5034.
[68] Olsson R, Hansen H C, Andersson C M. Microwave-assisted solvent-free parallel synthesis of thioamides. Tetrahedron Lett, 2000, 41: 7947-7950.
[69] Glass B M, Combs A P. Rapid parallel synthesis utilizing microwave irradiation. In High-Throughput Synthesis. Principles and Practices. New York: Marcel Dekker, Inc, 2001: 123-128.
[70] Smith R A, Bhargava A, Browe C, et al. Discovery and synthesis of a new class of cathepsin K inhibitors. Bioorg. Med. Chem. Lett, 2001, 11: 2951-2954.
[71] Hagen S E, Domagala J, Gajda C, et al. 4-Hydroxy-5, 6-dihydropyrones as inhibitors of HIV protease: the effect ofheterocyclic substituents at C-6 on antiviral potency and pharmacokinetic parameters. J. Med. Chem, 2001, 44: 2319-2332.
[72] Heerding D A, Chan G, DeWolf W E, et al. 1, 4-Disubstitued imidazoles are potential antibacterial agents functioning as inhibitors of enoyl acyl carrier protein reductase(FabI). Bioorg. Med. Chem. Lett, 2001, 11: 2061-2065.
[73] Golebiowski A, Klopfenstein S R, Portlockz D E. Lead compounds discovered from libraries: Part 2. Curr. Opin. Chem. Biol, 2003, 7: 308-325.
[74] Drews J. Drug discovery: a historical perspective. Science, 2000, 287: 1960-1964.

撰稿人：刘洋　关利刚　程卯生

药事管理学科的创新性研究

国家“十一五”科技发展规划强调了实施科教兴国战略、加强科技原始性创新。作为药事管理学科如何加强创新性研究，我们认为关键在于认清本学科创新性研究的内涵。

一、管理学的本质属性决定了药事管理学研究的创新性

（一）管理以人为中心

一切管理的核心都是“管”人，而人的意识活动都是与所在国家的历史、文化、政治、经济、传统等特定国情相联系。因此，管理学与其他自然学科不同，不能搞简单的“拿来主义”，必须取其精华，为我所用。药事管理学作为一门应用性的管理学科，不能简单地“仿制”国外的研究，应该在掌握管理学和药学科学原理的基础上，借鉴国外的经验，开展创新性研究，创立适合中国国情、真正具有中国特色的药事管理学。

（二）管理没有一种放之四海皆准的标准模式

中国的现代管理思想由国内管理逐步向国际化管理转化，但是，管理的国际化决不是全盘西化，必须与管理的本土化相结合。管理与其他科学技术最大的不同之处，就是在于管理没有一种放之四海而皆准的标准模式。管理必须根据本国、本地、本企业、本组织的各种特点，转变成一种适合自己的独特模式才是最有效的。因此，药事管理学应根据我国药学领域创新药物少、生产技术水平低、经营较乱、用药不合理、药学专业人员缺乏的现状，开展创新性研究，制定和建立适合中国药监部门、企业和医院的政策、法规、标准、方案和管理模式，以促进药学事业的发展。

二、药事管理学创新性研究要注意的问题

（一）树立“成品”意识

药事管理学科现在的研究往往不注意研究成果的实用性。创新性研究要注意两种倾向：只提出问题没有解决方案或者只关心方法学忽略研究结果。药事管理学研究的“成品”应该是药品管理部门、企业和医院可以用的政策、法规、标准、方案和管理学模型。只有解决了问题，科学研究才有意义，“成品”意识是创新性研究的立足点。

（二）深入了解中国国情

管理没有一种放之四海皆准的标准模式，对中国药学实践的深入研究是创新性研究的源泉。我们在研究工作中还有一种倾向就是过于注重方法学的研究，为将就某些现成的方法而套用某些现象。

(三)深刻理解管理学的原理

创新性研究要站在巨人的肩膀上,要处理好继承与发展的关系。药事管理学科巨人的肩膀是药事管理学科前人的研究成果和不断创新的管理学原理。因此,我们在研究工作中既要防止否定前人的研究成果,又要防止忽视管理学基本原理的学习而就事论事。没有理论支持的研究,如空中楼阁,谈不上创新性。

(四)理解服务对象的意图

我们的研究人员往往因过于注重研究的水平而忽略了服务对象的意图。发生这种现象的原因在于研究单位没有理解用户当前需要解决什么问题,将来需要解决什么问题。在我们与服务对象交流沟通时,切忌用外国的标准衡量中国,这一点对于我们管理学科尤其重要,制定和建设符合中国国情的政策、法规、标准、方案和管理模型,本身就是管理学科的创新性研究。

三、药事管理学创新性研究方式

(一)科研课题的思路来自于实际需求

药事管理学科作为一门应用性的学科,科研课题的思路应来自于实际的需求。要分析我国药品研究、生产、经营、使用领域存在的问题,了解政府、企业和医院当前主要需要解决什么问题,今后要解决什么问题。切合实际的课题才具有应用价值,才是我们药事管理学的创新性研究。

(二)研究方法来自于广博的知识

药事管理学科的学术研究人员应掌握广博的药学和管理学知识,了解国外研究动态,熟练应用物流管理、数学模型等管理学研究原理和方法,以及药物经济学和药物利用研究方法,才能提高课题研究水平。高水平的研究才具有创新性。

(三)研究的模式在于学科的合作

目前,各药学院校的药事管理学研究有各自的优势,我们还有汇聚在药学会中的一批专业人才。我们应该以学会为平台,瞄准当前药学领域存在的老大难问题,集中精力,重点突破,逐步解决阻碍药学领域发展的管理问题,这样才能体现本学科在医药领域的真正价值。学科的价值在于重磅炸弹式的创新性成果。

(四)研究的结果在于科学性和实用性

我们既要防止为了强调实用性而进行从实践到实践的经验总结式的研究,又要防止片面强调科学件而进行脱离实际的从理论到理论的研究。经验总结式的研究和脱离实际的理论对实践都没有指导意义。科学性与实用性紧密结合的研究才是药事管理学的创新性研究。

参考文献

[1] 胡明,蒲剑,魏德模,等.药事管理学科科研问题及对策浅析[J],中国药事,2003,1(17):14-16.

[2] 周三多.管理学——原理与方法.上海:复旦大学出版社,1999.

[3] 储文功,刘照元,蒯丽萍.谈药事管理学科的创新性研究.药事管理热点问题研讨会论文集,2006,51-53.

[4] 谭劲松.关于中国管理学科定位的讨论[J].管理世界,2006,2(10):71-79.

[5] 杨悦,李野,苏怀德.美国药事管理学科发展及其启示.中国药房[J].2004,15(11):698-700.

撰稿人:裘雪友

药学发展前沿与应用药理学研究的挑战

一、引言

近100年的药物发展历史和发展模式为我们提供了大量用之有效的药物，随着科学技术的发展，其药物研究开发的模式也在进步[1]。初步建立起我国药物研究的自主创新体系，实现了我国药物研究由仿制为主到创新为主的历史性转变，为跨越式的发展奠定了基础；创制了一批具有我国自主知识产权的新药，在药物研究的若干领域进入国际前沿，接近或达到发达国家创新药物基础研究的整体水平。针对严重影响我国人民身体健康的重大疾病，研究优良创新药物，对实现我国人口与健康领域的国家目标具有重要意义[2-3]。医药产业是发展快速的产业。近十年来，世界药品市场销售额以年均8%～10%的速度增长，2000年达3 900亿美元，到2010年将达7 600亿美元，年均增长达7.3%，远远高于GDP的增长速度。医药是高投入、高产出、高技术、高风险的行业。由于知识密集，技术标准高，准入门槛高，也由于疾病种类繁多，不同药品之间缺少替代性，使得医药产业分散度高，产品范围广，发展空间大。随着人类对生命本质认识的不断深入及生命科学相关技术的飞速发展，人们物质生活条件的改善及人们对医疗健康预期的提高，随着人口老龄化加剧及新疾病的出现，都意味着医药行业是永远成长和发展的朝阳行业。改革开放20年以来，我国已基本形成了中药、化学中间体、制剂等比较配套且较为完善的制药工业体系，生产药品的数量规模已跻身世界前列，2000年医药工业总产值已达2 332亿元人民币，年均增长17.5%。但也应看到，我国医药产业普遍存在生产企业规模小、产品技术含量低、新药研发能力滞后、管理水平及经济效益差、在国际市场上竞争力极弱等问题。进入WTO，将使我国医药行业从新产品研发、生产制造、市场营销、售后服务等到全方位均发生深刻变化，中国的医药产业将面临全面的重新排列组合。其中诸多药学前沿问题仍然是制约我国医药产业发展的难点，对应用药理的发展形成巨大的挑战。

二、化学药物发展前沿挑战

化学药物的发展在我国经历了从无到有，从小到大的发展过程，我国医药工业经过近60年的发展，化学原料药的生产在满足国内需要的基础上，也成为世界医药市场的重要力量。但技术水平低，多为仿制品种，无力形成具有独立知识产权的创新药物的发展。因此制约了我国医药工业在世界的地位。实现我国药物研制从仿制为主到创新为主的转变，已经成为当务之急。近年来国际上新药前期基础性研究进展很快，人类基因组研究对新药研究产生了深刻的影响，一些新兴学科越来越多地渗入到新药的发现和前期基础研究，带来了药物研究革命性变化的新时期。我国在这方面加强投入、参与竞争，将为促进我国医药产业结构调整和持续发展打下坚实的基础。通过研究和发展当前正在迅速兴起的创新药物研究的理论方法和关键技术，提高我国创新药物研究的实力和整体水平，为到2010年左右初步建立起我国药物研究的自主创新体系，实现我国药物研究由仿制为主到创新为主的历史性转变和跨越式发展奠定基础；创制具有我国自主知识产权的新药，在药物研究的若干领域进入国际前沿，接近或达到发达国家创新药物基础研究的整体水平。针对严重影响我国人民身体健康的重大疾病，研究优良创新药物，对实现我国人口与健康领域的国家目标具有重要意义。现代医药产业的发展将成为推动我国21世纪经济发展的支柱产业和新的增长点。

在创新药物研究开发的过程中，基础和应用基础研究的实力和水平是决定创新药物研究能力的关键因素。基础研究薄弱，缺乏创新性的发现，是我国当前药物研究依赖仿制、受制于人的根本原因。伴随着基因组学的发展，新药研究也由以化学合成的方式向化学与基因组学融合的方式转变，出现了一系列后基因组学时代的新药研究思路、技术、方法和领域，为新药研究开发开辟了新道路。因此，充分利用国际生命科学的最新发展，特别是功能基因组研究的最新成果，开展创新药物的基础和应用基础研究，建立高水平的创新药物研究体系，提高药物创新能力，是我国面临的一项十分迫切的需求。我国不失时机地部署和开展基于基因(组)功能的创新药物研究，将与基因组研究的成果上下承接，并将推进其进一步的发展与深化。在新药筛选中，应用高通量、高内涵的药物筛选的概念、原理、方法和步骤，将大大提高筛选速度、命中率和成药性，在优化设计中，应用与药物体内过程和药效的三相(药剂相、药代相和药效相)的概念、原理和方法，对获得候选药物具有适宜物理化学性质、最佳的药效和药代特性是至关重要的，其中需要应用药理学研究的早期介入[4-7]。面对世界重大疾病和慢性疾病(如心血管疾病、肿瘤、糖尿病、肝炎和艾滋病等严重的感染性疾病)[8-9]，药学工作者发现和开发安全有效的药物的任务还十分艰巨[10-11]。在以下方面我们面临的重大挑战也十分严峻，如：①重大疾病药物的研究关键技术，如血脂调解药和抗动脉粥样硬化药物的研究，神经系统及免疫调节系统相关疾病的药物研究，用于老年性疾病的药物的研究，针对分子靶点的抗肿瘤药物的研究，抗菌药物(噁唑烷酮类、喹诺酮类、碳青霉烯类)研究，抗病毒药物(抗乙肝药物、抗HIV药物等)研究，抗代谢性疾病药物如抗糖尿病药物和抗骨质疏松药物的发展等。②药物筛选中新方法、新技术的应用；③手性药物的拆分技术；④产业化生产相关技术研究，如多种给药系统(DDS)的研究和药用辅料的研究等均有许多重大科学和技术问题在挑战着我们的应用药学研究者，需要我们应用现代科学技术和方法来实现。

三、中药发展前沿的挑战

中医药应用有着悠久的历史，我国历代中医药学家对中医药的疗效和安全性有着深刻的认识，并形成了独特的中医药理论。在《神农本草经》中，将中药分为上品、中品和下品三类。上品为有效基本无毒性的药物，中品为虽有效但有一定毒性的药物，下品为有毒性药物。《神农本草经》中提出使用药物"应奏效为止，取效为度"的用药原则，提示人们应重视中药的毒性，避免长期大量应用药物。现在，中药产业已成为我国医药的重要产业，药材和中成药在国际市场的地位不断提高。但是，随着中草药及其制剂在世界范围内的广泛应用，关于中药安全性问题的报道也逐渐增多，如众所周知的关木通和中成药龙胆泻肝丸等引起的肾毒性，引起人们的普遍重视，并致使美国、加拿大、英国、日本等不少国家先后限制了含有马兜铃酸的中药的进口，严重影响了我国传统医药的声誉和国际地位。

在中药现代研究中，其一是中药有效活性成分研究技术的提高。包括①中药及天然药物中活性成分的研究方法；② 中药复方有效部位群研究技术；③以天然产物为先导化合物的半合成新药研究技术；④现代生物技术在中药活性组分筛选中的应用。其二是中药安全性评价的方法选择，如何建立科学的评价研究方法，合理地评价中药的安全性，以确保质量和安全，以及监控中药临床研究中不良反应的。在此研究中不论单味中药还是复方中药的活性成分的确定，或是现代生物技术在活性成分筛选中的应用都离不开应用药理学方法的应用和发展，目前传统方法应用于活性成分的筛选安全性评价必定会遇到大量问题，如方法的灵敏度和特异性。我国中药重大品种产业化关键技术，特别是大量值得二次开发的中药产品，可以说每走一步都与应用药理学关系密切。

在中药现代研究中，我们认为应用新近发展的“组学”方法和技术来认识重要的作用机制、作用物质基础和安全性是值得提倡的。如对有一定毒性、而在临床上一直占有重要地位的中药进行单味药或它们组成的方剂的代谢组学研究，将为中药复方的科学性提供依据，有利于帮助人们走出中药安全性认识的误区。中医临床用药多为复方，药味多、成分复杂、可变因素多，加上辨证施治的运用，还有药味的相互影响复杂，有的配方中还使用有毒中药等，给中药的科学配伍、作用机理、有效物质基础研究带来巨大困难。为此，亟待提供一套客观、全面的评价体系用于中药的科学组方标准的制定。应用代谢组学对濒危药用资源的研究也是面临的任务。运用机体对药物作用的整体反应性进行代谢组学研究，有利于认识中药的作用机理、有效物质基础、配伍规律和毒性规律，为安全用药提供指导。基于代谢组学分析，将传统中药分为上品、中品和下品三类重新进行科学评价，由此逐步形成中药安全性的评判标准，这将为今后对中药复方进行“减毒增效”的机理研究打下基础。应用最新的代谢组学研究方法对中药进行科学研究，对于科学认识中药的安全性、提高我国中药研究水平将起到积极的推动作用[7]。

四、生物技术药物发展前沿的挑战

自从人类基因组计划完成以来，结构基因组、功能基因组、蛋白质组等研究计划相继启动。这为生物技术的发展提供了动力。世界许多国家把生物技术产业的发展作为国家经济发展中新的增长点之一。美国生物技术药物产业化最早，投资大，产品多。由于FDA 加快了审批速度，2003 年批准的生物技术药物数量创历年最好成绩，达 37 个，其中 25 个为新药。这些药物主要用于治疗重大疾病(如癌症、艾滋病、早老性痴呆、遗传病、哮喘等)。欧洲各国也十分重视生物技术药物的发展，英国建立了世界上效率最高，效果最好的国家临床试验体系，促进了生物技术药物的发展。德国政府鼓励和扶持生物技术药物研发和产业化，它的生物技术专利占世界专利总数的 20%。法国的中小企业活跃，面对各国的挑战，法国议会于 2003 年 6 月通过“2003 生物技术计划”，希望能在 2007 年居于领先地位。日本生物技术药物产业的发展居亚洲首位，政府重视并提出了“生物技术立国”的口号，并加大了投入。现已有近100个生物技术药物上市，并先于美国批准了人心钠素、重组人血白蛋白、抗TNF抗体等创制品投入市场。新加坡、印度等国紧随其后，也在大力发展生物技术药物产业。

我国生物技术药物产业化以仿制为主，本世纪开始转入创新阶段，已经批准了20多个生物技术药物。世界上生物技术药物销售额前十位的，我国已能生产8种，完全能满足国内市场需要。近年来批准的新药数目在减少，但多为创新药物，如2003年批准的抗癌新药重组人P53腺病毒注射液，拥有自主的知识产权，这标志着我国生物技术药物产业化水平已向国际水平迈进了一步。

根据研究预测，新药品的开发方向将以用于治癌症、艾滋病/免疫缺陷病毒、心脏病、神经病和其他的常见药物不能适当治疗的主要病症的，安全和有效的药品为主。发展重点：①基因工程药物的发展：生物医药领域中迄今发展最快的是基因工程药物。这类药物的治疗领域主要针对病毒、恶性肿瘤、冠心病、多发性硬化症、囊性纤维变性、血友病、自身免疫性疾病、代谢类疾病、器官移植以及罕见的遗传疾病等。②重组疫苗正向新一代抗癌药发展：以往疫苗的研究一般针对病毒感染性疾病，重组疫苗除了可提供更有效、更安全的新型抗感染抗病毒免疫制品外，新的研究还显示出它将成为新一代的抗癌药。③单克隆抗体研究备受重视：单克隆抗体以其靶向性高、无毒副作用而备受关注。④诊断试剂以免疫诊断为主流：随着生物技术的快速发展，诊断试剂总体向着拓宽种类、方便使用、结果明了的方向发展。主要在免疫学、临床化学、血糖监测、血液学、微生物学、核酸探针及其他包括凝结剂等种类的发展，特别是免疫诊断试剂是所有诊断试剂中发展最快的，正在逐渐取代临床化学诊断试剂而成为诊断试剂发展的主流。用于血糖检测、核酸探针检测。

面对生物技术药物的发展，对应用药理学研究的挑战主要表现在：①试验模型的研究必须在生物技术药物的应用范围内针对疾病发生发展的特点，特别对恶性肿瘤模型、艾滋病/免疫缺陷病毒模型和肝炎的模型的建立还有许多问题难以解决。②疗效和安全性的种属差异的认识和发现从动物过渡到人的规律也有许多难题。③针对生物技术药物给药系统的研究，如高靶向性建立评价的方法以及体外体内结果的分析等问题。④生物技术药物的体内过程，代谢、药物动力学和毒代动力学研究有别于化学药物和天然药物，如何应对值得考虑。

五、纳米药物发展的挑战

有人预测，纳米技术如同信息技术和生物技术一样是影响世界科学和技术进步的关键技术。它必然影响医药技术和产业的发展[12-13]。纳米生物医药是纳米技术与生物医药技术交叉的前沿学科和新技术。世界纳米医药研究始于30多年前，我国正处在加速发展之中，我国自“九五”计划中开始实施的“863”计划以来，纳米医药技术得到了优先的发展。一批纳米医药研究成果开始出现，纳米中药研究也有可喜的苗头。纳米药物或纳米载体药物的研究，可使药物的靶向性、稳定性、缓释性更加明显，可使药物吸收更快更完全，大大提高其生物利用度，特别是纳米中药的研究为中药现代化研究提供了新的研究途径和发展方向。纳米粒药物、纳米高分子控释载体、纳米智能药物载体、纳米识别基因载体和药物纳米载体等研究成就已经开始显现其发展前景。

由于纳米科技可能会使材料和基于纳米结构的各种产品的生产方式以及功能得到变革性的发展,成为发展最快的科学研究和技术之一。纳米材料和产品的特殊的生物效应对环境和生命过程影响等问题均是当前未知的科学问题,亟须进行系统的科学研究来回答。就在人们逐渐认识纳米科学技术的优点和潜在的巨大经济市场的同时,科学家们在欧美发表了流行病学研究结果:人的发病率和死亡率受到他们所生活的周围环境空气中的剂量非常低、粒径相对较小的颗粒物的制约。因此,WHO 最近呼吁要优先研究超细颗粒物,尤其是纳米尺度颗粒物的生物效应。2003 年 4 月以来,*Nature*,*Science* 杂志已先后发表文章,*Environmental Science & Technology* 以及 *Toxicological Sciences* 等杂志也纷纷发表文章,如 *Toxicological Sciences* 杂志连续发表的文章对探讨人造纳米材料与纳米技术的生物效应以及对人体健康、生存环境和社会安全等问题特别关注[14-21]。最新出版的 *Nano Letter* 杂志上,报道了科学家们对碳纳米材料毒性消除研究的第一例结果,该工作的毒性消除率较常规方法高出 1 000 万倍。因此,开展纳米物质的生物效应研究对保证纳米科技的健康、长期和可持续的发展,具有十分重要的意义。

纳米药物这一新兴的研究领域充满着科学创新的机遇。开展纳米材料生物效应的研究是一项与人类健康和生活环境密切相关的重要工作,同时也是国际科学前沿。该研究需要纳米技术、生物学、毒理学、化学、物理、医学、药学和公共卫生等领域的知识和研究手段,需要多学科的交叉与合作。从药物设计的视角分析,设计应对三相同时考虑,设计优化,以最大可能获得:①特异的药效,②适宜的药代,③最低的毒性,④最佳的物理性质,⑤最佳的化学稳定性。前 3 项基本是应用药理学问题。而对修饰释放系统:速释、缓释、控释,生物大分子药物口腔和鼻腔吸入系统,载体给药系统一长效纳米微球控释系统,靶向分布纳米制剂(特异治疗和降低毒性)和稳定化技术(提高生物利用度)的研究,均需要进行药物动力学评价。

纳米药物的靶向性、生物相容性、生物可降解性、可控释放性和稳定性是目前纳米医药的生物学评价研究的重要方面,也是评价其得到研究开发价值的重要科学依据。药理学评价研究的重点:①靶向性与设计思想、运载方式、靶向特征、作用机制相关。被动靶向性与网状内皮系统有关的纳米药物治疗,利用其被动靶向性,相反应降低其被动靶向性;主动靶向性物理靶向性(pH、热、磁敏感性),化学靶向性(蛋白、PEG 等高分子结合)和生物靶向性(抗原一抗体、受体一配体特异结合)。生物导向可在更高层次上解决靶向给药的问题。生物靶向,即利用抗体、细胞膜表面受体或特定基因片段的专一性作用,将配位子结合在载体上,与目标细胞表面的抗原性识别器发生特异性结合,使药物能够准确送到肿瘤细胞中。药物(特别是抗癌药物)的靶向释放面临网状内皮系统对其非选择性清除的问题。目前许多蛋白质类、酶类抗体能够在实验室中合成,但是更好的、特异性更强的靶向物质还有待于研究与开发。而且药物载体与靶向物质的结合方式也有待于研究。②可控释放性,与运载方式(吸收、分布、代谢)、疗效和安全性有关。③膜透过性,Caco-2 细胞,红细胞模型的应用快速评价与机制、药效和安全性有关。④生物相容性与生物功能、安全性(特别是免疫毒性/遗传毒性)、有效性相关。⑤生物可降解性(大分子本身/载体降解),与释放速度、有效性和安全性相关。但是作为一种医药产品,除研究其靶向性、生物相容性、生物可降解性、可控释放性和稳定性以证明其有效性、安全性和质量可控性外，纳米药物和纳米材料的生产制备的安全性、对环境的危害性和对人健康的危险性问题也一直为研究开发者所重视。目前这些研究在理论上和方法学上均不成熟，对生命过程和人体的健康及安全性，以及对环境影响等问题更需要科学地看待，还有许多问题未被注意到[13-21]。

六、"组学"技术具有广泛应用前景

遗传信息由基因经转录物向功能蛋白质传递，基因功能由其表达产物来体现。继基因组后，转录物组、蛋白质组出现，并相应形成"组学"学说，如转录物组学、蛋白质组学等。但是基因与功能的关系还不能用转录物组、蛋白质组来表达生物体的全部功能，代谢组学(Metabonomics/ Metabolomics)是近5年来快速发展的"组学"。Metabolomics是代谢控制论提升的学科，Metabonomics是评价细胞和体液的内源性和外源代谢物浓度与功能关系的学科。后基因组时代，代谢物组学的出现，特别在药物安全性研究中的应用，认为该新兴的学科分支会对药物安全性研究产生革命性的影响。代谢组是反映机体状况的分子集合，所有对生物机体影响的因素均可反映在代谢物组(Metabonome)中，基因、环境、营养、药物(外源物)和时间(年龄)最终通过代谢物组对表达施加影响。该学科应用跨越生物技术和医药技术，具有广泛发展前景[22-26]。它与药物的药效、作用机理、安全性、作用的物质基础、治疗用药等密切相关。面对风险的挑战，联合启动的COMET计划，应用代谢组学评价药物毒性，进而对广泛模型化合物评价和安全性预测已经获得成绩，现在进行的COMET-2计划又在行动。美国FDA也启动了类似计划，为确定药物安全性研究的风险发挥了有力作用。

应用跨越生物技术和医药技术，具有广泛发展前景。它与药物的药效、毒性筛选、评价研究、安全性评价、作用机制和合理治疗用药密切相关。代谢组学研究是一新的研究系统，基因组学和蛋白质组学——药物靶位发现和鉴别；组合化学——满足大量化合物的需要；代谢组学——新的评价系统，安全性和药效评价；代谢物组——生物体内小分子代谢物的总和，为基因表达和代谢形成的中间产物和最终产物。代谢组学测定的对象是生物标本——生物体液(如血液、尿等)、细胞提取物、细胞培养液和组织等。测定代谢物变化——研究系统生化谱和功能调节；应用代谢物组信息——进行生物信息、化学计量学、统计学分析。代谢物组学通常采用绘图Profiling技术，现代分析测定方法(NMR，HPLC，MS)绘制Profiles应用计算技术和统计方法，完成"指纹图谱"(fingerprint)，以高通量的实验和大规模的计算为特征。在研究方法上，代谢组学与其他"组学"不同之处，如在样本采集和处理上，方法简单，测定快速，并能进行动态连续研究。它虽然是一年轻学科，但分析方法成熟，适于定性定量(LC，MS，NMR)，实现与功能的联系，通过(与药效、毒性)比较、验证，所得结果容易与传统方法所得结果联系。新近出现的药物代谢组学(pharmaco-metabonomics)更为药物研究开辟了新途径。

参考文献

[1] 中华人民共和国科学技术部. 人口健康与卫生科技发展. //中国科学技术发展报告. 北京:科学技术文献出版社,2006:143-146.

[2] 郭宗儒. 药物分子设计. 北京:科学出版社,2005:10-17.

[3] 刘昌孝. 药物评价学. 北京:化学工业出版社,2006: 1-62.

[4] 姜颖,贺福初. 蛋白质组学与新药研发. //贺福初. 后基因组时代的药物发现. 北京:军事医学科学出版社,2004:5-8.

[5] 陈凯先. 后基因组时代的药物发现. //贺福初. 后基因组时代的药物发现. 北京:军事医学科学出版社,2004:9-16.

[6] 刘昌孝. 代谢组学在药物发现和研究开发中的意义. //贺福初. 后基因组时代的药物发现. 北京:军事医学科学出版社,2004:5-8.

[7] 刘昌孝. 中药的药代动力学研究的难点和热点. //中国工程院. 中国科学技术发展前沿. 北京:高等教育出版社,2005,8:137-160.

[8] Yach D, Leeder SR, Bell J, et al. Global chronic diseases. Science, 2005:307-371.

[9] Cohen J. The new world of global health. Science, 2006, 311:162-167.

[10] Shayne CG. Drug Safety Evaluation. New York: John Wiley Sons Inc, 2002:1-20.

[11] Krejsa C, Rogge M, Sadee W. Protein therapeutics: new applications for pharmacogenetics. Nature Rev Drug Discov, 2006:5(6):507-521.

[12] Zhang YD. Nano-pharmaceuticals. //Nanobiotechnology. Beijing: Science Press, 2004:102-145.

[13] Sun YD, Wei H, Chen ZM, et al. Environment, health and safety of Nanotechnology Nanomaterials and nanopharmaceuticals. Asian J Pharmacodynam Pharmacokinet, 2007:7(1): 17-36.

[14] Thomas K, Sayre P. Research strategies for safety evaluation of nanomaterials, Part Ⅰ: Evaluating the human health implications of Exposure to nanoscale materials. Toxicol Sci, 2005: 87(2): 316-321.

[15] Holsapple MP, Farland WH, Landry TD, et al. Research strategies for safety evaluation of nanmotyerials, Part Ⅱ: Toxicological and safety evaluation of nanomaterials, Current challenges and data needs. Toxicol Sci, 2005, 88(1):12-17.

[16] Balshaw DM, Philbert M, Suk WA. Research strategies for safety evaluation of nanomaterials, Part Ⅲ: Nanoscale technologies for assessing risk and improving public health. Toxicol Sci, 2005, 88(2): 298-306.

[17] Tsuji JS, Maynard AD, Howard PC, et al. Research strategies for safety evaluation of nanomaterials. Part Ⅳ: risk assessment of nanoparticles. Toxicol Sci, 2006, 89(1):42-50.

[18] Borm P, Klaessig FC, Landry TD, et al. Research strategies for safety evaluation of nanomaterials, Part Ⅴ: role of dissolution in biological fate and effects of nanoscale particles. Toxicol Sci, 2006, 90(1):23-32.

[19] Powers KW, Brown SC, Krishna VB, et al. Research strategies for safety evaluation of nanomaterials. Part Ⅵ: Characterization of nanoscale particles for toxicological evaluation. Toxicol Sci, 2006, 90(2):296-303.

[20] Thomas T, Thomas K, Sadrich N, et al. Research strategies for safety evaluation of nanomaterials, Part Ⅶ: Evaluating consumer exposure to nanoscale materials. Toxicol Sci, 2006, 91(1): 14-19.

[21] Thomas K, Aguar P, Kawasaki H, et al. Research strategies for safety evaluation of nanomaterials, Part Ⅷ: International efforts to develop risk-based safety evaluations for nanomaterials, Toxicogical Sci, 2006, 92(1): 23-32.

[22] Liu CX. Systems biology and modern research of traditional Chinese medicines (Ⅰ). J Tianjin Univer TCM, 2006, 25(3): 115-118.

[23] Liu CX. Systems biology and modern research of traditional Chinese medicines (Ⅱ). J Tianjin Univer TCM, 2006, 25(4): 191-196.

[24] Liu CX. Metabonomics in modern research of traditional Chinese medicines. Chin Trd Herb Drugs, 2004, 35(6): 601-605.

[25] Liu, Li C, Lin DH. Significance of metabonomics in drug discovery and development. Asian J Drug Metab Pharmacokinet, 2004, 4(2): 87-96.

[26] Yang J, Xu GW. Metabonomics in Biomedicine. Asian J Pharmacodynam Pharmacokinet, 2007, 7(1): 5-16.

撰稿人:刘昌孝　王广基

试论中药药理研究中的几个问题

中药研究既要突出中医药基础理论特色，又要遵循现代医学设计要求，特别是中药方剂的研究思路完全照搬西方医学研究方法要求去做会有一定困难，因为中药复方的方解是中医药理论基础的集合与体现，就现代西方医学的任何研究方法以及所得出研究结果都不能确切地、将其内涵说明，因此创建中药复方评价新体系，对促进中药研究发展有重要意义。

一、关于中药药理学的概念

何为中药药理学目前尚未有定论，现在教科书上的定义为中药药理学是在中医药理论指导下，运用现代科学方法研究中药与机体（包括病原体）相互作用及其作用规律的科学[1]。而现代药理学的定义为药理学是研究药物与机体（包括病原体）相互作用及其作用规律的科学[2]。二者的区别是中药药理学强调在中医药理论指导下，运用现代科学方法研究中药；实质区别是中医药理论指导下研究中药，因为现代药理学研究方法有两个显著特点：一个特点是药物的作用呈现量一效规律；另一个特点是应用边缘学科新技术进行研究。所以，中药药理研究的特色就是如何体现在中医药理论指导下进行中药药理研究，如何突出中医药理论特色是中药药理学研究的主要内容，只是套用现代药理学的概念而硬性形成的所谓中药药理学概念，而实质上不符合现代药理学的特点。

二、何为中药及中药方剂

有些人将中药、草药和天然药物混为一谈，这是不对的，中药（Chinese Materia Medica Herbal）和草药（Herbal medicine）以及天然药物是有区别的；不弄清这些概念就容易将中药现代化研究按天然药物研究思路走，这就失去了中医药特色，这就像让小提琴代替京胡拉京剧曲调一样，失去了“京味”。甚至有人提出将中药复方按研究天然药物的方法分离提取，并想确定有效成分或分子群，假设将某方剂的有效成分（群）弄清楚了，那么，它还有中药特性吗？况且，现有的科技水平还很难将中药复方中所有有效成分（群）弄清楚，沿着这种研究思路走下去，势必会劳民伤财。分离提取植物药的方法西方人在100多年以前就进行了研究，从植物中也获得了许多化合物，有的至今还在应用。中药应有历代文献记载，有四气、五味、归经等，在临床应用有几千年的历史，并打破了区域界限，特别是现代在我国已将522味常用药材收入药典，并整理出版《中华本草》，《中国药典》等大型著作，所有这些工作及水平都远远超过西方发达国家对草药的研究和整理的水平，草药和天然药物虽也应用，但往往是在某一区域或某一家族应用。中药由中药材、饮片和中成药三部分组成，方剂由中药材和饮片组成，它的最大特点是整体性和复杂性以及融入了中医药的方解理论，因此它是中医药特色的体现，已被上千年的临床实践和临床疗效所肯定。

"方由法来,法由证出"。中医病证就决定了中药复方的药物组成、配伍、炮制和煎服方法以及方解等。因此,中药方剂组成以及君、臣、佐、使的顺序不得随意颠倒和弃舍,应根据病证特点变化其组成,所以方剂具体体现了中医辨证、治则治法用药的技巧。

三、符合中医药理论方药的选择

(一)方剂的组成不合理

不少研究者在进行中药复方药理研究时,往往自拟中药方剂进行药理或其他方面的研究,其中最易出现的问题是方剂配伍不合理,只从某些单味药或功能主治与一些药效学指标硬套中医药理论,且方剂药味随意加减,造成方剂组成不合理。

(二)方剂的功能主治与药效研究内容脱节

有些研究者只做了一项或两项药理学研究指标,可在讨论中将与研究内容无关的方剂功能主治加以扩展论述,使讨论变得冗长,脱离研究内容。如有人对有活血化瘀,通络镇痛功能治疗胸痹的方剂的研究,只做了心外膜心电和冠脉流量,而对主要的活血化瘀功能未做流变学研究等,使方剂功能主治与研究内容脱节。

(三)中医试验方法选择与中医药理论

中医药试验方法体系虽经过几十年的努力研究,也有一些有关中药药理试验方法学的专著,但这些方法还未形成体系,其中有些方法还欠科学性,有一些研究方法还不能对中医临床实践起到太大的推动作用,因此,中医药试验方法体系的研究和建立仍是目前中医药基础科学需加大力度研究的课题。

(四)实验样品的统一性是中药研究中亟待解决的重要问题之一

中医药的特色体现在复方用药,已被几千年的临床实践和现代临床疗效所肯定;中医病证就决定了中药复方的药物组成、配伍、炮制和煎服方法等。而许多研究论文中对其方药的道地性、方剂组成(君、臣、佐、使等)以及煎煮方法等忽略,所以,对试验用样品规定不严格,别人无法重复研究结果。所以,实验样品的统一性是中药研究中亟待解决的重要问题之一。

(五)中药复方药理研究不能完全按现代药理学方法进行

由于中药及复方受诸多因素的影响(产地、药材、加工、剂型和服药途径等),不可控因素很多,其中很明显的特殊性即量效关系问题,许多研究者在研究实践中发现,多种中药复方实验所用剂量越大其药效结果反而不明显,因此,一些中药复方药理研究不能完全按现代药理学方法要求进行,应创新研究评价中医药试验方法体系。中药复方研究不能完全照搬西方国家对药品的要求去做,中药复方即要注意采用先进的科学方法研究,又要加强对外正确的宣传,让外国人多了解中医药特色和治病特点,这样中医药才能走向世界,与世界接轨。

四、中药药理研究应以中药临床药理学研究为主

中药复方已被几千年的临床实践和现代临床疗效所肯定，解决中药复方研究的切入点，应尽快建立中医药试验方法体系，而建立中医药试验方法体系的唯一途径就是中药及复方药理研究应与临床研究相结合，如：中药复方的配伍、作用机理、代谢等研究离开人体进行研究确实是事倍功半，国际上有些国家对复方的研究思路并未完全按研究西医西药的方法进行，目前也未弄清复方所有的成分，如日本的北里，他们建立了一些简单的评价中药的研究体系，而且注重了与临床研究的结合，对中药复方的研究取得了一定的进展。

五、中药"血清药理学"研究

血清药理学的概念是由日本学者岩间裕子率先提出的[2]，国内有些学者也引用这一概念，并对一些复方进行了体外的药效学研究，目前在方法学研究上还存在一些有争议的问题外，其中最主要的问题是与体内实验研究结果比较工作做得不够，为了改进中药复方体外研究方法，今后应在方法学以及与体内实验研究结果相结合上进行改进。

六、中药复方药物代谢研究

药物代谢包括两方面的内容：一方面是药物代谢酶的研究；另一方面就是药物的药代动力学研究（包括药物的吸收、分布、代谢和排泄）。中药复方的药物代谢研究应当加强对生物体内相关药物代谢酶和其他酶系的影响研究，如：肝线粒体和微粒体氧化酶、酯酶和水解酶系的研究。中药复方的药物代谢动力学研究不能完全按照研究西药单体的方式进行，即使进行了一些复方标志成分和有效成分的药代研究工作，也不能很好的指导临床用药。原因很简单：标志成分或有效成分很难测定，另外复方在体内起作用决不仅是一两个成分所决定的。同时，在中药复方的药物代谢动力学研究时，还应考虑复方的药效作用缓慢，它的吸收、分布、代谢和排泄具有特殊性，首先要考虑到肠道细菌菌群的作用，另一个因素就是肝脏的"首过效应"。因此，测定一些标志成分或有效成分不能准确地模拟复方在体内的药物代谢曲线及各项药代动力学参数。另外，原形药物（复方）与代谢产物的区分也是很难的问题。可以考虑新的思路是中国中医研究院中药研究所李川博士在日本东京药科大学所做的大、小柴胡汤的药物代谢研究就是在人体进行，他的做法是先不考虑中药在体内的复杂代谢过程，而从人尿中即代谢产物中发现两种复方各自有相同和不同的代谢产物，进而还发现了原复方中未有的一些新的化合物，这些对我们的研究思路应有所启发。

七、有毒中药药理学研究

有毒中药是中医药重要组成部分，在我国延用上千年的历史，至今仍被国家药典收

载，列为临床常用中药。1995 年版《中国药典》共收载常用中药 522 种，其中注明有“小毒”者 23 种，“有毒”者 38 种，“有大毒”者 10 多种，合计占全部品种的 13.6%[3]。据不完全统计重金属(朱砂和雄黄)约占中药复方的 10%以上，使用有毒的药物治病，通过对中药材炮制成饮片入方，达到用药安全有效目的。同时，对治疗一些难顽之症能获得治疗的奇效，这是中医在用药方面的一大鲜明的特点，也是有毒常用中药在毒理学研究有别于西药和其他药物的重要区别之一，是中药现代化研究重要组成部分，使中药的现代化研究更具有中医药特色。

实际上，中药的毒性有别于西药。中药与西药的最大的区别就是中药的成分非常复杂，所含的成分很难全部分析清楚。各种成分之间相互作用、相互制约，进入到人体后作用于多种靶器官，其药效和毒性的表现不能简单地从某一个或几个已知成分的含量来判断。例如，含有有毒重金属的药物(汞、砷等)在中药处方中应用较广泛，如果用重金属总含量为标准，来评判中药的毒性，许多具有独特疗效的有效方剂将被禁止使用[4,5]。但是金属的存在状态不同，其毒性的差异非常大。中药的毒性与其含有的重金属总含量不一定成正比。因此，加强有毒中药药理学研究是非常必要的。

八、结语

以上只是从 7 个方面浅要分析了中药药理研究的一些问题，还有很多方面没有涉及。因为中药药理研究是新发展起来的学科，所以有很多问题需要探索、讨论，中药药理研究特别是中药复方研究是一个非常复杂的问题，寻找中药复方研究的切入点，应当尽快建立中医药试验方法体系，建立复方药理研究与临床研究相结合的基地。

参考文献

[1] 沈映君，等.中药药理学。1 版。上海：上海科学技术出版社，1997.12：1.

[2] 杜贵友，李钟英.日本对小柴胡汤的研究进展.国外医学中医中药分册.1988；10(4)：46.

[3] 中国药典 北京：中国中医药出版社，1992，18；32.

[4] 姚素梅，王强.六种常用滋补中药铅、汞、镉含量的测定[J].广东微量元素科学，2006，13(3)：50-52.

[5] 罗丽云，王旗，张天蓝.中药中砷的形态分析[J].中国中药杂志，2005，30(22)：1790-1793.

撰稿人：杜贵友　方文贤

阿尔茨海默病的治疗研究进展

对阿尔茨海默病(Alzheimer disease,AD)的流行病学、神经化学及神经生物学等各方面的研究,将使人们通过对AD病因及发病机制的深入了解进一步寻找多种治疗策略,针对AD发病的不同环节和阶段,以达到延缓或阻止痴呆的加重、改善记忆、抑制或逆转AD早期的关键性的病理发生、提高患者的生活能力及生活质量、减少并发症及延长生存期的目的。目前已用于治疗AD的药物主要针对以下三个方面:①改善认知功能;②延缓或阻止AD的发生和进展;③针对精神和行为异常的治疗。常用的药物包括拟胆碱类药物、神经营养因子、促代谢药、神经细胞保护剂等。由于Aβ在AD发病及病理变化中的重要地位,目前正在研究一类针对Aβ的新药。以下就这几方面做一介绍。

一、改善认知功能的治疗

AD病人脑内胆碱神经元受损明显,特别是前脑Meynert基底神经核和中隔区的胆碱神经元。这些脑区胆碱乙酰基转移酶(ChAT)和乙酰胆碱酸酶(AchE)活性降低,而乙酰胆碱递质与AD的认知功能损害特别是记忆障碍密切相关,如提高脑内乙酰胆碱递质水平,记忆功能也得到改善,这就是AD的胆碱能假说。能改善胆碱能功能缺陷的药物有:①乙酰胆碱(Ach)前体类药物,如磷酯酰转氨酸(PS)、L-α-甘油—磷酸酰胆碱(LAG-PC);②胆碱能受体激活剂,如尼古丁、槟榔碱、氯贝胆碱等;③AchE释放剂,如4-氨基吡啶(4-AP)和DuP996;④胆碱酯酶抑制剂。其中,前3类药物目前均在研制中,效果不肯定。目前临床常用的为胆碱酯酶抑制剂。AD除胆碱能系统功能异常外,还有去甲肾上腺素(NE)能、5-羟色胺(5-HT)能和神经肽等缺陷,人们希望通过对这些神经递质的调节而治疗AD。

(一)胆碱酯酶抑制剂

经FDA批准目前已在临床应用对认知功能有确切改善作用的药物有:他克依西隆(Exelon),多奈哌齐尔(Donepezil)。正进行Ⅱ期临床研究的有美曲磷脂、加兰他敏和依斯的明。近年来,中国科学院上海药物研究所从石杉科千层塔中提取的一种生物碱(胆碱酸酶抑制剂)——石杉碱甲(Huperzine A,商品名哈伯因,双益平),经临床验证对AD有肯定疗效,而且不良反应少,目前已广泛应用于AD的治疗。

1. 他克林(tacrine)[1-2]

本品是Warner-Lambert公司研制的中枢神经性可逆AchE抑制剂,已在多个国家上市,是目前治疗AD最有效的药物。它既可抑制血浆中的AchE,又可抑制组织中的AchE。具有高度脂溶性,极易透过血脑屏障。除了具有抑制AchE作用外,他克林还可直接作用于胆碱能毒蕈碱型受体及烟碱型受体,促进乙酸胆碱(Ach)的释放,该作用可能是通过毒蕈碱MI受体起作用。临床研究发现AD患者用本品治疗后,脑脊液中高香草酸(HVA)、5-羟基吲哚乙酸(5-HIAA)及生长抑素的浓度升高，推测本品部分或间接地通过了多巴胺能、血清素能(serotoninergic)及生长抑素能(somatostatinergic)神经系统而发挥临床作用。因此，本品对AD患者的治疗作用机制是多方面共同作用的结果。

2. 依西隆(exelon)[3]

本品是Novartis公司开发的第二代AchE抑制剂，1997年底在瑞士上市。它能选择性地抑制大鼠大脑皮层和海马中的AchE活性，而对纹状体、脑桥/髓质以及心脏中的AchE活性抑制力很小。Exelon最显著的效果表现在认知能力上，如记忆力、注意力和方位感。多次临床试验证明，本品具有安全、耐受性好、无毒等优点，且无外周活性，对伴有心脏、肝脏以及肾脏等疾病的AD患者也有独特的疗效。

3. 多奈哌齐尔(Donepezil)[4]

本品由卫材/Pfizer公司研制，于1997年1月和4月分别在美国和英国上市。它能选择性地抑制分解脑内神经递质的酶活性，使脑内乙酰胆碱量增加，补充脑细胞功能。与他克林相比，本品效果更强，选择性更高，且无肝毒性，口服给药后脑内乙酰胆碱水平升高较快，是AchE的一种可逆性抑制剂。服用本品的绝大多数患者，红细胞中AchE的抑制率大于60%。本品的耐受性良好，对大多数轻、中度AD患者是首选药物。

(二)其他神经递质的替代治疗

目前正在研制中的有单胺类药物有司来吉兰(selengiline)及可乐定(clonidine)，司来吉兰系B型单胺氧化酶(MAO-B)抑制剂，在欧洲一些国家是认可的痴呆治疗药物，美国也有用此药治疗痴呆，该药可能具有抗氧化或神经保护作用，可减缓AD的进展；神经肽类如促肾上腺皮质激素(ACTH)及加压素(vasopressin)；谷氨酸能类药物如米拉醋胺(milacemide)、D-环丝氨酸(D-Cycloserine)[3]。

二、延缓或阻止AD发病的药物

由于AD的确切病因及发病机制不明，针对目前已知的与AD发病相关的各种因素采取的药物治疗主要包括以下几个方面，其目的是通过神经保护作用阻止神经元的退行性变的进展，使残存的神经元发挥正常的功能。

(一) 雌激素

研究发现，使用雌激素的妇女AD的发病率明显低于未使用雌激素的妇女的发病率[5,6]，使用雌激素的老年妇女患AD的危险性明显低于那些没有服用过雌激素的妇女[7,8]。雌激素能够降低老年妇女患AD的发病率的可能机制是：海马和胆碱能神经元上有激素受体，雌激素具有抗氧化能力，可减少淀粉样蛋白沉积对细胞的损伤、促进神经生长因子的释放及神经元的修复功能、防止神经细胞死亡[9]。但雌激素可能仅对早期病人有效。

(二)抗炎药

流行病学研究发现,非甾体类抗炎药对AD有保护作用,随着非甾体类抗炎药使用年限增加,AD患病的危险性下降。尽管许多研究表明抗炎药通过抑制老年斑和神经纤维缠结而起作用,但Netland[10]提出非甾体类抗炎药能明显抑制Aβ诱导的小胶质细胞反应,而小胶质细胞可产生IL-l并参与了老年斑的形成。非甾体类抗炎药在AD中的作用机制仍有诸多争议,目前较为公认的环节是对IL-l诱导产生的IL-6、PG、β-APP等成分的显著抑制。适于长期使用的副作用较小的非甾体类抗炎药是AD治疗药物开发的一个方向,目前,选择性较高的环氧酶Ⅱ抑制剂正在研制之中。除非甾体类抗炎药外,目前提出可用于AD治疗的抗炎药还有氯喹、金属螯合剂D-青霉胺和去铁胺、氨苯砜和秋水仙碱等。

(三)抗氧化剂

随着AD病情的进展,脑内氧应激及自由基损伤也不断加重,故抗氧化治疗也成为AD治疗研究的一个热点。大量自由基可以损伤细胞膜、细胞器和酶的功能并使DNA发生突变、交联、单链断裂等结构和功能改变。还能促进β-淀粉样蛋白沉积及加重线粒体损伤,从而导致更多自由基释放。在脑中减少自由基生成的药物和保护神经元免受自由基影响的药物有可能减慢病变的过程,因此,抗氧化剂可能有治疗AD的作用。北美的一项多中心的临床观察证明自由基清除剂Egb-761对于AD痴呆患者的认知功能有明确的改善作用[11]。维生素E和丙炔苯丙胺(L-deprenyl)均为抗氧化剂,具有自由基代谢的神经保护作用。美国国立卫生研究院对患者应用丙炔苯丙胺的一篇报告,表明对AD有阳性效果。在与他克林的联合应用研究中,显示他克林的疗效在加入丙炔苯丙胺以后增强。其他的自由基清除剂还有:去铁敏、褪黑素、艾地苯醌(idebenone)和甲磺酸替拉扎特(tirilazad mesylate)等。

(四)神经营养因子

神经营养因子是存在于哺乳动物体内的一种天然物质,具有促进神经元生长、分化、存活和修复损伤的作用,是突触可塑性的介导剂和修饰剂。其治疗机制是刺激神经元合成必需的神经递质和重塑变性神经元的突触联系,已成为当前治疗神经退行性变疾病的重要途径。在AD研究中应用最多的是神经生长因子(NGF),它可以抑制AD模型基底前脑胆碱能神经元的退行性变[12]。但完整的NGF很难通过血脑屏障,希望设计NGF活性肽以通过血脑屏障,或采用载体或通过外科移植等方式将NGF直接导入基底前脑。其他效果较为肯定的还有AIT-082和脑源性神经营养因子。

(五)促神经细胞代谢药

葡萄糖的转运和利用随年龄增长而降低,在AD患者更为显著。促神经细胞代谢药能够促进细胞对葡萄糖的利用,增强神经元代谢,提高注意力、学习能力及记忆力。许多动物实验表明这一类药物能够改善动物完成学习和记忆任务的能力,推测临床使用可以改善患者的认知障碍。常用的有海得琴和促智药。海得琴是一种 α-肾上腺素受体阻滞剂，用于治疗各种痴呆和衰老引起的认知障碍，但临床资料未显示确切疗效。促智药是一类 GABA 衍生物，吡拉西坦（脑复康）是这类药中研究最多的药物。20 世纪 70 年代所做的动物实验表明，此药对于学习和记忆功能有积极作用，使用 PET 扫描也证实使用此药时对葡萄糖代谢有改善，还可降低血小板活性和血细胞对血管壁的附着，改善微循环。但临床使用的效果却不像动物实验那样令人兴奋，目前有人倾向于大剂量使用可能有效[13]。同类产品还有奥拉西坦、奈非西坦、阿尼西坦及普拉西坦。爱维治是一种脱蛋白小牛血液提取物，可加强葡萄糖和氧的转运，提高葡萄糖的利用，对轻至中度病人认知功能有一定改善作用。

（六）钙通道拮抗剂

AD 患者细胞内钙升高，活化核酸内切酶，激活 Ca^{2+}-CaM 依赖性蛋白激酶Ⅱ，造成神经元损伤和凋亡。动物实验表明钙离子拮抗剂维拉帕米可以改善 AD 模型动物的行为障碍[14]。尼莫地平对多种化学性记忆障碍模型均显示出良好的效果。有不少研究报道钙离子拮抗剂还可以改善学习和记忆功能，延缓认知功能的下降过程。常用的钙离子拮抗剂有尼莫地平、氟桂嗪等。

（七）阻止 Aβ 产生及沉积的药物

在 AD 患者的脑组织中，有大量的淀粉样蛋白沉积，对细胞膜、突触及轴索产生损害作用，在 AD 的发病机制中起着重要的作用。因此，阻止淀粉样蛋白的合成和沉积的药物在 AD 的治疗中是很有潜力的。

Schenk 等报道[15] AD 小鼠脑中的淀粉样物质沉积可以被 Aβ 疫苗所阻止。此疫苗可以提高小鼠的学习记忆能力，而且包括人在内的许多动物对疫苗可以耐受。目前该疫苗已用Ⅰ期临床试验，但不能肯定人类是否可以像小鼠一样对 $A\beta_{1-42}$ 作出强有力的免疫反应。另外，由于目前仍未弄清老年斑究竟是引起 AD 中神经元功能异常和死亡的原因，还是只是 AD 的产物，该疫苗对人类 AD 是否真正有效尚待研究。

Vekrellis 宣称，一种被称为 nsulin 的酶可以在 Aβ 聚集形成不溶性斑块前裂解 Aβ。Soto 等设计一个含 11 个氨基酸的抗 β 褶叠肽链（anti-β-sheet peptide，iAβ11），能与 Aβ 高亲和性地结合，降低 Aβ 的疏水性。体外培养和动物实验证实 iAβ11 能有效阻止 Aβ 形成褶叠，因此能明显抑制 Aβ 的沉积。随后 Soto 等从 iAβ11 衍生物中挑选出作用更强的 iAβ5（含 5 个氨基酸），体外实验中它不仅能有效阻止 Aβ 纤维丝的形成，而且对预形成（preformed）的纤维丝有分解作用[16]。

其他能阻止 Aβ 沉积的物质包括刚果红、烟碱、6-烷基-甲基溴化吡啶（hexadecyl-N-methylpiperidinium bromide）、氨苯乙酸汞（aminophenyl mercuric acetate，APMA）、integrin 和 transthyretin。其作用机制为同 Aβ 结合以阻止 Aβ 聚集沉积，如刚果红[17]；或促使 Aβ 的降解，如 integrin[18]。上述物质阻止 Aβ 沉积尚处于动物实验阶段，但这些基础性研究已成为药物开发的目标。

三、精神和行为异常的治疗

抗精神病药、抗抑郁药、抗焦虑药及镇静催眠药均可以用于治疗 AD 的精神和行为异常[19]。由于 AD 的病因不明，目前临床多采用多方位的综合治疗措施，即将改善认知功能的药物与延缓 AD 进程的神经保护药物合用。近 20 年来，对 AD 的研究进展迅速，随着对 AD 病因及发病机制的进一步认识，必将提供更多的药物作用靶位，为将来彻底防止或治愈 AD 提供依据。

参考文献

[1] Knapp MJ, Knopman DS, Solomon PR, et al. A 30-week randomized controlled trial of high-dose tacrine in patients with Alzheimer's disease. JAMA, 1994, 271(13): 985.

[2] Farlow MR, Lahiri DK, Poirier J, et al. Treatment outcome of tacnne therapy depends on apolipoprotein genotype and gender of the subjects with Alzheimer's disease. Neurology, 1998, 50(3): 669.

[3] 陈爱军，屠树滋，王秋娟. 治疗阿尔茨海默病药物的研究进展. 中国新药杂志，1999，8(3)：155.

[4] Rogers SL, Doody RS, Frledhoff LT, et al. Donepezil improves cognition and global function in Alzheimer's disease: a 15-week, double-blind, placebo-controlled study. Arch Intern Med, 1998, 158 (9): 1021.

[5] Henderson VW, Paganini-Hill A, Emanuel CK, et al. Estrogen replacement therapy in older women: comparisons between Alzheimer's disease cases and non-demented control subjects. Arch Neurol, 1994, 51(9): 896.

[6] Paganini-Hill A, Henderson VW. Estrogen replacement therapy and risk of Alzhelmer's disease. Arch Intern Med, 1996, 156(19): 2213.

[7] Kawas C, Resnick, Morrison A, et al. A prospective study of estrogen replacement therapy and the risk of developing Alzheimer's disease: the Baltimore longitudinal Study of aging. Neurology, 1997, 48(6): 1517.

[8] Baldereschi M, Di-Carlo A, Lepore V, et al. Estrogen-replacement therapy and Alzheimer's disease in the Italian longitudinal study on aging. Neurology, 1998, 50(4): 996.

[9] David S, Knopman, John C, Morris. An update on primary drug therapies for Alzheimer's disease. Arch Neurol, 1997, 54: 1406.

[10] Netland EE, Newton JL, et al. Indomethacin reverses the microglial response to amyloid beta-protein. Neurobiol Aging, 1998; 19: 201.

[11] Bars PL, Katz MM, Berman N, et al. A placebo controlled, double blind, randomized trial of an exract of ginkgo biloba for dementia. JAMA, 1997, 278(16): 1327.

[12] Koliatsos VE, Clatterbuck RE, et al. Human nerve growth factor prevedegeneration of basal forebrain cholinergic neurons in prinmates. Ann Neurol, 1991, 30: 831.

[13] Croisile B, Trillet M, Fondarai J, et al. Long-term and high dose piracetam treatment of Alzheimer's disease. Neurology, 1993, 43(2): 301.

[14] Popovic M, Caballero BM, Popovic N, et al. Neuroprotective effect of chronic verapamil treatment on cognitive and noncognitive deficits in experimental Alzheimer's disease in rats. Int J Neurosci, 1997, 92(1-2): 79.

[15] Schenk D, Barbour R, et al. Immunization with amyloid βattenuates Alzheimer's-disease-like pathology in the PDAPP mouse. J Nature, 1999, 400(6740): 173.

[16] Soto C, Frangione B. Inhibition of Alzheimer's amyloidogenesis by anti-β-sheet Peptides. //Iqbal K, Winblad B, Nishimura T, et al. Alzheimer's disease: biology, diagnosis and therapeutics. Chichester: Jhon Wiley & Sons Ltd, 1997: 711.

[17] Podlisny MB, Walsh DM, Amarante R, et al. Oligomerization of endogenous and syntheticamyloid beta-protein at nanomolar levels in cell culture and stabilization of monomer by Congo red. Biochemistry, 1998, 37(1): 3602.

[18] Matter ML, Zhang Z, Nordstedt C, et al. The alphabetal integrin mediates elimination of amyloid-beta peptide and protects against apoptosis. J Cell Biol, 1998, 141(4): 1019.

[19] Cummings JL. Neuropsychiatric assessmet and intervention in Alzheimer's disease. Int Psychogeriater, 1996, 8(supp): 25.

撰稿人：罗璨　石京山

ABSTRACTS IN ENGLISH

Comprehensive Report

Biochemical and Biotechnological Pharmaceutics

In recent years, the dicipline of biochemical and biotechnological drugs develops in a fast speed, and more drugs with self-owned intellectual property rights are being developed. In 2006, among the 101 biological products applied to SFDA, 92 applied by domestic enterprises. Most biological products applied associated with the remodeling on the dosage forms and protein structure modification, which is important on the development of biological products. In the field of antibody drugs, humanized tendency is becoming more apparent. The biological products applied by foreign enterprises are mainly produced by cultured animal cells, and the vaccine are polyvalent. So, the distance between national biological products and imported ones still exists.

In the article, the research trend of biological products at present and in the future was put forword, including the following aspects: ①to develop the poor natural stock and trace existed bioactive substances with genetic engineering; ②to develop new protein drugs with protein engineering; ③to develop the antisense oligonuceotides to be new drug; ④to develop new biological drugs by exploiting the research results of human genome project. At the same time, more attention should be paid to the development of traditional biological drugs: ①to study the forms of medication; ②to improve the preparative method and technology, especially for the definite molecular weight compounds; ③to study the pharmacological action and clinical application of traditional biomedical to explore the new indication, which is one of important way to expand market and create economic efficiency. At the end, the importance and methods to develop the new biological property with self-owned intellectual property rights are pointed out.

Written by Yuan Qinsheng, Zhang Tianmin, Wu Wutong, Wang Fengshan, Li Suxia

Medicinal Chemistry

Medicinal chemistry is a chemistry-based discipline, also involving aspects of biological, medical and pharmaceutical science. It is concerned with the invention, discovery, design, identification and preparation of biologically active compounds, the study of their metabolism, the interpretation of their mode of action at the molecular level and the construction of structure-activity relationship.

In recent five years, novel HTS models on molecular and cell level were firstly constructed aiming at drug screen about endothelial growth factors, tumor cell signal transduction system, etc. based on the systematic and scaled-up application of new technologies such as gene recombination, cell transfection and variant expression interiorly. We have set up our screening system and technical platform which enable us to discover and develop novel drugs independently and have won the international attention in the research of novel drug target CD146 and EPA. Many integrated research systems on modernization new drug discovery were developed including computer aided drug discovery and design, combinatorial chemistry, integrated system of high-efficiency isolation, determination and bioactivity evaluation of trace natural products. Some leads and drug candidates were discovered in the research, among which several drugs have entered preclinical study or clinical study and displayed encouraging prospects. At the same time, international advanced level progress have been made in basic research on drug action mechanism; hundreds of papers have been published in international high-level periods and hundreds of patents have been applied. All these indicate that innovation drug research led by biomacromolecule targets development in our country has started up well and promoted the basic research and applied basic research on innovation drugs significantly. These also reflect that the first stage of basic research of innovating drugs in our country is to approach to the international research frontiers.

Written by Cheng Maosheng, Zhang Lihe,
Chen Kaixian, Zhang Liangren

Pharmaceutics

The year of 2006 witnessed the rapid progress in pharmaceutics again. Drug Delivery System (DDS) has been gaining more and more attention when the development of New Chemical Entity (NCE) becomes more and more difficult. Some new fields developed rapidly, becoming a high-light of 2006 (for example Insulin Inhalant has been approved for marketing). Research of molecular pharmaceutics has been progressing at a tremendous rate, reflecting the general tendency of pharmaceutics discipline. DDS for macromolecules and transporters were still among the most popular issues. Meanwhile, pharmaceutical education was still in its increasing phase.

Pharmaceutics plays an increasingly important part in the economic development of our society. It is the last step in pharmaceutical research, providing drug products as the final outcome. Pharmaceutics is making its increasing contribution to R&D, related closely to the quality, efficacy, safety and patient compliance of drug product. Pharmaceutical production is a system which reflects the economic development of a country. All countries are attaching increasing importance to the development of drug production due to its considerable benefit.

Advanced countries invested vast amounts of money in this research and got great achievements in DDS. However, in China, we still have many difficulties and fall behind those advanced countries although we have tried to keep pace with the pioneering research in the world and are even at the leading level in certain fields.

In the future, pharmaceutical research will be more microcosmic, interdisciplinary, and combined with biology besides going deep in the traditional fields. We will utilize newer methods and techniques to resolve important scientific problems in pharmaceutics. Innovation will be the main trend in development of novel DDS, as generic drugs are not promising any more. Research on novel DDS will start with tracing innovation and new products, aiming at new technological platforms, perfect systems of creation, integrated abilities for innovation and series of novel DDS.

Written by Zhang Qiang, Zhou Jianping,
Jiang Xinguo, Hou Shixiang, Wang Siling

Antibiotics

This report gives a brief account on the advance of novel antibiotics, including the medicine from microorganism, synthetic and semi-synthetic antibiotics: ①A series of high throughput screening models and methods were constructed for the agents against bacteria, drug resistant bacteria, tuberculin, virus, cancer, cardio and cerebral vascular diseases, and geriatric disease. A lot of compounds with novel structure, source or activity were obtained by the high throughput screening. Quite a number of them are going deep into research and development. ② The new antibiotics and anti-bacteria products coming into foreign market from 2005 to 2006 and new antibiotics into clinical trials in China are introduced in this report. ③In respect of the basic research, it has been emphasized particularly on the progress of drug-resistant and its mechanism, and development of the mechanism of novel antibiotic with independent intellectual property in China. ④For the analysis of antibiotics, the analytical criteria were revised and modified in *Chinese Pharmacopoeia* 2005, and the detection and control of counterfeit drugs have been established.

Written by Cai Niansheng, Zhang Zhiping,
Zhang Yueqin, Jin Shaohong, Shao Hongguang

Pharmacoepidemiology

Pharmacoepidemiology is an applied science which uses the scientific knowledge and approaches of epidemiology to study the utilization, effectiveness and safety of pharmaceuticals in human populations. Drug safety has been paid more and more attention to in 2006. Persistent monitoring of drugs with serious adverse reaction can provide scientific basis for government to promptly take necessary measures. This has been contributed to drug surveillance and management in China. In many developed countries, a lot of large scale record-link systems have been established which is used in the monitoring of adverse drug reaction and pharmacoepidemiological study. Regarding to methods of drug safety assessment, great progress has been made internationally in risk detecting, risk study and risk evaluation. In our country, very fast development in the informationization construction for monitoring of Adverse Drug Reaction (ADR) has been achieved. Moreover, the quality of case report on ADR has been improved gradually and the evaluation system for post-marketing drugs is being established in China. However, failure to report ADR is widely observed in our country and analysis and evaluation for case report are far enough. In addition, utilization of information on drug safety is still at the initial stage in China. In the future, we should strengthen the study on rational use of drug so as to provide basis for constituting national drug policy. We also need to intensify the monitoring on ADR of traditional Chinese medicine and the study and propaganda of pharmacovigilance. Moreover, it is important to promote the utilization, analysis and evaluation of ADR information and other drug information. Pharmacogenomics and protenomics should be used to instruct the rational use of drugs.

Written by Zeng Fandian, Xin Huawen

Hospital Pharmacy

In recent years, great progress has been made in Chinese hospital pharmacy. Development mode and valuable experience of foreign countries have been positively learned, at the same time there exist many distinct characters belonging to our country. Objectively to say, all of these changes put great impacts on our management and organizing mode of traditional hospital pharmacy, meantime this promote every pharmaceutical personnel in hospital to think over the development of hospital pharmacy in new times. Here the progress and development tendency in future of hospital pharmacy were reviewed and prospected to provide reference for promoting the development of hospital pharmacy. The progress and development tendency of hospital pharmacy include the following tens of aspects: the government, hospital manager and hospital crew have recognized the roles of pharmacists increasingly, and there is more demand on the quantity of clinical pharmacists; the work of clinical pharmacy has been deepened day by day; *Guidance for Clinical Use of Antibacterial Drugs* was simultaneously issued by the Ministry of Public Health, etc. ,and this provides basis for pharmacists to carry out work, but the responsibility is also increased, meantime there exists great difference on the fulfillment between different places; informationization and intelligentification are accelerated, electronic prescription and single dose packaging machine start to be adopted in China, and more attention has been paid to the construction of hospital information system; hospital preparation continued to be diminished and local preparation centers will be of the development tendency; the reference books of hospital pharmacy have been changed, the quantity of practical books and books translated from foreign original teaching materials has been increased; academic exchanges and training are widened, practicability has been more emphasized, and international exchange has been strengthened; centers of Pharmacy Intravenous Admixture Service (PIVAS) have been set up by many hospitals; *Good Pharmacy Practice* (GPP) and *Good Medicine Historical Practice of China* have been published successively; the management mode of hospital pharmacy and development direction have been changed; talent introduced, training and successive education of pharmacists have been emphasized; entrusted management of pharmacy have been tried in some areas, but there exist difference in the recognition, the results are not satisfactory, and the tendency needs more observation; documentation has been issued by the Ministry of Public Health on using drug's general name when a doctor write a prescription or print a prescription if using a computer, but the details of fulfillment need more discussion; invitation for bid of drugs will still exist, but the pattern and operation will be further specified; professional title test of hospital pharmacists and licensed pharmacist test of pharmacists in pharmacy stores are still carried out simultaneously; the charge regulation of pharmaceutical care needs to be completed urgently.

Written by Li Dakui, Yuan Suozhong,
Zhao Zhigang, Chang Ming, Zhu Zhu

Pharmaceutical Engineering

Pharmaceutical engineering is a multidisciplinary subject based on modern chemistry, medicine (Chinese medicine), biotechnology and engineering. Pharmaceutical engineering is a subject of science, engineering and technology aims to solve all technical issues in drug production and implement Good Manufacture Practice (GMP) while achieving a large-scale production and standardized management. Pharmaceutical engineering in Chinese medicine has succeeded not only in pilot plant study, production research and GMP implementation but also in many fields in terms of new process, new instruments, new technology, new materials and new drug formulations. The development in the track will further include integrating technologies in identification, abstraction and purification of active components of Chinese herb medicine and some key issues of biology reactor related process study in the field of biopharceutical engineering. Future research and development in the engineering of drug separation will be focused on SuperCritical Fluid (SCF) extraction, separation and membrane separation. SCF technology of carbon dioxide extraction has been successfully applied in active components extraction and analysis which possesses particular advantages in pharmaceutical engineering. At the end of 2005, there is a total of 7 200 copies of "Drug GMP Certificate" has been issued to 4 400 drug manufactures around the country. But much hard work still remains ahead in GMP implementation.

Written by Lu Bing

Pharmaceutical Analysis

Drug quality is directly related with the safety and efficacy of medication. Therefore, identification and quality evaluation of drug is one of the major tasks for pharmaceutical analysis. Traditionally, pharmaceutical analysis referred to the chemical analysis of drug molecules. However, over the years, modern pharmaceutical analysis has evolved beyond this to encompass spectrometry, chromatography, combination techniques, high-throughput technologies and chemometrics, etc. These analytical advances are now being employed in all fields of pharmacy. This article focused on the current status of pharmaceutical analysis in China, which is based on the papers published on Chinese core medical journals (July, 2005-June, 2006) collected in China Academic Journals Full-text Database (CAJ). The techniques for sample preparation, analysis, chemometrics, combination techniques and their applications were reviewed. The prospects of pharmaceutical analysis in China have also been discussed.

Written by He Langchong, Tian Songjiu

Pharmacy Administration

Pharmacy administration discipline plays a vital role in strengthening the scientific drug supervision and management, ensuring the safety use of drugs by public. Since 2006, the discipline has made the following progress: ①Pharmacy administration series courses have been offered, and rated as best courses both in Sichuan University and Xi'an Jiaotong University. ②There are more than ten teaching materials for the course. People's Medical Publishing House has published a series national higher education institutions program teaching materials for the two specialties, which are respectively pharmacy administration and pharmaceutical marketing. ③ A professional faculty group has been built up. On the basis of one teacher for one college or university, there are over 350 teaching staffs undertaking the course in 347 higher education institutions. ④13 institutions have recruited and cultivate postgraduate student in the direction of pharmacy administration and 4 schools have recruited doctoral students. ⑤The state set the pharmacy administration specialty in undergraduate specialty catalogue. ⑥ The pharmacy associations at all levels have established pharmacy administration professional committee, while the national pharmacy colleges have formed the pharmacy administration discipline development cooperation team and 8 academic exchange meetings have been held. ⑦*The Journal of China Pharmaceutical Affairs* and many other journals published amounts of academic papers and *Asian Journal of Social Pharmacy* was start in 2006. ⑧With a focus on the central task and hot issues of drug control, a series of researches have been carried out. The domestic pharmacy administration research has a discrepancy both in content and methodology with foreign profession. The function of teaching staffs, the drug supervision and management officers, the technician in drug manufacturers, suppliers and medical institutions should be brought into further play, moreover, the research on scientific drug supervision and administration, drug price system, drug circulation system reform, pharmacy administration in medical institutions, pharmaceutical professional's qualification system and pharmacist legislation should be given priority.

Written by Yang Shimin

Traditional Chinese Medicines and Natural Medicines

With the variation of human disease spectrum, sub-health and refractory diseases have become the two major difficult problems for modern medicine. Traditional Chinese Medicines and natural medicines have exhibited their unique superiority over pure chemical drugs in resolving these dilemmas. More and more attentions have been paid to these areas in recent years which improved the advances in related scopes in return.

Pharmacognosy, which is an ancient discipline to study the morphology, identification, and quality of natural medicines, has expanded its research area by spreading its interest into medicinal resources. The concept of Core Collection has been introduced into the protection of medicinal germplasm. Various rare and precious medicinal resources such as Radix Gensing, Ganoderma and Codyceps have been protected and reasonably utilized thanks to the development of morden pharmaceutical biotechniques. In addition, advances in chemical fingerprint and DNA molecular markers technique also accelerated the development of pharmacognosy in recent years.

Natural Medicinal Chemistry has obtained moderate progress due to the application of various chromatographic and spectral techniques including high-speed countercurrent chromatography, high resolution mass spectrometry, and high power NMR. More than 6 000 compounds including 3 600 new ones have been isolated from terrestrial plants, animals and marine organisms. More interest has been distributed to the bioactive compounds with novel skeleton such as nortriterpenoid and diterpenoid alkaloids.

Discovery of lead compounds or bioactive constituents has transferred its focus from *in vitro screen to in vivo* evaluation. High-throughput Screening and High-content Screening have developed into major means to discovery bioactive natural products. The establishment of research platform for ADME/Tox has enabled the comprehensive investigation on absorption, distribution, metabolism and excretion of the drugs. The research highlights in pharmacological research of Traditional Chinese Medicines have been focused on the mechanism of anticancer, anti-cardiovascular and cerebral vascular, and anti-diabetic drugs. The major breakthrough may be represented by the elucidation of the anticancer mechanism of celastrol, and the discovery of an effective compound including Radix Gensing, Radix Astragali, and Rhizoma Dioscoreae, etc. , which has endogenous stimulative effect to chironcorp.

Application of high techniques including HPLC-MS, HPLC-NMR, computer-assisted image analysis system and molecular biological techniques has improved the development of Traditional Chinese Medicines and natural medicines, which in turn facilitate the progress of society in construction of GAP base, establishment of quality control specification and quality evaluation system, etc.

The research interest in the future may focus on the investigation of the trace bioactive compounds with novel skeleton, investigation of the constituents of epiphyte, and the active substances of the efficacy of Traditional Chinese Medicines and its compounds. In addition, traditional drugs and ethnic drugs will also draw on more interest. Based on the current situation of Traditional Chinese Medicines and natural medicines, investigations should be encouraged in:

(1) Quality control of Chinese medicinal materials.

(2) Substance basis of the efficacy of Traditional Chinese Medicines.

(3) Animal models for investigation of pharmacology of Traditional Chinese Medicines.

(4) Correlations between efficacy, mechanism, and active substances of Traditional Chinese medicines.

(5) Compatibility theory of prescriptions.

(6) Modernization of dosage form.

(7) Intelligent database for Traditional Chinese Medicines.

Written by Yang Junshan, Cai Shaoqing,
Lin Ruichao, Wang Zhimin, Tu Pengfei

Practical Pharmcology

Practical pharmacology plays an important role on both drug development and research and clinical evaluation. The rapid development of Life Sciences related technology has elicited a revolutionized influence on drug development and research, clinical application and evaluation, and exerted a great challenge to Practical Pharmacology. The modernization of Traditional Chinese Medicine is an important constituent of pharmaceutical research in China. In the modernization of TCM, the development and research of novel TCM based on screening and confirming effective compounds, the safe evaluation of TCM and its pharmaceutics, the multi-components, multi-targets and integrated pharmacological active mode are the most important scientific issues, all of which demand the involvement of practical pharmacology. Therefore, exploiting new idea, developing new technology and model is the important and urgent mission for the practical pharmacologist to fit and impulse the modernization of TCM. The weakness of basic research is an important factor to restrict the research and development of chemistry innovative drugs. Full use of the achievement of international life science research, especially functional genome, enhancement of targets' discovery, establishment of high throughput screening system, application of pharmaceutical, pharmacokinetics and pharmacological three-phase united idea in structure optimum design are all extremely urgent to improve the ability of independent innovation in the research and development of drug for our country. Innovating Recombinant Human Ad-p53 Injection independently indicates a firm step for the research of innovative biotech drug in our country. The problems in pharmacological active evaluation, safe evaluation, the rules of pharmacokinetic process and disposition in vivo and high performance drug delivery system of biotech drug bring many new challenges to practical pharmacology. Development and introduction of nano-drug technology bring leaping development of the enhancement of drug's targeting, stability and controlled releasing, but the underlying danger and unknown biological activity of nano-particles are the new scientific problems for practical pharmacology. In conclusion, the development and reformation of drug innovative research proposes a huge challenge to the research of practical pharmacology and meanwhile the good development opportunity. After full absorption of life scientific research results, especially functional genome, proteome and metabonomics, and multi-disciplinary overlapping and fusion, the practical pharmacology research will certainly achieve a new stage.

Written by Liu Changxiao, Wang Guangji

Progress of Marine Drugs Developed in China

The development of marine compounds as therapeutic agents is still in its infancy due to the lack of an analogous ethno—medical history as compared with terrestrial habitats, together with the relative technical difficulties in collecting marine organisms. Over the last few decades significant efforts have been made, by both pharmaceutical companies and academic institutions, to isolate and identify new marine-derived, natural products. These initiatives have been accompanied by funding support from governmental agencies. Specific programs directed towards the collection and characterization of marine natural products and evaluation of their biological activity have been established . This systematic investigation of marine environments is reflected in the large number of novel compounds reported over the past five years. Some of these agents have entered preclinical and clinical trials, and it may be expected that this number will increase in the future. This article will review some of the technical strategies that are being employed to collect and identify novel marine products with potential antitumoral properties, and will also provide a summary of the available clinical trial information of agents with promising activity.

The isolation of new anticancer agents derived from marine sources has been based on the collection of marine macroorganisms, such as algae, sponges, tunicates and bryozoans. The progress in scuba-diving techniques and deep-water collection instruments has been pivotal in the collection programs implemented by academic and pharmaceutical groups. The collection of organisms from deep water for pharmacological studies has mainly been performed with the use of manned submersibles. Identification and development of synthetic or semi-synthetic approaches as the ultimate sources of supply should be the final goal.

The expected limitations in the supply of marine macroorganisms, as well as the realization that there is a tremendous biological reserve of marine microorganisms, has resulted in increasing interest in the exploitation of the latter in the search for new chemical entities. Several features make marine microorganisms an attractive source when searching for pharmaceutical compounds. Chemical substances produced by microorganisms for their own defense, a range of compounds that has the potential to be a major source of new drugs. Nowadays, the compounds are systematically tested for relevant biomedical properties including antiproliferative effects. The major screening system is carried out, and this system looks for selective activity. Alternative strategies employ a more mechanistic-based approach, with systems designed to screen for substances with inhibitory properties towards specific enzymatic reactions. This type of assay offers specificity and can focus on a number of discrete drug targets. Taken together these data show that the study of marine anticancer compounds is yielding not only the discovery and development of new drugs, but also the identification of new molecular targets for therapeutic intervention.

Over the last few years, a large number of novel compounds have been identified and characterized. Several of these agents are in the process of entering clinical trials. Some of the newest and more interesting agents derived from marine sources have a common mechanism of action, which involves the disruption of microtubular function. The most relevant examples within this category include the halichondrins, spongistatin, curacin, laulimalide and discodermolide. The majority of these compounds bind the vica alkaloids (halicondrins, spongistatin) or the colchicine-binding domain (curacin) inhibiting the polymerization of microtubules. Halichondrin B, a macrocyclic polyether isolated from the sponge Halichondria okadai, was selected for preclinical development. Other compounds of marine origin with promising activity include thiocoraline and kahalalide F. Thiocoraline is a novel bioactive depsipeptide isolated from Micromonospora marine, a marine microorganism located in the Mozambique Strait that inhibits RNA synthesis. Thiocoraline demonstrated potent and selective cytotoxic effects against lung and colon cancer cell lines as well as melanoma. Interestingly, this drug exerted preferential antiproliferative effects in colon cancer cell lines with defective p53 systems .

The marine ecosystem is an enormously rich source of natural products with potential therapeutic usefulness in oncology. Over the past few years, >2000 new compounds from various marine sources have been described and characterized. The significant expansion of this field is due to improvements in the technologies involved in sample collection, the closer collaboration among scientists from a variety of disciplines worldwide and the support of governmental institutions as well as pharmaceutical companies. Some of these compounds have been tested in clinical trials and are in advanced stages of development, while others are still in preclinical stages. These agents are characterized as having unique mechanisms of action and pharmacological properties. They represent potential candidates for the treatment of malignant disease, either to be used as single agents, or as part of a combination regimen. More recently, the focus of attention has shifted towards microscopic organisms. Microorganisms are abundant in the marine ecosystem and biologically rich. In fact, it is believed that a number of metabolites obtained from some macroorganisms may be produced by their associated microorganisms. In addition, microorganisms can be adapted to artificial culture conditions thus avoiding problems of collection and supply.

Marine drug discovery strategies changed in the 1990s as techniques in combinatorial chemistry, high-throughput screening, and computer-assisted design of small-molecule ligands created alternatives to traditional drug discovery paradigms. Like many trends, concepts in drug discovery that were once considered passe have reemerged in a new light, and the unique structural diversity inherent to marine natural products is again being recognized for its value to the drug discovery process.

It is clear that we are now experiencing an era of renewed interest in natural product-based drug discovery. The application of new methods in separation science and analytical chemistry, coupled with targeted, mechanism-based screens will certainly improve the rate at which new compounds and drug leads are discovered. However, success in this field is inextricably linked to the quality of the natural-product resource.

Chinese experts on marine drug studies unanimously agreed that China has achieved remarkable progress in the application of marine drugs in AIDS treatment and protecting ischemic brain cells after cerebral thrombosis. The first homemade anti-AIDS drug"911"was successfully developed and approved by the Government for clinical trial as a first class medicine. An anti-cancer drug from marine organisms, "K-001", was industrialized. In the early 1990s, PSS drug developed by Prof. Guan Huashi, caused astir in the medical communities both at home and abroad. The Gantangzhi and Hailite developed afterwards have further promoted the development of Chinas marine pharmaceutical industry. Up to date, the Juganguzhi developed by Prof. Guang for AIDS treatment is the first of its kind in the country of Chinas own independent intellectual property rights. The new marine drug will soon be approved to go for phase I clinical testing. Another grade I marine drug, DJuganzhi has been allowed by the State Drug Supervision and Administration Bureau for phase I clinical testing. The Participants agreed that the said two marine drugs indicate that Chinas marine pharmaceutical studies have reached a new level.

The marine world has become an important source of anticancer agents with novel mechanisms of action. The continuation of preclinical and clinical studies is required in order to assess the exact role of this new class of compound in the treatment of patients with cancer. It is anticipated that marine-derived anticancer drugs will represent valuable tools in the oncological armamentarium.

Written by Lin Wenhan

Reports on Special Topics

The Research Trend of Biochemical and Biotechnological Drugs in China

According to the international development tendency in the next ten years, the development of biochemical and biotechnological drugs mainly localizes on the following 5 sorts of drugs: monoclonal antibody, antisense drugs, gene therapy drugs, protein and peptide medicine and vaccine. According to our nationality condition, the following research fields should be strengthened: ①to develop the poor natural stock and trace existed bioactive substances with genetic engineering; ②to develop new protein drugs with protein engineering; ③to develop the antisense oligonuceotides to be new drug; ④to develop new biological drugs be exploiting the research results of human genome project. At the same time, more attention should be paid to the development of traditional biological drugs, and so on.

Written by Yuan Qinsheng, Zhang Tianmin,
Wu Wutong, Wang Fengshan, Li Suxia

Establish a Creative System in the Field of Our National Biotechnological Pharmaceutical Research

In recent years, the discipline of biochemical and biotechnological drugs develops in a fast speed, and more and more drugs with self-owned intellectual property rights are being developed. In 2006, among the 101 biological products applied to SFDA, 92 are applied by domestic enterprises. Most biological products applied associated with the remodeling on the dosage forms and protein structure modification, which is important on the development of biological products. In the field of antibody drugs, humanized tendency is becoming more apparent. The biological products applied by foreign enterprises are mainly produced by cultured mammalian cells, and the vaccine are polyvalent. So, the distance between national biological products and imported ones still exists. It's important to establish our national cerative system in the field of biotechnological research in order to develop the biochemical and biotechnological drugs with self-owned intellectual property rights. The following fields should be included in the future research: ①developing the genetic engineering drugs; ②strengthening the research on the genetic engineering antibody; ③speeding up the construction of the gene therapy; ④developing the study on the stem cell and tissue engineering; ⑤exploiting the neotype gene engineering vaccine.

Written by Yuan Ginsheng, Zhang Tianmin,
Wu Wutong, Wang Fengshan, Li Suxia

Advances and Strategies on the Monitoring of Adverse Drug Reaction in Our Country

In our country, very fast development in the monitoring of adverse drug reaction (ADR) has been achieved in recent years. The construction of laws and regulations on ADR monitoring has been gradually improved and the systems of ADR monitoring have been preliminarily established. The number and quality of case report on ADR have been increased. Moreover, the informationization construction for monitoring of ADR is accelerating and the system of information announcement on ADR monitoring has been constructed. All above provide scientific basis for government to take necessary and proper measures. However, failure to report ADR is widely observed in our country and analysis and evaluation for case report are far enough. In addition, utilization of information on ADR is still at the initial stage in our country. The strategies on the development of ADR monitoring include properly understanding ADR, stretching the function of monitoring network of ADR, establishing an emergency system of rapid response to ADR and strengthening the propaganda of rational use of drugs.

Written by Zeng Fandian, Xin Huawen

The Application of Combinational Chemistry in Research on New Drugs

Combinational chemistry may be defined as the systmatic and repetitive, covalent connection of a set of different"building block"of varying structures with each other to yield a large array of diverse moleculare entities. Combinational chemistry is a type of synthetic strategy which leads to large chemical libraries. Combinational chemistry is a novel and innovative way of rapidly generating a large numbetr of related compounds. The application of combinational chemistry in new drugs discovery and development was reviewed in this paper.

Written by liu Yang, Guan Ligang, Cheng Maosheng